食管癌合并
胸膜肥厚手术治疗

匡 如 著

中国海洋大学出版社
·青岛·

图书在版编目(CIP)数据

食管癌合并胸膜肥厚手术治疗/匡如著.—青岛：
中国海洋大学出版社,2015.2
ISBN 978-7-5670-0912-7

Ⅰ.①食… Ⅱ.①匡… Ⅲ.①食管癌—胸部外科手术
Ⅳ.①R735.1

中国版本图书馆 CIP 数据核字(2015)第 105837 号

出版发行	中国海洋大学出版社
社　　址	青岛市香港东路 23 号　　邮政编码 266071
出 版 人	杨立敏
网　　址	http://www.ouc-press.com
电子信箱	hpjiao@hotmail.com
订购电话	0532-82032573
责任编辑	矫恒鹏　　　　　　　　电　话 0532-85902349
印　　制	日照日报印务中心
版　　次	2015 年 2 月第 1 版
印　　次	2015 年 2 月第 1 次印刷
成品尺寸	170 mm × 230 mm
印　　张	13.75
字　　数	250 千
定　　价	39.00 元

前言
PREFACE

  随着社会发展已经逐渐进入老龄化社会,生活节奏加快,生活压力增大和环境污染加重,肿瘤已经成为人民健康的主要杀手。食管癌的发病率也在逐年上升。随着结核杆菌耐药性的增加引起的感染性胸膜炎以及各种原因导致的食管癌合并胸膜粘连、肥厚的发病率逐年增加,严重胸膜粘连肥厚病人常规无法手术切除,只能采取姑息性的治疗,严重影响了病人的预后。作者对这类病人和胸部解剖进入了深入研究,提出了胸膜外间隙入路食管癌根治术,并取得了满意的治疗结果。

  该书从临床角度出发,主要针对食管癌合并胸膜粘连肥厚疾病,简明阐述其发病机制、临床表现、诊断要点、处理原则,注重实际工作中容易忽视的问题,深入浅出,便于掌握。

  由于作者的知识水平有限,书中难免有不足和错误之处,敬请广大同仁予以批评指正。

匡 如
2015 年 1 月

目 录
CONTENTS

第一章 食管癌的流行病学 ·· 1
  第一节 食管癌流行病学概论 ·· 1
  第二节 食管癌的危险因素 ·· 5
  第三节 食管癌的预防和控制 ·· 8

第二章 食管的解剖 ·· 12
  第一节 概　　论 ·· 12
  第二节 各段食管的解剖 ·· 20
  第三节 食管的动脉 ·· 24
  第四节 食管的静脉 ·· 26
  第五节 食管的神经 ·· 27
  第六节 食管的淋巴回流 ·· 29

第三章 胸膜粘连肥厚 ·· 30

第四章 食管癌的诊断 ·· 32
  第一节 食管癌、贲门癌的临床症状和体征 ···················· 32
  第二节 食管癌、贲门癌的检查方法 ······························ 35
  第三节 食管癌、贲门癌的鉴别诊断 ······························ 57
  第四节 食管癌分期 ·· 62
  第五节 食管癌的病理和临床病理分期 ···························· 71

第五章 食管癌围手术期管理 ·· 73
  第一节 术前评估与准备 ·· 73

第二节　术前用药和麻醉的选择 ……………………………………… 81
　　第三节　术中术后的管理 …………………………………………… 85

第六章　食管癌合并胸膜粘连肥厚的手术治疗 …………………………… 88
　　第一节　食管癌手术治疗的原则 ……………………………………… 88
　　第二节　经胸膜外间隙食管癌切除术 ………………………………… 90
　　第三节　常规手术入路 ………………………………………………… 92
　　第四节　食管癌外科的基本技术要点 ………………………………… 98
　　第五节　食管癌、贲门癌根治术 …………………………………… 107
　　第六节　结肠代食管术 ……………………………………………… 118
　　第七节　空肠代食管术 ……………………………………………… 124
　　第八节　非开胸食管切除术 ………………………………………… 129
　　第九节　食管癌术后并发症 ………………………………………… 133

第七章　食管癌的放射治疗 ……………………………………………… 164
　　第一节　肿瘤放射治疗基础知识 …………………………………… 164
　　第二节　食管癌的单一放射治疗 …………………………………… 168
　　第三节　放疗在综合治疗中的应用 ………………………………… 174

第八章　食管癌的微创手术治疗 ………………………………………… 178
　　第一节　胸腔镜发展史 ……………………………………………… 178
　　第二节　胸腔镜的基本要求和操作 ………………………………… 180
　　第三节　食管癌胸腔镜围手术期的处理 …………………………… 186
　　第四节　食管癌胸腔镜切除术 ……………………………………… 190

第九章　食管癌的放疗 …………………………………………………… 198
　　第一节　化疗药物的分类 …………………………………………… 198
　　第二节　化疗的一般原则 …………………………………………… 200
　　第三节　食管癌化疗的应用 ………………………………………… 204
　　第四节　食管癌的新辅助治疗 ……………………………………… 208
　　第五节　术后化疗和姑息性化疗 …………………………………… 212

参考文献 …………………………………………………………………… 213

第一章 食管癌的流行病学

第一节 食管癌流行病学概论

全世界几乎所有国家及民族均有食管癌发病，多数地区的年发病率男性为 $2.5\sim5.0/10$ 万，女性为 $1.5\sim2.5/10$ 万。中国是世界上食管癌的高发区，其死亡率世界第一。0～74 岁累积死亡率，男性为 4.05%（为新加坡男性的 2 倍），女性为 1.96%（为智利女性的 3 倍）。中国食管癌世界标准化死亡率为 $23.40/10$ 万，占各种癌症死亡的 23.53%，仅次于胃癌居第二位。如按性别统计，男性中死亡率为 $19.68/10$ 万保持第二位，女性中死亡率为 $9.85/10$ 万，在胃癌和宫颈癌之后占第三位。估计每年将近 16 万～20 万食管癌患者死亡。而在高发区河南林县，近 15 年的居民死亡原因分析表明，男性死于食管癌者占各种死亡的 64.58%，女性中占 63.18%。1959～1987 年的统计发现四年间每年平均有 836 人发生食管癌，有 758 人死于食管癌。换句话说每天有 2.3 人患食管癌，有 2 人死于食管癌。林县食管癌 0～74 岁累积发病率男女分别为 23.87% 和 17.03%，累积死亡率男女分别为 23.19% 和 14.97%，说明目前林县有将近 1/4 的男性或 1/6 的女性发生或死于食管癌。从上述触目惊心的流行病学统计数字可以确定，食管癌是中国人常见的恶性肿瘤之一，对人民的健康和生命危害极大，对基础和临床专业工作者提出了严重的挑战。食管癌的发病率有以下特点。

一、地域性分布

显著的地域性分布差异是食管癌流行病学的突出特征，不同的地区，发病率极不相同，形成界线十分明显的高低发区。高低发区人群食管癌发病率和死亡率可相差 500 倍（见表 1-1-1）。世界上约 60% 的食管癌发生在中国，在我国，食管癌约占癌症死亡人数的 23%。某些高发区的年发病率，甚至超过 130/10 万，20 世纪 90 年代我国食管癌死亡率，农村居民是城市居民的两倍多，分别居肿瘤死亡的第三位和第四位。但我国各省的发病率也极不均等，在高发区生活的动物（鸡），也有很高的食管癌发生率。

表 1-1-1 欧洲若干国家食管癌死亡率（1/10 万年龄标化，1952—1953 年）

国家或地区	食管癌死亡率（1/10 万）			
	男		女	
	1952～1953 年	1970 年	1952～1953 年	1970 年
奥地利	5.66	3.96	1.28	0.74
比利时	3.74	3.90	1.37	0.94
丹 麦	3.93	3.27	1.28	1.45
芬 兰	9.19	5.12	6.65	3.10
法 国	10.42	13.53	1.10	1.16
联邦德国	4.27	3.44	1.39	0.85
爱尔兰	4.09	4.77	3.05	4.28
意大利	3.83	4.45	0.86	0.76
荷 兰	3.87	2.92	1.67	1.35
挪 威	3.07	2.25	1.0	0.83
葡萄牙	4.42	4.51	1.52	1.76
瑞 典	2.54	2.64	1.44	0.78
瑞 士	13.31	7.79	1.67	0.71
英格兰、威尔士	4.97	5.02	2.20	2.53
北爱尔兰	4.06	3.43	3.02	2.83
苏格兰	5.72	5.48	3.48	3.56

在亚洲，有人提出食管癌的亚洲高发带，它包括了：日本、中国南部、俄罗斯南部、伊朗北部、巴基斯坦、印度、中东及新加坡，日本 40～60 岁男性人群发病率每年为 3（人）～50（人）/10 万，而新加坡的高发病率也与中国移民有关。其他地区：南非的东南沿海地区，食管癌占当地恶性肿瘤的 50%。在欧洲，以法国的诺曼底和布列塔尼发病率最高，世界最高发病率在伊朗的里海沿岸，达 260/10 万。西方国家的发病率一般在 5（人）～10（人）/（10 万·年）。在中国，河南省林州市（原林县）及其毗邻的安阳、辉县等地是我国，也是世界上

食管癌发病率和死亡率最高的地区。以该地区为中心，半径距离逐渐增大，食管癌的发病率渐次降低，与林县相距仅200公里的河南范县，食管癌发病率已由林县地区的161/10万人下降到20/10万人。

二、类型比不同

在高发区，食管癌的病理类型以鳞癌为主，占90%以上，而某些低发区，以腺癌较多见。欧美地区属低发病区，发病率为3(人)~10(人)/10万，食管癌及贲门癌约占所有浸润性恶性疾病的1.5%，仅占消化道肿瘤的7%，占因恶性病死亡者的2%，但食管腺癌及近端胃癌的发病率近年来提升很快，已接近甚至超过鳞癌。在20世纪70年代的美国，食管鳞癌占90%，腺癌占白人男性患者的16%；80年代中期，腺癌已占到近1/3；90年代后期已升到55%~60%，腺癌年发病率达2.5/10万，相反，鳞癌发病率无明显改变。

三、男女比例不同

我国一般地区男性发病率高于女性，我国平均男女性比例为2:1（见表1-1-2）。但是在高发地区，男女性比例降低，河南林县为1.5:1，江苏淮安为1.4:1，山西阳城为1.6:1。在少数地区如广东梅县则女多于男，男女比是1:1.6。此种女多男少情况还存在于伊朗北部贡巴德地区的土库曼人和哈萨克斯坦的一些地区。

表1-1-2 1979年中国部分城市和农村地区食管癌死亡率（1/10万）

省、自治区、直辖市	男		女	
	按1964年人口调整死亡率	按1960年世界人口调整35~64岁截缩死亡率	按1964年人口调整死亡率	按1960年世界人口调整35~64岁截缩死亡率
全国	19.68	49.5	9.85	24.71
河南	43.55	106.59	22.47	54.75
江苏	38.06	93.31	21.71	55.40
山西	34.13	87.65	19.31	52.14
福建	27.76	78.73	14.66	41.85
陕西	28.74	74.93	10.42	25.90
河北	29.91	72.40	13.08	31.14
安徽	26.17	66.86	13.13	31.64
湖北	21.93	54.52	9.16	21.39
宁夏	19.40	48.13	5.81	15.96

续表 1-1-2

省、自治区、直辖市	男		女	
	按1964年人口调整死亡率	按1960年世界人口调整35~64岁截缩死亡率	按1964年人口调整死亡率	按1960年世界人口调整35~64岁截缩死亡率
山 东	17.84	43.65	7.36	17.65
新 疆	15.92	42.73	9.66	26.31
浙 江	14.52	35.52	5.84	14.87
青 海	14.18	35.51	5.93	15.01
上 海	16.37	35.43	5.99	11.88
甘 肃	11.93	34.24	4.50	13.20
广 东	11.62	34.29	6.40	18.55
内蒙古	13.87	33.23	6.42	15.31
北 京	15.30	28.52	6.08	12.57
天 津	12.92	25.97	6.04	14.27
江 西	7.93	25.97	3.91	10.16
西 藏	7.29	9.82	5.49	11.63
辽 宁	7.08	15.82	2.81	6.39
吉 林	5.93	14.34	2.20	5.40
广 西	4.19	12.12	2.06	6.20
黑龙江	4.66	11.62	2.02	5.31
四 川	19.14	11.35	10.69	29.09
湖 南	4.39	10.77	2.12	4.96
贵 州	2.51	6.71	1.21	2.91
海 南	2.46		0.78	
云 南	1.41	3.94	0.74	1.96
台 湾				

四、年龄不同发病率不同

食管癌的发病率随年龄增加，35岁以前病死率很低，80%的病人发病在50岁以后。死亡构成人员多是50~60岁组，占全部的60%以上。大于70岁组占全部的28%。

五、有明显的种族差异

中国部分少数民族食管癌死亡情况的统计比较表明,新疆哈萨克族居民食管癌最多见,其男女合计死亡率比其他少数民族高 2～3.1 倍,比全国平均死亡率高 2.3 倍。国外统计独联体哈萨克族、土库曼族人食管癌发病率高。美国黑人比白人发病高,国外华侨比当地居民发病率高,尤以福建潮州语人群发病率高,其次为讲客家方言者,讲广州方言者最低。

六、与生活状况有关

高发区一般位于贫穷地区,水源缺乏,土地贫瘠,物产低少,饮食缺乏营养。据推测可能是由于因为贫穷,有些食物霉变了仍舍不得丢弃继续食用,可能含有某些化学致癌物或促癌物。

七、遗传因素

阳性家族史和家族聚集性。在高发区调查家族史阳性者可高达 60%。一些家族同辈之内的直系亲属中,经常可以见到同样食管癌患者。有统计发现家族史阳性的 2794 户中,同一代内出现患者占 28.74%(803 户),两代都出现患者占 65.18%(1821 户),三代都出现患者占 6.01%(168 户),余 2 户四代都出现患食管癌。这种世代连续现象,是因为相同的环境因素造成,还是确实存在遗传现象,值得进一步探讨。

第二节 食管癌的危险因素

比较系统地研究食管癌的发病因素,是从 20 世纪 50 年代末开始的。在此之前,食管癌的问题并未得到重视。50 年代末,我国科学家深入林县农村,进行大规模的人群调查,发现该地区食管癌发病率之高是罕见的。正是这些科学家的开拓性工作,使食管癌这一特殊的区域性发病模式得到国内外学者的重视。20 世纪 80 年代初期,一些西方学者也逐渐加入到这一研究中来。通过人群调查、生活习惯和膳食结构成分分析、水土分析等提出了许多食管癌危险因素,如亚硝胺、霉菌毒素、热饮、快饮、烟熏和腌制(酸菜)食物、维生素缺乏,等等。

但是世界各国和各地区研究结果很不一致,反映了食管癌的病因可能是多因素作用的结果。现将一些可能原因总结如下。

一、生活习惯

烟、酒嗜好为低发病率地区的主要致癌因素,70% 男性与 32% 女性患者有吸烟史,其发病率与吸烟量有关,吸烟量越大危险性越大。烟草含大量化学致癌成分(如 PAHs、亚硝胺、芳香胺等)及促癌成分(如各种醛类、酚类及其复合物),这些化学物质可能诱发食管鳞癌。吸烟者食管组织学改变类似其呼吸道改变。吸烟斗及雪茄的危险性大于吸香烟。嗜烟、酒者较单纯嗜烟者发病率高出 10～40 倍。相反,不嗜烟、酒者发病率明显降低,戒烟 10 年后发病率可降到非嗜烟者水平。嗜酒量和酒质是欧美及日本等地的主要危险因素。饮酒会增加嗜烟者的高危性,因乙醇是一种高效溶剂,特别对脂溶性化合物,故可促进烟草中有害物质侵入食管上皮,乙醇抑制细胞代谢活动及癌基因的解毒,另可促进细胞的氧化作用,因此增加了 DNA 的损伤及形成肿瘤的危险。不同种类的酒危险性不同,这是因为酿酒过程中不同的蒸馏方式,造成某些物质的污染,如亚硝胺、霉菌、烷类及醛酸等。

饮食习惯吃粗、硬、烫的饮食,被认为可反复刺激食管,引起慢性炎症,最终发生恶变。在印度、斯里兰卡、缅甸等国,有咀嚼烟叶、槟榔的习惯,这与口腔癌和食管癌在这些地区高发有关。

二、营养因素和微量元素

在 1936 年,Ahlbom 首次提出营养与食管癌的关系。目前认为某些营养成分的过剩或不足均是危险因素。如缺乏维生素(维生素 A 或其前体 β 胡萝卜素、维生素 C、维生素 E、维生素 B_{12}、维生素 B_2 及叶酸等)及微量元素(锌、硒、钼)等。在食管癌患者或高发区居民中,虽然罕见明显的营养不良,但以上成分在血液中的含量较低,高发区与其他地区的比较,在农作物、土壤及食品中以上成分明显缺乏。相反,脂肪、钙及维生素 A 摄入量过多,也都是危险因素。有人提出吃生水果和生蔬菜、补充维生素(特别是维生素 C)可预防食管癌,而食入过量的熏肉和加工过的肉可增加患食管癌的危险性,服用非皮质激素类消炎药可能会减少患病的可能性。近年来在林县及安阳两地 2531 例食管上皮重度增生病人进行随机分组,观察服用抗癌乙片(六味中药组成)和维胺酯 3～5 年,发现使重度增生的癌变率比对照组下降了 50% 左右。在 3393 例轻度增生病人中随机分组观察服用核黄素 3 年及 5 年的结果,3 年时轻度增生组的癌变率比对照组下降了 22.2%,五年时下降更多达 34.8%。

三、化学因素

众所周知,亚硝胺能诱发动物上消化道癌,在高发区林县环境中检测出 7 种挥发性亚硝胺,阳性率高的有二甲基亚硝胺(64%)、二丙基亚硝胺(30%)和二乙基亚硝胺(24%)。还测出玉米面含有非挥发性肌氨酸亚硝胺,萝卜条有辅氨酸亚硝胺。在林县被污染食品中亚硝酸盐和硝酸盐含量均较高,与检测到的亚硝胺化合物呈正相关。二级胺和三级胺也广泛分布在食物和环境中。环境中亚硝胺含量甚微。在胃内酸性条件下,胺类和亚硝酸盐很易结合产生亚硝胺,可能是主要来源。近年的研究应用林县环境中发现的甲基苄基亚硝胺与人胎儿食管上皮共同培养3周后,将上皮移植到BALB/C裸鼠肠系膜上,同时继续喂裸鼠甲基苄基亚硝胺,结果在肠系膜上发生鳞癌,食管无肿瘤,对照组裸鼠中无肿瘤。诱发肿瘤之DNA与人特殊重复序列——ALU序列进行核酸杂交,在诱发肿瘤中发现存在A2u序列,证明该肿瘤来源于人类组织。实验首次证实亚硝胺能诱发人食管上皮癌,为林县食管癌亚硝胺病因提供直接证据。

四、霉菌

在动物实验中,霉变玉米中的黄曲霉菌、镰刀菌、白地霉菌等,其产生的黄曲霉菌素、雪腐镰刀菌烯醇和脱氧雪腐镰刀菌烯醇等,有较明确的动物致癌性。有些还可与亚硝胺类协同,增强致癌性。目前认为,真菌引起的真菌性食管炎及食物污染,是诱发食管癌的主要途径。因其广泛存在于霉变的食品中,曾被认为是我国某些高发病区的主要致癌因素之一。

五、病毒

过去曾认为人类乳头状瘤病毒(HPV)与食管癌无关,但随着高敏感性的分子学技术的发展,已发现15%的食管鳞癌患者中,含有HPV-16或HPV-18病毒,10%的瘤体内含有异常HPV基因型,因此HPV的致癌性需进一步研究。另尚有关于EB病毒可诱发食管癌的报告。

六、精神因素

人精神因素与癌症的关系,很早就受到国内外医学家和研究者重视,并有许多调查、实验研究证实,动物和人在异常刺激下和精神异常情况下而易患癌症,并注意到一些未经治疗而病理确诊的癌症患者长期带瘤生存,或自然消退痊愈。发现他们共同点是无忧虑和抑郁反应。Muer(1977)亦提出个性、情绪和精神紧张等与肿瘤有关,至于精神因素与食管癌的关系,《景岳全书·噎膈篇》提出认为忧愁、思虑、七情伤则易生痰。痰与气搏引起食管癌。国内一些食管癌病例对照研究指出精神创伤也是一个显著的危险因素。陆建邦、周元方等分别报道:精神创伤($OR=1.60$)、好生闷气($RR=5.29$、$P<0.05$)、性格不开朗($RR=3.7$、$P<0.01$)、有重大精神刺激($RR=2.73$、$P<0.05$)易患食管癌,亦证实食管癌患者病前具有各种精神受打击和抑郁性格的人较多。

精神因素对癌症的联系虽然不是特异的,但作为一种危险因素在食管癌的防治措施中也应注意其对发病的影响。

七、食管固有疾病发生癌变

(1) Plummer-Vinson(Paterson-Kelly)综合征与缺铁有关,其临床特征为:上皮病变(如:脆指甲、凹甲、舌炎、舌乳头状萎缩、唇裂等)、无齿、胃酸缺乏、萎缩性胃炎及食管狭窄等。下咽部及食管上段癌与此并发症有关,特别是发生在环状软骨区的肿瘤,其发生率约为1.4%,瑞典妇女颈段食管癌高发被认为与此并发症有关。如矫正缺铁性贫血,肿瘤的发病率即可降低。

(2) 食管瘢痕狭窄:很多资料证实,食管癌是食管化学烧伤瘢痕狭窄的晚期并发症。实验也证实在食管狭窄部位发生肿瘤的机会多。其原因可能因食管上皮损伤后狭窄,口腔分泌物及食物滞留感染长期性刺激的结果,其发生率可达2.5%。有研究表明食管碱性烧伤后癌的发生率,至少比一般人高1000倍,多数在烧伤后15~25年发生。

(3) 非特异性食管炎:各种原因引起的非特异性食管炎、真菌性食管炎,被认为是诱发高发区食管鳞癌的主要因素,其病因不清,在我国及伊朗,内镜及活检显示:其在高危人群中的发病率明显高于非高危人群。

(4) Barrett食管:Barrett食管指食管下段的鳞状细胞层被柱状细胞替代,内镜视食管下段为红色的柱状上皮,伴有或无消化性溃疡或狭窄,活检证实肠上皮化生,Barrett食管与胃食管反流有关,其中10%~15%最终患食管腺癌。也有Barrett上皮内发生鳞癌、腺棘癌、类癌及黏液表皮样癌的报告。一些病例可从不典型增生发展到浸润性腺癌,治疗胃食管反流及食管炎的药物及手术方法,对Barrett食管的效果多不满意。病人常需内镜随诊以除外不典型增生及原位癌。

当然,目前对食管癌的发病原因仍处于研究阶段,一些问题例如在林县为什么在同一环境下,只有200/10万左右的居民患癌,而绝大部分人并不发生癌?经过20多年的努力,特别是改革开放以来,该地区居民生活水平有了巨大的变化,上述一些不良生活习惯已得到改善,为什么食管癌发病率无明显下降?随着大样本的调查研究,新技术和手段的应用以及和国外多中心的合作,希望在不久的将来在发病原因研究上能有突破性的进展。

第三节 食管癌的预防和控制

如上所述食管癌是在多因素共同的综合作用下发生的。采取的防治措施应根据各地的具体情况而定,首先应开展当地的食管癌流行病学调查,了解流行情况及流行因素,针对主要的危险因素通过专业防治机构组织实施。

一、一级预防

一级预防即病因预防。要加强对食管癌的流行病学研究,鉴别危险因素和病因因素,在人群中开展卫生宣传教育,努力消除和防止危险因素的作用。

防霉:粮食的霉菌污染,不但破坏营养成分,而且经动物实验证明,霉变食物可以诱发大鼠前胃、食管的乳头瘤和癌。因此,积极开展粮食的防霉去毒工作,消除致癌霉菌对人的危害,对预防食管癌有重要意义。霉菌生长需要一定的温度、湿度等条件。粮食收获后及时干燥到安全水分值(谷物的安全水分值为 13%~14%,花生为 8%~9%),确保粮食的耐贮性是防止霉菌生长繁殖的关键。应注意推广粮食的快收、快晒、快进仓及科学保存等措施,避免粮食颗粒损伤,做好粮仓消毒灭菌、通风干燥、清洁无虫,以保证粮食洁净和颗粒完好。粮食的温度最好控制在 13℃ 以下,相对湿度在 70%~75%。同时亦可采用塑料薄膜贮藏,或低温、地下、水下密闭储粮。要组织专业人员对粮仓中粮食的含水量以及霉菌污染情况作定期监测。如果粮食已有霉变或被霉菌毒素污染,则应采取各种措施去毒。如用简单的挑拣方法去除霉变、破损、虫蛀粮粒等,也可用药品如加碱或 3%~5% 石灰等办法来加以处理。

去胺:亚硝胺类化合物在自然界中分布广,种类多。经实验证明,这类化合物有较强的致癌性,可在许多动物身上诱发多种肿瘤,而尤以消化道癌瘤最为常见。食管癌高发区居民的某些饮用水和食物中含有亚硝胺及其前身物(硝酸盐、亚硝酸盐和二级胺等)。因此,需要结合爱国卫生运动,搞好两管、五改(管水、管粪;改造水井、厕所、炉灶、牲口圈和环境卫生),防止和消除亚硝胺的污染。应重点管好水源,打深井,改良水质,推广简易自来水。饮用河水、雨水等,应在贮水池旁加滤水道。凡饮用水应加用漂白粉消毒。饮用水在室内存放过久,会增加亚硝胺前身物的含量。因此,应勤刷水缸,不饮用锅灶旁的温罐水。同时,还可应用物理化学方法去胺。实验研究证明,食醋、碱、催化剂以及煮沸等方法,均能不同程度地破除饮水中的亚硝胺。煮沸时间越长,破除越彻底。醋的破除效果较好。据报道,用紫外光线照射可破坏分解亚硝胺,所以,可提倡光晒去胺。

亚硝胺在工业上广泛用作溶剂、滑润剂,农业上用作杀虫剂。某些植物,如烟草中含有微量的亚硝胺。由于亚硝酸盐与二级胺能在人体内反应形成亚硝胺,因此,就更加大了亚硝胺的潜在威胁。亚硝酸盐常用作保存肉类和鱼类的着色剂、防腐剂(如咸肉、咸鱼、咸菜等)。从食物中长期地,即使是小量的摄入亚硝酸盐等,也有一定的危险性。而二级胺在一些鱼类和水生动物中均含有,特别是鱼子中含的最多。因此,应特别注意食品的营养卫生。

推广钼酸铵肥料,改进耕作方法:调查发现,多数食管癌高发区土壤中有缺钼现象,使农作物生长不良,易于霉变和富集硝酸盐,为还原成亚硝酸盐,进而合成亚硝胺类致癌物提供了物质基础。林县等地结合农业生产,施用钼酸铵肥料以减少农作物中硝酸盐的积累,已取得初步成效,不仅使农作物产量增加 10%～30%,而且还可提高农作物中的钼和维生素 C 含量。

改善不良饮食习惯:"粗、硬、热、快"等不良饮食习惯,对消化道黏膜起物理性或化学性刺激作用,能导致食管炎症和上皮增生。应宣传教育群众,改变不良饮食习惯。不吃发霉的酸菜、酸奶疙瘩、鱼露以及炸焦的食品等。提倡种植蔬菜,鼓励多吃新鲜蔬菜和水果,以增加机体维生素 C 的摄入量。同时,应研究新的科学的蔬菜贮藏、制作、烹调和食用方法,多使用无致癌代谢产物的曲种(如乳酸杆菌等)发酵食物。移风易俗,养成良好的饮食卫生习惯。

阻断亚硝胺类致癌物的形成:实验研究证明,维生素 A 能抑制亚硝胺的致癌作用,对食管上皮增生、乳头瘤及癌的抑制率分别为 62.6%、60.7% 和 25%。维生素 C 能增进维生素 A 对鼠正常刺激的生长作用,同时还可以阻止二级胺的亚硝基化,防止亚硝胺形成。动物实验表明,每千克食物中加入维生素 C 11.5～23 克,能使肿瘤发生率降低 89%～98%。美国人在腌制食品(如腌肉)时加入适量的维生素 C,目的在于减少致癌性亚硝基化合物。

二、二级预防

二级预防指的是早期发现、早期诊断和早期治疗,防患于未然。要加强健康教育,使全体社会人群都知道食管癌的早期症状:① 进食时食管内固定部位有异物感;② 大口进食固体食物时有轻微哽噎感;③ 吞咽时胸骨后闷胀隐痛不适感;④ 吞咽食物时反复出现食管固定部位疼痛感;⑤ 近期出现食物通过食管某固定部位有知晓。对食管癌高发地区实行普查:食管癌的拉网、内镜普查。对可能的癌前病变进行阻断性治疗。大力开展防癌宣传,力争做到早期发现,早期诊断,早期治疗。

三、三级预防

三级预防指的是尽量提高食管癌病人的治愈率、生存率和生存质量,注重康复、姑息和止痛治疗。具体方法是对食管癌病人提供规范化诊治方案,进行生理、心理、营养和康复方面的指导。对晚期患者开展姑息止痛疗法。做好临终关怀,提高晚期病人的生存质量。

但是由于对食管癌的确切发病因素尚不十分清楚,缺乏有效的一级和二级预防手段和措施;食管癌变机制不清,缺乏敏感、特异的早期诊断和生物预防的指标和方法,这都是我们面临的巨大挑战。随着食管癌病因学的深入研究,基因、生物技术的应用在食管癌的预防方面必能取得更大的进步。

第二章

食管的解剖

第一节 概 论

一、食管的胚胎学

(一)原肠的形成

原肠开始形成于胚胎的最初4周内。在第2周时,胚胎为外胚层和内胚层构成的双胚层胚盘。当中胚层扩展进入两胚层时,内胚层的一部分逐渐演化成原肠的前肠。中胚层则演化成原肠所必需的结缔组织、肠管、肌层和浆膜覆盖物。第7周时,喉和气管憩室开始发育。开始为内胚层壁前部向下伸展的一个凸起,其外面为中胚层所包绕。气管向下延伸并紧靠食管发育,但不与食管融合。此时的食管非常短,从气管嵴伸展并膨胀为前肠,并进一步演化成胃。至第7周末,部分食管已经于周围结构建立联系(图2-1-1)。

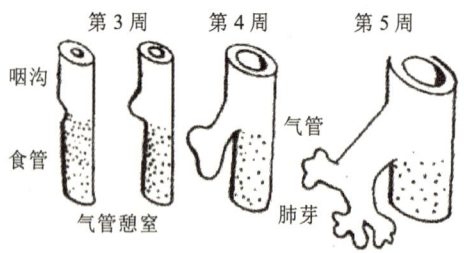

图 2-1-1 食管的发生

胚胎第4周时,食管仅为咽与胃之间的一段短管,随着颈的出现,食管很快增长;在其发育的过程中,内胚层的上皮增殖为复层,管腔变窄甚至暂时被堵塞,以后管腔又重新开放。在第4周的胚胎,胃为前肠上的一个左右略扁的梭形膨大。其背系膜很短，与胃的背缘相连。第 7 周时，随着咽和食管伸长，胃的位置向尾侧移动，移至腹部的永久部位。与此同时，胃的形态和方位也发生变化，背侧缘生长迅速形成胃大弯，顶部突出形成胃底，腹侧缘生长缓慢，演变为胃小弯。胃大弯增大时出现胃食管接合。随着此处有丝分裂增加，在其发育过程中，胃底部升高，His 角形成。支撑和固定食管的结构大部分起源于早期纵隔的间叶组织。在远段食管的周围组织形成横膈膜，并于第 6 周末完成。固定食管的食管膈膜最终分化成膈肌。

（二）食管的发育

（1）黏膜：最初由内胚层形成的前肠为假复层柱状上皮，其周围为中胚层组织。随着细胞的增殖，黏膜逐渐增厚并衍化为多层结构。

当胚胎从 12 mm 生长到 25 mm 的过程中，上皮中出现空泡。空泡数量日益增加，而当胚胎生长到 29～75 mm 后，空泡数量逐渐减少。尚不清楚这种上皮细胞的空泡化的意义。

在胚胎生长到大约 40 mm 时，基底层出现纤毛柱状上皮。当胚胎生长到 60 mm 时，纤毛柱状上皮细胞覆盖整个食管黏膜。随后纤毛柱状上皮逐渐被复层扁平上皮所取代，这种取代从食管的中间 1/3 段开始，并逐渐向头侧扩展。因此，婴儿出生时，通常在食管近侧端，仍可见某些纤毛柱状上皮小岛。

（2）肌肉：横纹肌起源于鳃弓尾侧，并有迷走神经的运动支分布。平滑肌起源于内脏的中胚层，接受交感神经系统的支配。在胚胎 10 mm 时，这些细胞起源于同一种间质细胞。在胚胎生长到 20 mm 时，食管已经完成纵行肌和环行肌的发育。当胎儿生长到 90 mm 时，这些肌肉的排列已经接近于常人水平。

（3）血管和淋巴管：动、静脉血液和淋巴液呈双向流动。起源于鳃状区的血管供应食管远侧，而起源于腹腔侧的血管则供应食管的头侧。在心血管系统形成的 2 周内，静脉与淋巴液的回流方向相同。

（4）神经分布：食管的传出神经纤维起源于背侧的特殊运动神经核。这些神经在最末三个鳃弓处融合形成迷走神经。传入神经纤维发生于神经梢的成神经细胞，它们在食管壁形成神经节，并在纵行肌分化之前就在环行肌层周围形成一个完整的神经丛。肌内的神经丛在胚胎 10 周时出现，但黏膜下层和黏膜基层的神经分布较晚，大约在胎儿生长到 90 mm 时才完成。

二、食管的起止与长度

食管为纵行肌性管道，上端起自咽下缘，相当于环状软骨下缘，两侧平第

6颈椎横突前结节(颈动脉结节):下端终于贲门部,相当于第11胸椎水平,前方平对第7肋软骨。全程行经下颈部、腹部、上纵隔和后纵隔,至第10胸椎水平穿膈食管裂孔进入腹腔行一短程接胃贲门。

成人食管长度描述为25～30 cm,随个体胸部长度不同而有差异。临床上进行内窥镜检查时,通常需对内窥镜至贲门的距离做出估计。一般以门齿至贲门的距离为40 cm左右。近年来,国内部分患者的活体观测值有较大差异,平均长度为42.2 cm。

三、食管的狭窄与膨大

正常食管的管径由上而下并不一致,由于食管本身的结构特点及其邻近器官的相互影响,使食管呈现三个狭窄部和两个膨大部(图2-1-2)。第1个狭窄为食管上口,位于咽和食管交接处,由环绕食管入口处的环咽肌和环状软骨形成,常阻碍纤维内窥镜的插入,管径平均为14 mm,距门齿距离15～17 cm。第2个狭窄位于气管叉跨过处,相当于胸骨角平面及第4～5胸椎水平,由于主动脉弓从其左侧壁和左主支气管从其前面跨过所致,又称支气管—主动脉狭窄。其管径为15～17 mm,距门齿25～27.5 cm。该狭窄不影响吞咽,亦不影响纤维内窥镜的通过。如主动脉弓胚胎发育异常而形成围绕食管及气管的动脉环时,或者有右锁骨下动脉食管后位者,皆可在此平面引起食管狭窄。第3个狭窄位于食管通过膈食管裂孔处,在贲门上方2～4 cm,相当于第10胸椎平面,其管径为16～19 mm,距门齿37～42 cm。对该狭窄是否存在括约肌,目前尚不肯定。但食管腹段的环行肌层与构成膈食管裂孔的周围腹肌纤维,可能是形成该狭窄的结构基础。所以贲门痉挛即该狭窄处肌肉发生痉挛性收缩所致。

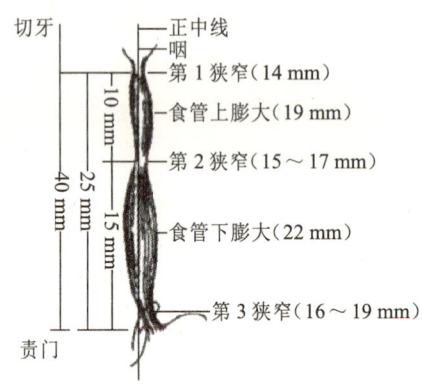

图2-1-2 食管长度管径和狭窄

食管狭窄具有重要的生理意义。在安静状态下,食管的两端,即第1狭窄、第3狭窄经常处于闭合状态。第1狭窄主要是阻止吸气时空气从咽进入食管;第3狭窄可防止胃内容物逆流入食管。吞咽时,食团抵达食管上口并刺激该处黏膜,引起食管肌丛的连续性运动,即原发蠕动。表现为食团前方的环行肌层舒张,后方收缩的波浪形运动,由此食团通过第1狭窄,并继续沿着食管向下推进至食管下段,再刺激第3狭窄处的黏膜,反射性引起壁管松弛,食团即通过其间进入胃内。食团通过后,又恢复其原来的高压收缩状态。因此,食管的第1、3狭窄属于生理性狭窄,而第2狭窄是由于相邻的主动脉弓和左主支气管的压迫所致,在生理功能上无意义,在正常情况下,该狭窄本身并不影响食物的通过。食管的狭窄部位,易致异物嵌顿。坚硬的食物机械性刺激,或腐蚀性化学药物的腐蚀作用,易于在狭窄部位引起损伤、穿孔、溃疡、形成局部狭窄及产生憩室等病理改变,同时又是肿瘤的好发部位。

四、食管的分部

关于食管的分部或分段,国内外报道不一,目前尚无既符合解剖生理原则,又与临床要求相一致的分法。目前最常用的两种分法为:一是按食管经过的解剖部位分为颈部、胸部、腹部三段。食管颈部上起食管上口或第6颈椎平面,下至胸骨颈静脉切迹或第2胸椎水平,长5~8 cm。食管胸部起自肋骨颈静脉切迹平面,下至膈肌的食管裂孔,长15~18 cm。食管腹部由膈肌食管裂孔至贲门,此段最短,为0.5~5 cm。二是临床定位法。将食管全长等分为上、中、下三段跨段病变按其中点位置归段(图2-1-3)。胸段食管分部:临床上从应用角度出发,将胸段食管分为三段或两段。三分法是从颈静脉切迹至主动脉弓上缘为上段,从主动脉弓到左肺根下缘为中段(有人认为以肺下静脉为界),从左肺根下缘到膈肌为下段。两分法是以气管极为标志,将胸段食管分为上下两部分。

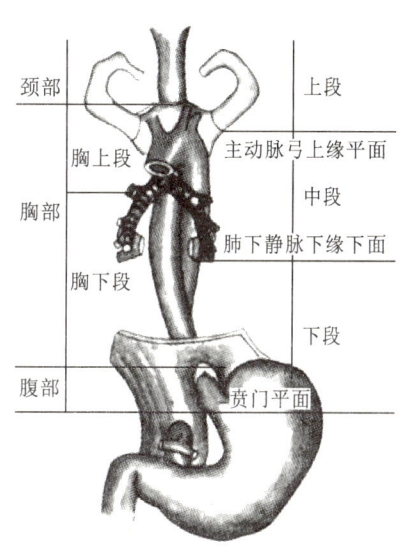

图2-1-3 食管的分部和分段

五、食管的结构

(一) 管壁

食管具有消化管的四层基本结构,由内向外依次为:黏膜层、黏膜下层、肌层和外膜。

1. 黏膜层

食管的黏膜层较厚,上部色泽较红,下部较灰暗,在排空状态下形成纵行皱襞,当食管扩张时皱襞消失。黏膜的上皮是复层扁平鳞状上皮细胞,有20

余层,最底层为立方形或短柱形,具有较强的分裂增殖能力。表面细胞不断脱落,最底层细胞不断新生,新生细胞又不断向表面推进,同时形态也发生变化,越接近表面细胞越扁平。在食管的下端,复层扁平鳞状上皮突然改变为胃型黏膜的柱状上皮。这种由食管黏膜转化为胃黏膜的区域通常位于食管胃交接区近侧1~3 cm处。但也可能存在一些变异情况,如在食管黏膜中可能有一些小片散在的异位胃型黏膜,或食管下段黏膜的结构与胃黏膜结构相同。这种异位黏膜也容易发生腺癌、溃疡等胃黏膜病变,同时可并发狭窄、穿孔、出血等症。

2. 黏膜下层

是连接黏膜与肌层之间的疏松结缔组织层。其中含有较大的血管、淋巴丛、黏膜下神经丛及大部分食管腺。在食管下段该层中有门—腔两静脉系统相互吻合形成的静脉丛。

3. 肌层

分内、外两层。内层肌纤维呈环形排列,外层呈纵行排列。两层之肌肉之间有疏松结缔组织构成的间隙,其间含有较大的营养血管和肌间神经丛。食管肌层有别于别处的消化管:食管上1/3段内、外两层肌肉均由横纹肌构成,下1/3段则完全由平滑肌构成;中1/3段为移行部,由两种肌纤维混合构成。纵行肌层在上端分为3束,前方一束附着于环状软骨,侧面两束与咽部肌肉相续,在下端移行为胃的纵行肌层。此层肌肉由于成束排列,束与束之间相对较薄弱,在食管扩张时,肌纤维易被分开,此种情况下缝合时更应注意。环形肌层较纵行肌层致密,上端与咽下缩肌相续,下端与胃的环肌层及斜行肌层相延续。

4. 外膜

位于最外层,是由疏松结缔组织构成的纤维膜,内膜有大量弹力纤维相互连接构成弹力纤维网,该网与食管内弹力纤维一起构成食管的"弹力系统",对食管的舒张、收缩及血液循环起重要作用。外膜中央有供应食管的营养血管、淋巴管及神经层与纵隔蜂窝组织相连续。

食管胸部无浆膜被覆,与食管周围结缔组织之间无明显界限,并借结缔组织膜与纵隔内器官相连。故食管癌侵及肌层和外膜后,易于累及邻近器官。

(二)管腔

食管静止时或排空状态下,前、后壁相贴,没有明显的空腔,呈扁圆形,黏膜形成的皱褶向腔内突出。当食团通过时,管壁扩张,黏膜皱褶消失。在内窥镜下观察可见食管纵行皱褶的数量和形状在上端变化较大,而在中、下段一般为3～4条,但相互间可以有融合或分叉。在膈食管裂孔处的黏膜褶皱明显增粗。X线吞钡检查时,可见3～4条平行的线状阴影。这种形态特点有利于辨别食管黏膜的早期病变。

（三）食管括约肌

食管上、下端有功能性括约肌存在,使食管分别与咽和胃隔开,并保持食管腔内略低于大气压的负压状态。除吞咽动作外,这种括约作用使食管上、下端保持紧闭,既防止空气由咽进入食管和胃,也阻止了胃内容物的反流。食管上、下端括约肌与消化管其他部位的括约肌不同,有其自身的结构和功能特点：

1. 食管上端括约肌

食管上端括约肌是一肌性管道,上与咽相连,下与食管上端相融合,位于第6～7颈椎水平。该括约肌的长度变异较大,平均3 cm。传统观点认为该括约肌主要由环咽肌构成。此肌是咽下缩肌下端的横行纤维,属横纹肌,前端附着于环状软骨两侧,并向后环绕食管上端形成一肌性悬韧带。Zaino等经尸体解剖发现,约1/3的标本中,此肌与食管上端的环形肌层相融合,共同组成了食管上括约肌。更多的学者认为：食管上括约肌高压带是由环咽肌、下咽缩肌和食管上端环形肌纤维合成的一个特殊括约肌群。该括约肌呈辐射状分布,且不对称(图2-1-4)。在吞咽动作中,咽下缩肌上端(斜行纤维)收缩,把食团推移到咽食管结合处,与此同时,咽下缩肌的下端横纤维(环咽肌)及食管上端环形肌舒张,允许食团进入食管,食团通过后随即又恢复收缩状态,重新出现高压

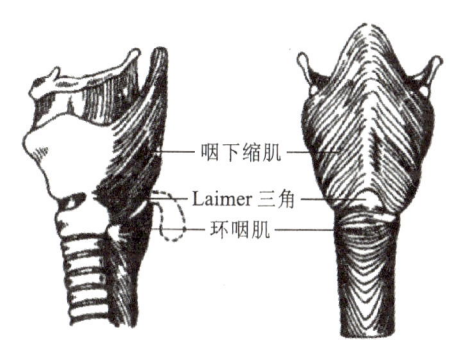

图 2-1-4　环咽肌

区间,而闭合食管上口。这是一个短暂而又复杂的过程。在正常生理情况下,食管上括约肌的收缩与舒张配合十分协调。传统观点认为,在这一过程中食管上括约肌的作用是被动的。由于没有证据显示咽与食管上括约肌处的横纹肌中存在有独立的抑制性神经支配,人们推测吞咽动作是由于管壁的被动收缩、外在组织的压迫和局部神经丛的作用所产生的。近年来有学者通过电生理方法研究发现：狗的食管上括约肌在休息时有持续的动作电位释放,而在吞咽时,食管上括约肌开放的瞬间,动作电位消失。这说明食管上括约肌在静止

状态下受到各种运动神经的持续控制而保持主动强直性收缩状态;吞咽时,由于张力传动的诱导,运动神经受到短暂抑制而使食管上括约肌发生了被动扩张。如果吞咽动作出现共济失调,常伴有环咽肌失去舒张能力,促使咽内的压力升高,甚至可导致咽憩室形成。在咽下缩肌上、下两部分纤维之间存在一个薄弱区,称 Laimer 三角,是咽食管憩室的好发部位。

2. 食管下端括约肌

食管下端括约肌是抗胃食管反流的重要因素。但在解剖学上它是否存在仍有争论。因为食管下段没有找到像幽门括约肌样的形态学依据,经过大量的形态学研究发现,所谓食管下端括约肌实际上是食管下段多种结构参与形成的功能单位。这些结构包括:食管下段环形肌层的增厚、贲门缩肌,胃斜悬吊韧带,膈食管裂孔周围的膈肌角纤维束及膈食管韧带,胃食管角(His 角),贲门切迹黏膜瓣等。Lerche 在研究新鲜胃食管标本时,向管腔内注水,观察到食管下段即贲门上存在着一个囊状膨大部分,称胃食管前庭。此段长 3～5 cm,大部分位于膈下和膈食管裂孔内,小部分位于膈上方。

(1)下食管括约肌:即食管下段的环形肌增厚。Lierbermanne 等人对尸体标本研究表明:食管远端的总壁厚与中上段食管比较无明显差异,而肌层明显增厚,且增厚的肌层以环形肌为主。其增厚部位以膈上方 2～3 cm 处最为明显,构成了胃食管前庭的上界。后来的学者研究认为,下食管括约肌并不是由环形肌层增厚形成的解剖学上的括约肌,而是功能收缩时所产生的暂时性改变,因此多数学者将下食管括约肌称为功能性收缩环(图 2-1-5)。

(2)贲门缩肌:由贲门处食管环形肌层纤维增厚形成,构成了胃食管前庭的下收缩环。

(3)胃斜悬吊纤维带:在贲门缩肌远端的部分纤维呈倒"U"字形斜行进入胃肌层内,钩绕胃食管前庭末端与胃底交界处,成为胃食管前庭的下界标志(图 2-1-6)。

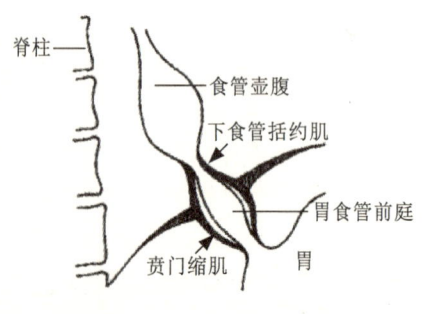

图 2-1-5 食管下括约肌

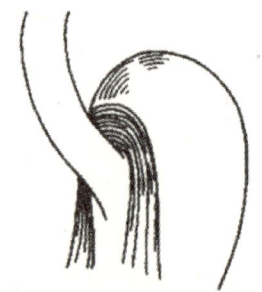

图 2-1-6 胃斜悬吊肌束

(4) 膈肌脚纤维束及膈食管韧带：膈食管裂孔多由膈肌右脚的肌纤维围成，形如倒置的索套，套住胸段食管的末段。当吸气特别是深吸气时，该肌束收缩，牵拉套环而挤压食管，产生钳闭作用（图 2-1-7）。膈食管韧带，又叫膈食管膜，是指膈下筋膜组织通过肠食管裂孔包绕并附着到食管前庭周围的部分。部分纤维穿过食管裂孔向上走行，附着于膈上 2～3 cm 范围内食管壁的基层，构成上支；另一部分纤维在膈食管裂孔的下缘向下行，附着于胃食管交界处的管壁上，构成下支。上、下支之间填充有疏松结缔组织，称为胃食管垫（图 2-1-8）。膈食管韧带有防止深吸气时或食管纵行肌强烈收缩时将贲门拉至膈上的作用。脂肪垫的作用是使食管随呼气而有一定程度的上、下滑动。

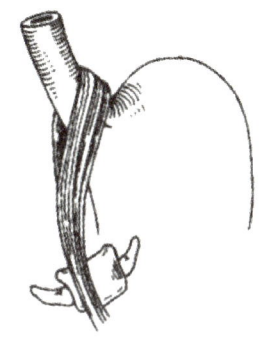

图 2-1-7　膈肌脚纤维束构成膈食管裂孔

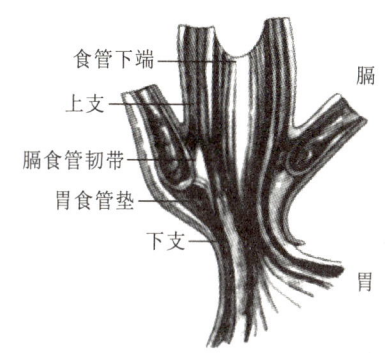

图 2-1-8　膈食管韧带

(5) 贲门切迹黏膜瓣：食管是从右侧斜行进入胃的。因此，在食管下端与胃底之间形成一锐角，称贲门切迹。该切迹的内面有黏膜形成瓣膜状皱褶。其作用是在黏膜肌层和食管下段括约肌的协同下，黏膜瓣可向食管左壁靠近，封闭贲门口。

(6) 胃食管角：又称 His 角，一般是指胃底与食管长轴形成的夹角。也有人认为是食管长轴与胃小弯纵轴形成的夹角。该角度的大小在一定程度上对食管下端的括约功能产生影响。成人食管下段是指由食管前庭至胃贲门的范围，其平均长度为 32.06 mm。此处管壁的肌纤维有一个特殊的排列形式，可分为浅、深两层，浅层为纵斜排列，上端续连食管纵行肌，向下移行为胃纵行肌。深层为环形排列。环肌纤维在管状食管与前庭连接处增厚；在前庭中段，深层环形肌纤维移行为螺旋形和扣状排列形式；在前庭末端，两条半环形肌束分别位于胃底侧和胃小弯侧。有学者认为管状食管与前庭连接处及其以下的前庭部分的肌束是关闭贲门、防止食物反流的主要因素，螺旋形肌束和斜行肌束，不仅有肌纤维间的连续作用，而且从其走向来看，具有缩短前庭、加强括约肌关闭贲门的作用。食管下端的生理学研究发现,在静止状态下,胃食管前庭的腔内压力高于颈、胸段食管,将这一区域称为静止高压区或压力增高区。该区为膈食管裂孔上、下各 $1\sim 2$ cm,共 $3\sim 4$ cm 范围内。静息时其压力约 3.33 kPa(25 mmHg),比胃内压高 $0.67\sim 1.33$ kPa($5\sim 10$ mmHg)。这一高压区在食管与胃之间形成一道生理屏障。尽管控制胃内容物反流因素很多,但胃食管前庭内静止高压区的作用是主要的,构成了所谓的生理性胃食管下端括约肌。它既不是解剖学上的括约肌,也不同于膈食管裂孔的作用。胃食管前庭内静止高压区形成的机制尚不清楚,有学者认为可能与膈食管裂孔、胃食管角(His 角)、腹段食管、膈食管韧带、食管黏膜瓣及食管下括约肌共同参与有关。Bonavina 把食管下括约肌(前庭区)压力、食管高压区(食管下括约肌)的长度及前庭区食管的口径,称为食管下括约肌抗胃食管反流的三联机制。认为过短的食管下括约肌,即使压力正常,也可产生胃食管反流。胃食管前庭或食管下括约肌与食管上括约肌(环咽肌)一样,也是由于吞咽反射而舒张。依靠区间压力梯度,允许食团通过。当吞咽动作开始后 1 秒钟,胃食管前庭内压力即开始降低至胃底压力水平,管腔放松,食物随即通过其间而进入胃内。食物通过后恢复至原高压状态。

综上所述,胃食管前庭区高压带压力降低,膈食管裂孔松弛,贲门角度变锐或消失,黏膜瓣失去作用,以及食管下括约肌机能失调,都可以在不同程度上造成胃食管连接处的松弛,主要由于食管下括约肌高压区压力降低,导致患者发生胃内容物反流,临床上称为弛缓症,多见于婴儿,成人亦可发生。如果食管下括约肌对吞咽动作失去反射性舒张的能力,加上食管本身缺乏共济性蠕动能力,推送食物的能力下降,导致贲门梗阻,实物和分泌物滞留,引起食管明显扩张和延长,临床上称为食管去弛缓症(食管失弛缓症)。多数学者认为,这可能是由于肌间神经丛变性,导致食管平滑肌失去神经支配所致,其病因尚不清楚。由于胃食管结合部的正常解剖关系发生改变,贲门角消失,高压区压力降低,部分胃经过膈食管裂孔突入胸腔,即形成膈疝。膈疝形成后,胃内容物反流,常并发消化性食管炎;严重时可影响到心、肺功能。

第二节 各段食管的解剖

一、食管上端与食管上括约肌

食管起着连接咽与胃之间的通道作用,其上端可视为咽下部的延续。它起始于环状软骨下缘水平面,相当于咽缩肌所形成的"漏斗"尖部;所谓食管上括约肌,也是食管最狭窄的部分。直视下,关闭的食管入口为一横行的裂隙(图 2-2-1),在它的两旁各有一深窝,称为梨状隐窝或梨状窦。该隐窝位于咽腔喉部,在喉的两侧和甲状软骨内面之间,是异物易嵌顿、停留的部位。食管镜检查时,如镜偏斜入此窝内,可以造成该处的穿孔。

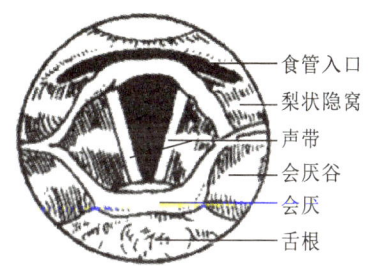

图 2-2-1 食管入口和喉腔上面观

二、食管颈部与颈筋膜

食管颈部上端前平环状软骨下缘,后平第 6 颈椎下缘,与咽相接续;下端在平胸骨颈静脉切迹与第 1 胸椎体上缘平面,移行为食管胸部,长 4.5~5 cm。其前面借疏松结缔组织与气管的后壁相邻,后面隔翼状筋膜、椎前筋膜与颈长肌及脊柱相贴。食管的前外侧两旁为甲状腺两侧叶的后部、甲状旁腺及颈动脉鞘,后外侧隔椎前筋膜与颈交感干相邻。再向下在左下颈部,胸导管的末端注入左锁骨下静脉和左颈内静脉交汇所形成的左静脉角内。在气管与食管之间所形成的气管旁沟内,有左、右喉返神经上行和气管食管动脉通过。成对的甲状腺上动脉和甲状腺下动脉的主干位于食管前外侧约 1 cm 处。由于食管颈部下行时轻度偏左,故食管颈部手术多选择左侧入路。颈部的结构都有筋膜覆盖,而颈部筋膜各层间所形成的间隙常具有重要的临床意义。包绕颈阔肌的浅筋膜,为全身浅筋膜的一部分。其深面的颈部深筋膜,称颈筋膜,它围绕颈项部的诸肌及颈部气管、血管和神经等形成筋膜鞘或间隙,可分为浅、中、深三层(图 2-2-2)。

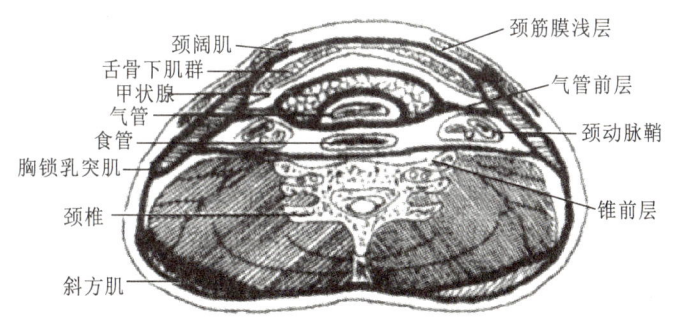

图 2-2-2 颈筋膜及筋膜间隙

浅层,又称封套筋膜、固有筋膜。它包绕着斜方肌和胸锁乳突肌,形成此两肌的肌鞘。在舌骨上方又分为两层,包绕着下颌下腺和腮腺,形成两腺的筋膜鞘，称下颌下腺囊和腮腺囊。封套筋膜在舌骨下方胸锁乳突肌深面又分为两层包绕舌骨下肌群，形成舌骨下筋膜鞘，向下附着于胸骨柄和锁骨。这部分筋膜又称固有筋膜深层。封套筋膜向前在正中线的两侧彼此延续，向后附于项韧带及第7颈椎棘突。

中层，又称内脏筋膜，可分为脏、壁两层。壁层紧贴舌骨下肌群的后方，并与其筋膜附着，两侧于胸锁乳突肌的深面与浅层相连；上方附着于舌骨，下方续于纤维心包脏层包绕颈部气管，如咽、食管、喉、气管和甲状腺等，其前下部分叫气管前层（气管前筋膜），后上部分叫颊咽筋膜。气管前层向上附着于甲状软骨斜线、环状软骨弓及舌骨；向下包裹甲状腺形成甲状腺鞘，即假被膜（外层被囊），并继续向下，经气管之前及两侧入胸腔，与心包上部相融合。在甲状腺与气管、食管上端邻接处，腺稍后层增厚形成甲状腺悬韧带。颊咽筋膜覆盖于咽喉壁及颊肌外面，向上附着于颅底，向下与食管筋膜相续。

深层，又称椎前层、椎前筋膜：此层覆盖于椎前肌和斜角肌，上起自颅底，下续前纵韧带及胸内筋膜，深面有颈交感神经干、膈神经、臂丛和锁骨下动脉等，并向下外侧包绕腋血管和臂丛形成腋鞘。此外，气管前后向两侧延续并包绕颈部大血管和迷走神经，形成血管神经鞘称颈动脉鞘，内有颈总动脉、颈内动脉、颈内静脉及迷走神经等。

三、食管胸部

食管的行程从任何方向看都不是垂直的。从侧方观察，食管呈凹向前的弯曲，其曲度与脊椎胸曲一致；从前方观察，上段偏左，中段偏右，下段又偏左，呈现2个轻度侧曲。上位侧曲凸向左，较短不明显；下位侧曲凸向右，较长且明显，最凸处位于第7胸椎平面，由此处食管逐渐移向正中线，位于胸主动脉之前，并继续向前下稍向左穿入食管裂孔。我们按食管胸部行程中不同部位的毗邻结构，可将胸段食管分为上、中、下三段叙述。

（1）胸段食管上1/3段为气管叉平面以上部分，此段食管的前方及侧面有气管、左主支气管、左颈总动脉、左锁骨下动脉、左喉返神经、迷走神经、胸导管及纵隔胸膜等结构紧密相贴；气管与食管之间有大量的结缔组织束相连、期间的蜂窝组织很少，故此段食管发炎或癌肿时，左喉返神经和胸导管等结构可与之粘连，给手术中分离和寻找这些结构带来一定的困难。此段食管的后面与脊柱相邻，期间有较多的蜂窝结缔组织及淋巴结。

（2）胸段食管中1/3段的毗邻关系较为复杂，前方有主动脉弓、气管叉、左主支气管及气管叉淋巴结；后邻胸导管、脊柱及其前方的蜂窝组织；左后方与奇静脉相邻。此段食管不与纵隔胸膜相接触，食管四周的结缔组织发育程度不一、并且有供应食管及其他纵隔结构的动、静脉，手术中易产生较大量的出血。由于此段与若干重要神经及大血管相邻，手术分离困难。

(3) 胸段食管的下 1/3 段前邻心包、左心房及由迷走神经形成的前下丛，手术中剥离此段食管易伤及心包。右侧面有迷走神经，稍后方有奇静脉，迷走神经向下转至食管的后方，同时有右侧纵隔胸膜覆盖其全长，并且延伸至食管的后面、左侧面，有左纵隔胸膜及左迷走神经相贴，左迷走神经在下行途中由左转向前面。

综上所述，胸段食管在行程中与纵隔内许多重要结构相毗邻，包括：纵隔胸膜和肺、心和大血管、气管和支气管、胸导管、奇静脉和肋间后动静脉、胸段脊柱、筋膜及其间隙等。在诸多毗邻关系中，需特别强调以下几点。

(1) 食管与纵隔及胸导管的关系：① 食管的两侧大部分与纵隔胸膜相贴。食管的左侧在主动脉弓以上部分与左侧纵隔胸膜相贴，其间仅隔以上段胸导管。在主动脉弓至第 7 胸椎水平，没有纵隔胸膜与之相贴；在第 7 胸椎平面以下又被左纵隔胸膜所覆盖。这两处分别称为上食管三角、下食管三角，是解剖学和外科的重要标志。上食管三角由左锁骨下动脉、脊柱和主动脉弓上缘围成。下食管三角由心包、胸主动脉和膈上面围成。② 食管右侧面除了奇静脉弓外，其他部分均与右纵隔胸膜相贴，并延伸至食管的后面，与左纵隔胸膜靠近或相贴，形成食管系膜。因此，食管中段、下段穿孔可引起右侧胸膜腔积液或气胸，食管下段手术经左侧入路亦可破入右侧胸膜腔。③ 胸导管与食管的关系密切。胸导管经主动脉裂孔入胸腔后纵隔，在脊柱右前方、胸主动脉与奇静脉之间、食管的后面上行，并与右侧纵隔胸膜相贴。上行至第 5 胸椎平面时，横跨脊柱前方，紧贴食管左侧缘上行、进入上食管三角内，与左纵隔胸膜相贴。因此，当胸导管上段损伤时，常发生左侧乳糜胸。

(2) 食管与心及大血管的关系：① 食管在第 5 胸椎平面以下，与左心房为邻。左心房扩大时，可能压迫到食管而推之向后，在 X 线钡餐检查时，可以测定二尖瓣狭窄者左心房扩大的程度。② 主动脉弓在第 4 胸椎平面跨食管左侧壁至第 4 胸椎左缘，此时食管位于其右侧；胸主动脉下段逐渐移至正中线，食管则位于胸主动脉的前方，继之转向左前方。因此，患有较大的主动脉瘤时，可将心包推向前方抵于心包后壁上；位置较高的主动脉瘤(上 3/4 段)可将食管向后推，低位(下 1/4 段)动脉瘤则可同时推食管向左移位。

(3) 与气管及主支气管的关系：气管与食管上段前面相贴，往上行，食管向左侧曲凸,在第3胸椎平面超出气管左缘约0.5 cm。左主支气管在第4～5胸椎平面跨过食管前面行向左。在此处食管因受压而出现第2狭窄,误吞异物易在此处嵌顿。

四、食管腹部与食管胃连接部

食管腹部为自膈食管裂孔至胃贲门之间的一段食管,长为1～2 cm,是食管全长中最短的一段。食管在第10胸椎水平膈食管裂孔(图2-2-3)后,弯向左侧终止于胃的贲门。贲门的位置较固定,位于第11胸椎的左侧。食管腹部的右面与胃小弯相连续。左面与胃底相接,两者在此处形成His角。食管腹部的前面和右面的一部分和肝左叶脏面的右后侧相接触,形成肝的食管压迹。食管的后面越过右膈脚、左膈脚和左膈下动脉。食管的右面包于小网膜内,前面和左面则完全由腹膜遮盖。腹膜在食管的后面反折到膈下,形成胃膈韧带的一部分。

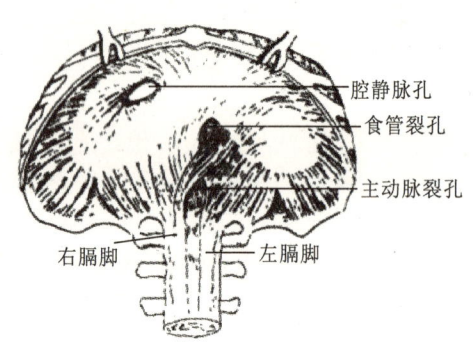

图2-2-3 膈与膈的裂孔

第三节 食管的动脉

由于食管几乎没有吸收和分泌功能,其动脉血供不像消化道的其他部分那样丰富,特点是:节段性、多源性。食管有4条最主要的动脉:① 甲状腺下动脉;② 胸主动脉的食管支;③ 胃左动脉;④ 脾动脉。食管动脉也可起源于支气管动脉、右肋间动脉或左膈下动脉。另有一些动脉可能分支营养食管。

一、颈部食管的动脉

来自双侧的甲状腺下动脉,后者发自锁骨下动脉的甲状颈干,甲状腺下动脉供应食管的分支有2～8支,最多见为4支,可起自:① 终末支(最常见);② 升支;③ 降支。其血供血特点:① 甲状腺下动脉,右侧较左侧更为重要,左侧甚可缺如;② 起自升支的食管动脉似较为主要;③ 发出的食管支一般都向下行,偶见前壁有上行的分支;④ 甲状腺上动脉通过与甲状腺下动脉的侧支吻合间接供养食管。

二、食管胸上段的动脉

在气管拉平面以上部分,右侧主要来源于第3肋间动脉的右支气管动脉,左侧主要来自主动脉弓和胸主动脉的左支气管动脉。俞寿民等对170例观察后认为胸上段食管的动脉分布有以下几个方面(图2-3-1)。

(1)头侧来自颈段食管动脉分支向下的延续。

(2)尾测来自左右支气管动脉的食管支。

(3)两侧来自甲状腺下动脉和上位肋间动脉纵行吻合发出的食管支与发自右支气管动脉的肋间动脉起始段的食管支。李朴明等报道：该段食管动脉支数为1～7支，多数为4支，平均3.5支。

三、食管胸下段的动脉

来源有三：① 100%地接受来自胸主动脉的食管支；② 来自右侧肋间动脉食管支占64.29%；③ 来自左侧肋间动脉食管支者占7.14%。动脉干支数平均4.76支(2～9)，以6支型为多(图2-3-2)。

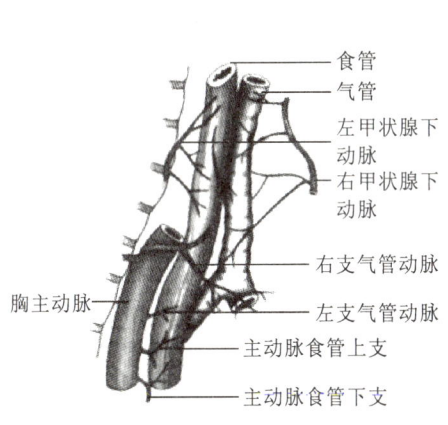

图2-3-1　食管上段的血液供应

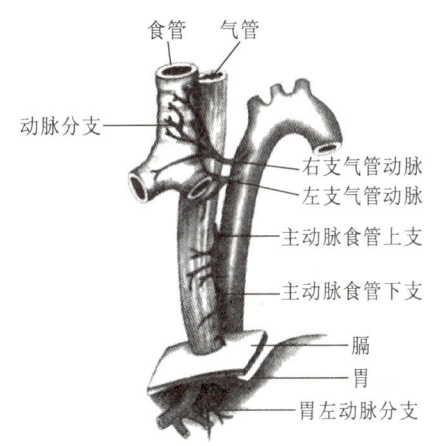

图2-3-2　食管胸下段、腹段的动脉

四、食管腹段的动脉

主要来自胃左动脉与膈下动脉。发自胃左动脉的分支供应食管前面的80.37%，发自膈下动脉的分支供应食管后面的53.34%；其他来自副肝左动脉、脾动脉、腹腔动脉等。从胃左动脉发出的食管支以2～3支多，最多者有7支。从膈下下动脉发出的以1支为多。李朴明等报道，该段平均为2.34(1～7)支。

五、动脉分布与吻合

分布到食管各段的血管之间吻合情况不恒定。有人统计，在支气管动脉的分支与甲状腺下动脉、锁骨下动脉或颈部动脉的分支之间有吻合者,右侧占 68%,左侧占 22%;支气管动脉分支与主动脉分支之间有吻合者,右侧为 34%,左侧为 12%;至食管下段的主动脉两条分支之间有吻合者占 56%。分布到食管各段的动脉,一般要经 1～3 级分支后,再分出升支和降支在食管表面互相连接形成纵行动脉吻合,该吻合上接甲状腺下动脉,下连上位肋间后动脉的食管支。由纵行吻合再发分支,穿肌层形成肌间和黏膜下吻合网。该网与食管表面的动脉有畅通的吻合。因此,食管表面的动脉吻合网与黏膜下的动脉吻合网发育是否良好,对由于食管剥离而阻断部分血管后的侧支循环的建立有很大影响。一般认为食管颈部血管来源恒定,吻合丰富、血供也充分。其次是胸上段气管叉附近的食管,其血供来源稳定、吻合良好,血供也较好。胸下段食管的血管支数虽少,但血管较粗大,血供也较丰富。在这些段间也可存在血供相对较差的区域。胸上份与气管叉下方的一段食管,特别是其前面和右侧面,与血供丰富区之间的血管吻合比较贫乏。另外,在膈上段食管的壁内血管,特别是肌层内血管相对较少,与颈部血供丰富区之间的吻合比较少。

综上所述,整个食管基本上分为颈、胸上、胸下和腹四段获得血供。从血供在食管壁上的配布来看是比较丰富的。至于有些学者所提到的段间相对血供贫乏区,目前解剖上还有争论。它对食管侧支循环的影响究竟有多大还不清楚。

第四节 食管的静脉

一、黏膜下静脉丛

位于黏膜下层,由 10～15 条贯穿食管全长的纵行静脉(口径达 1 mm)构成网架结构。在上端形成腹背两组静脉与咽部静脉交通;在下端变细,数目增多,聚集在 4～5 个黏膜皱褶中,通过贲门与胃静脉相交通。

二、食管周围静脉丛

由黏膜下静脉层发出的分支,穿过肌层在食管表面汇集而成。

三、静脉食管的回流

食管周围静脉丛汇集形成许多较大的静脉,在食管不同段上分别汇入邻近的静脉。在颈部,食管静脉汇入甲状腺下静脉或头臂静脉;胸部食管静脉汇入奇静脉和半奇静脉,再汇入上腔静脉。在胸段食管下段汇集成两条比较明显的静脉干分别伴随迷走神经前、后干向下汇入胃冠状静脉;食管腹段静脉先汇入冠状静脉,再汇入门静脉(图 2-4-1)。

四、食管下段门静脉吻合

食管下段静脉丛与胃冠状静脉及胃短静脉之间存在侧支吻合,食管下端静脉可经胃冠状静脉汇入门静脉系统。当门静脉高压时,门静脉血回流受阻,食管下段静脉成为门静脉回流的重要途径之一。由于食管黏膜下静脉丛缺乏周围组织支持,很容易扩张,随着门静脉血压的持续增高,可造成食管黏膜下血管曲张。由于这些血管本身较细且弯曲,曲张后的静脉壁更薄,且贴近黏膜面,极易受损破裂导致严重出血。因此从理论上讲,在食管下段,门静脉和奇静脉之间虽然存在一个交通系统,而在门静脉高压状态下,其分流作用似无重要意义。

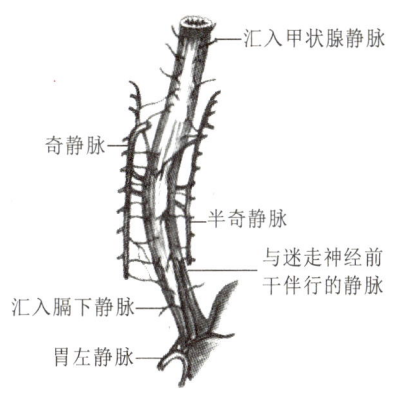

图 2-4-1 食管的静脉

第五节 食管的神经

食管的横纹肌由来自喉返神经的分支支配,属躯体运动神经。食管的平滑肌接受交感神经和副交感神经的双重支配,属内脏运动神经。交感神经通过颈部和胸部交感神经链以及内脏大、小神经分布到食管;副交感神经纤维随迷走神经分布到食管。食管的感觉神经传入途径尚不十分清楚,一般认为感觉通过交感神经传入脊髓,再上行至脑;其他感觉及反射性冲动通过迷走神经传入脑(图 2-5-1)。

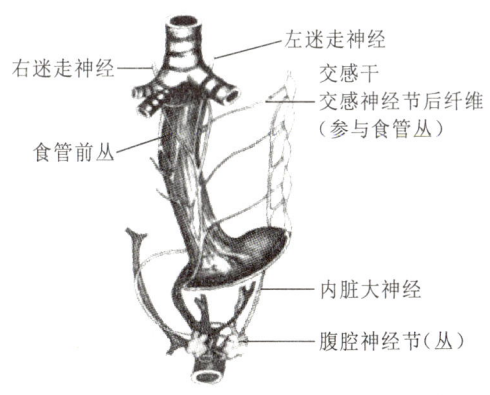

图 2-5-1 食管的神经

一、迷走神经的形成和分布

在颈部,左、右迷走神经于颈动脉鞘内伴随颈动脉下行。右迷走神经在颈根部发出右喉返神经,后者绕右锁骨下动脉第一段反转向上行于右侧气管食管沟内,沿途发出食管支,支配食管中、上端的横纹肌。右迷走神经本干经锁骨下动、静脉之间向下行,进入上纵隔,沿气管侧壁行向后下,至肺丛发出分支支配食管中段的平滑肌和腺体。在肺丛以下,右迷走神经进入上纵隔沿左颈总动脉和锁骨下动脉之间继续下行主动脉弓表面,行至下缘处,发出左喉返神经。该神经绕过主动脉弓后,沿左侧气管食管沟垂直上行。沿途发出分支支配食管中、上端横纹肌。左迷走神经主干继续下行,在主动脉弓的下方经主动脉与左动脉之间,左主支气管的后方,发出至肺后丛的分支后行至食管壁,形成食管丛共同支配食管。食管丛内的大部分迷走神经纤维在食管下端再合成2条迷走神经干,即迷走神经前干和后干。沿食管壁经食管裂孔进入腹腔,一般人认为迷走神经干内无交感纤维。

二、食管丛

两侧的迷走神经在肺门平面或略低出贴紧食管壁发出分布,相互交错形成食管丛。食管丛的形态不恒定,一般情况下,两侧的神经仍然形成数条主干,有分布交错,少数情况下可无明显主干可见。神经干之间的分支以跨过食管前面者较多。左迷走神经的大部分通过神经丛进入迷走神经前干;右迷走神经的大部分通过神经丛进入迷走神经后干。由于有分支交错形成丛的过程,迷走神经前、后干中分别混有来自左、右迷走神经的纤维,故左迷走神经和迷走神经前干与右迷走神经和迷走神经后干在概念上应该有所区别。

三、交感神经的来源和分布

交感神经中枢位于脊髓胸节和腰上节段的侧柱内,由此发出的节前纤维通过脊神经前根出脊髓,终于椎旁或椎前交感神经节。在节内交换神经元后发出节后纤维直接或间接分布到支配器官。食管胸部的交感神经纤维来自5对胸交感神经节,由节直接发出至食管分支,或通过内脏大、小神经再分布到食管,参与食管丛的形成。与食管丛中的迷走神经副交感纤维一道分布到食管中段、下段支配平滑肌和腺体。

关于分布到食管的这些内脏神经的作用,目前尚不完全清楚。

一般认为:交感神经具有抑制腺体分泌和平滑肌蠕动的作用,可使括约肌收缩;副交感神经纤维则反之,使腺体分泌活动和平滑肌运动增强,抑制括约肌的收缩。

第六节 食管的淋巴回流

食管的淋巴循环始于食管壁黏膜下层的淋巴网,集合淋巴管主要注入食管周围的淋巴结群,并与邻近气管的淋巴管有比较广泛的联系。

一、食管壁内的淋巴管

一般认为,食管壁的黏膜层、黏膜下层和肌层都存在毛细淋巴管网,在黏膜下层及肌层形成淋巴管丛(图2-6-1)。约有21%的标本,在外膜层也存在有毛细淋巴管网。黏膜层的毛细淋巴管网位于黏膜固有层,最为密集,并与黏膜下层的毛细淋巴管网相交通。肌层的毛细淋巴管网分为环形肌层、纵行肌层和环纵肌间层三个层次排列。黏膜下层毛细淋巴管网发出分支相互吻合形成黏膜下淋巴管丛,由此丛发出集合淋巴管可直接穿过肌层注入局部淋巴结,或上行、下行较远距离后再穿过肌层注入局部淋巴结。这种黏膜下循环途径,可解释远距离原发灶肿瘤病变的发生和食管周围淋巴结的转移。肌层毛细淋巴管行于肌纤维束间的结缔组织内,由层毛细淋巴管网发出的淋巴管也吻合成丛,并形成集合管与来自黏膜下层的集合管会合,经过外膜注入局部淋巴结。

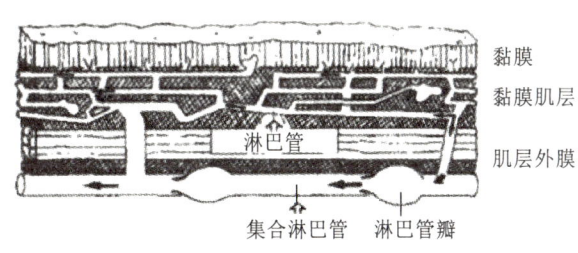

图 2-6-1 食管壁的淋巴回流

二、食管的淋巴回流

在腹部,淋巴液引流至胃上淋巴结,贲门周围淋巴结和膈下淋巴结。气管分叉以上的淋巴大部分引流到颈部的颈深淋巴结,其输出管汇入颈淋巴干,左颈淋巴干引流如胸导管,右侧引流如右淋巴管。气管分叉以下的淋巴液大部分引流至腹腔淋巴结。在气管分叉处的食管淋巴液则为双相引流。大部分食管的淋巴向后引流入胸导管,中段食管的淋巴引流到隆凸下淋巴结,上段食管引流至颈部淋巴结(图2-6-2)。

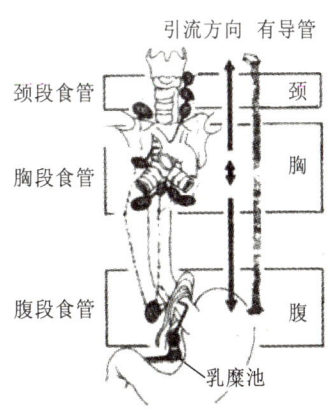

图 2-6-2 食管的淋巴系统

第三章

胸膜粘连肥厚

是指壁层胸膜和脏层胸膜由于各种原因导致的纤维蛋白沉着于胸膜上，或有肉芽组织增生，可导致胸膜增厚。

一、病因

产生胸膜粘连的疾病包括：① 胸腔内积血（血胸），一般为胸部损伤所致。② 胸腔内积脓（脓胸），可有肺炎或肺脓肿向胸腔扩散所致。③ 胸腔内乳糜液积聚（乳糜胸），是由胸腔内主要淋巴管（胸导管）受损或肿瘤阻塞导管所致。④ 吸虫病肺部主要表现为有浸润、囊肿结节及硬结阴影，但亦可发现胸膜粘连增厚；肺炎性假瘤胸部 X 线片及 CT 扫描，少数亦可有胸膜粘连影。⑤ 矽肺晚期由于肺部纤维组织收缩牵拉和粘连，横膈可呈现"天幕状"影像，可见肺底胸膜粘连。⑥ 胸腔内高胆固醇液体积聚，发生于某些慢性胸腔积液，如结核病（多见，不再赘述）或类风湿性关节炎（尸解半数以上有粘连性胸膜炎，常见于严重晚期病人）所致者。

以上都是病理产生。亦有人为产生的，如：恶性胸腔积液、自发性气胸、复发性非恶性胸腔积液，向胸腔内注入胸膜粘连剂，如强力微素溶液或滑石粉等，导致两层胸膜相互粘连，消除了液体和气体积聚的空间。

二、病理

胸膜粘连的病理是由于纤维蛋白沉着于胸膜上，或有肉芽组织增生，可导致胸膜增厚，若有相对两层胸膜粘着就成胸膜粘连。胸膜增厚和粘连是胸膜炎和胸腔积液的结果。胸膜增厚可为局限性或广泛性的，广泛的脏层胸膜增厚会影响肺的呼吸功能，广泛的壁层胸膜增厚可使肋间隙变窄，胸廓缩小。所以只要胸膜腔内有渗出的积液，积液中的纤维蛋白沉着在胸膜上，便可导致胸膜增厚,如果纤维蛋白不断沉着,相对的两层胸膜就逐渐粘着了,或者胸膜腔内有肉芽组织增生,也可导致胸膜增厚以致粘连。

三、临床表现

在临床上见到的患者,往往既有胸膜增厚,又有胸膜粘连。其临床症状表现各有所异,但是,普遍会有胸部疼痛或呼吸困难等症状。

X线表现:轻度局限性增厚粘连多发生在肋膈角区,X线表现肋膈角变浅变平,膈运动轻度受限。广泛胸膜粘连增厚时,可见患侧胸膜塌陷,肋间隙变窄,肺野密度高,沿肺野外侧及后缘可见带状密度增高阴影,肋膈角近似直角或闭锁,膈升高且顶变平,膈运动微弱或不动,纵隔可向患侧移位。胸膜钙化多见于结核性胸膜炎、脓胸、出血机化、尘肺。胸膜钙化时在肺野边缘呈片状、不规则点状或条状高密度影。包裹性胸膜炎时,胸膜钙化可呈弧线形或不规则环形。

CT表现:肋间隙变窄,胸廓体积变小。局部胸膜外与肋间隙增厚。吸入石棉所致的胸膜改变,包括胸膜斑块、胸膜钙化、弥漫胸膜纤维化、胸腔积液及恶性胸膜间皮瘤,多发生在首次接触石棉后20~30年后,以胸膜斑块最常见,厚度一般不超过15mm。

四、对手术的影响

严重胸膜性疾病导致壁层胸膜和脏层胸膜之间广泛的粘连以及胸膜明显的增生肥厚,致使部分食管癌合并胸膜肥厚粘连的病人无法进入胸腔达到手术区域而不能进行手术治疗,勉强剥离将导致严重而广泛的渗血及周围组织损伤,因此只能采取姑息性的手术。

第四章

食管癌的诊断

食管癌贲门癌的诊断是治疗的前提,正确的治疗方案和良好的治疗效果依赖于食管癌的早期发现、早期诊断和早期治疗。肿瘤的诊断涉及诸多方面,有些诊断学方法在临床上尚未开展,也不是说所有肿瘤病人都需要这些诊断疗法才能明确。有些操作简单,对病人痛苦小,而且容易发现肿瘤踪迹的方法,往往不太重视,或方法掌握不太熟练而被人们所忽视,食管癌诊断过程包括普查、病史、体格检查、实验室检查和特殊检查。

第一节 食管癌、贲门癌的临床症状和体征

食管癌贲门癌的症状分为早期症状和中晚期症状。症状与病理变化紧密关联,在早期食管癌,病变只限于黏膜表层癌性糜烂,浅表溃疡或小的斑块。所以进食硬食时产生一些轻微的神经感觉症状,到癌组织长成瘤块致使食管腔变窄,即产生机械性梗阻症状。

一、早期症状(Ⅰ期)

根据对早期食管癌的病例分析,90%有症状,10%无症状,其中最主要有四种症状。

(1)大口进硬食时有轻微的梗阻感。多不引起注意,可自行消失和复发,不影响进食。常在病人情绪波动时发生,故易被误认为功能性症状。

(2)吞咽时食管内疼痛。

(3)吞咽时胸骨后闷胀隐痛不适感,胸骨后和剑突下疼痛;咽下食物时有胸骨后或剑突下痛,其性质可呈烧灼样、针刺样或牵拉样,以咽下粗糙、灼热或有刺激性食物为明显。初时呈间歇性,当癌肿侵及附近组织或有穿孔时,就

会有剧烈而持续的疼痛。疼痛部位常不完全与食管内病变部位一致。疼痛多可被解痉剂暂时缓解。

（4）食物滞留感和异物感：咽下食物或饮水时，有食物下行缓慢并滞留的感觉，以及胸骨后紧缩感或食物粘附于食管壁等感觉，食毕消失。症状发生的部位多与食管内病变部位一致。

这些症状十分轻微并且断续发作，每次时间短暂，易被忽视。有的持续数年而无明显改变，也有的呈进行性加重，但大部分进展缓慢，详细询问病史对诊断有一定的意义。必须强调，这些症状并非早期食管癌所特有，慢性食管炎症、进食过硬或过热食物引起的食管外伤等，都可能产生这些症状。这些早期症状，采用食管拉网细胞学、纤维食管镜检查等方法详细检查，如经食管拉网细胞学、纤维食管镜检查仍无阳性发现，而症状持续存在者，应密切观察随访，每1~3个月重复检查1次。

二、中期(Ⅱ~Ⅲ期)症状

1. 吞咽困难

进行性吞咽困难是中晚期食管癌最典型的症状。初起时只在进食干硬食物时出现吞咽障碍，以后则进半流质、流质食物时亦有此症状，呈进行性加重。最后可发展至滴水不入。部分病人症状发展缓慢，时轻时重，有的病人甚至到了晚期，吞咽困难仍不十分严重。吞咽困难的程度随着食管癌病理类型的不同而差异很大，如缩窄型、髓质型吞咽困难明显；而蕈伞、溃疡、腔内型则较前者轻。其原因是前者肿瘤多累及食管全层，管壁僵硬，管腔狭窄明显，因而吞咽困难症状明显，而后者肿瘤多以沿食管的纵轴扩张为主，在肿瘤侵犯累及管腔的1/3~1/2周，甚至2/3周时，未受累的食管仍可以正常地扩张，液体和固体食物易于通过，因而吞咽困难症状轻。当病变部位发生感染、进食不当或过度疲劳时，症状加重，经短期禁食、补液、抗炎治疗后或坏死组织脱落时症状可明显减轻，但并非肿瘤真正好转。故不能单纯从吞咽困难症状出现时间的早晚、程度的轻重来衡量病期的早晚。

2. 呕吐大量泡沫状黏液

为食管癌的另一常见症状，每次量达 1000 mL 以上，严重时可达 1500~3000 mL。呕吐量与梗阻的程度有关。呕吐物主要为沫状黏液，其中可能有食物残渣，有的混有陈旧血迹，甚至有恶臭味。其原因是因食管呈不完全或完全梗阻状态，食管腺体和唾液腺的分泌液仅有少部分或完全不能吞咽入胃，这些液体积存于肿瘤上方的食管腔内，当液体太多时便会借食管壁的逆蠕动而反流出来,并常会被吸入呼吸道,引起阵发性呛咳,严重时可引起吸入性肺炎。

3. 前胸或后背疼痛

约有10%的病例咽下时出现疼痛,晚期可达20%。疼痛的特点是吞咽时发作或使之加剧,随病情发展而加重,只伴有吞咽困难。疼痛的性质与早期病例不同,疼痛较重,为隐痛、刺痛或灼痛,并与病变部位相吻合。其发生机理与肿瘤外侵引起食管周围炎、纵隔炎或侵犯周围器官、累及神经和咽下食物刺激病变部位或食管的强烈痉挛收缩有关。若疼痛加剧伴发热,常预示着肿瘤穿孔。

4. 其他症状

因食管不全或完全梗阻而进食量少,呕吐大量黏液、疼痛以及精神上的烦恼,病人营养情况恶化,出现脱水、消瘦、贫血、虚弱无力等症状。

三、晚期(Ⅳ期)症状

随着病情的逐渐发展,食管梗阻程度不断加重。肿瘤直接侵犯邻近器官,发生血道或淋巴结转移,而出现相应的症状:消瘦、贫血、脱水、全身衰竭、极度恶病质。肝、肺、脑等重要脏器转移,引起相应的黄疸、腹水、肝功能急性衰竭致昏迷、全身水肿、呼吸困难等症状。纵隔、锁骨上淋巴结或全身皮下转移,引起声带麻痹、气管压迫、呼吸困难、疼痛等症状。出现颈部包块、皮下结节等体征。肿瘤同步外侵穿破气管、支气管可引起食管气管、食管支气管瘘、纵隔炎症、脓肿等,穿过主动脉引起大出血。此外,还可引起肺脓肿、心包炎、胸腔积液、腹水等。

需要强调的是,贲门癌与食管癌的比例为1:2~1:3,两者在病理学上虽然不同,但症状有很多相似之处。甚至不能区分。早期贲门癌病人常主诉上腹部疼痛不适,微痛、烧灼样刺痛。轻微的进食阻挡,哽咽感,有时伴有消化不良或食欲减退等症状。吞咽困难症状出现较晚,有时因食管受累才出现明显的吞咽困难。隐性出血是贲门癌的常见症状,但常被忽视。有时发生急性大出血,出现呕血,柏油样便,因而贫血和低血浆蛋白血症较食管癌常见。

上腹部和背、腰部持续性疼痛是肿瘤或转移灶严重侵犯胰腺和腹膜后组织的表现,预示着病情较晚。晚期贲门癌的其他常见症状:消瘦、贫血、营养不良、恶液质及肝、脑、肺等重要器官转移引起的黄疸、腹水、肝功能衰竭、呼吸困难等症状。

食管癌和贲门癌无明显的特殊体征,临床上能查到的均为晚期肿瘤所致的体征或转移现象,如消瘦、脱水、锁骨上淋巴结肿大、黄疸、胸水、腹水及呼吸困难等。

第二节 食管癌、贲门癌的检查方法

一、肿瘤标记物在食管癌诊断方面的应用

目前,肿瘤的诊断主要靠影像学、细胞学和组织学进行确诊。这些诊断方法虽然准确率较高,但难以早期发现肿瘤,使不少患者失去治疗时机。肿瘤标记物(tumour marker)在对肿瘤的早期诊断、检测肿瘤复发和转移,判断肿瘤治疗效果和预后以及群体随访等方面有较大的实用价值。肿瘤标记物是由肿瘤组织产生的或反映自身存在的生物活性物质,这些物质的活性或含量在肿瘤组织中显著高于正常组织。它们通常是癌基因或抑癌基因或其他肿瘤相关基因及其产物异常表达所产生的抗原和生物活性物质,它反映了癌的发生和发展及肿瘤相关基因的激活或失活程度。这些物质的活性或含量,可在肿瘤病人的组织、体液和排泄物中检出,作为肿瘤检测的标志。肿瘤标记物研究的内容包括生物化学、免疫组织化学和肿瘤免疫现显、肿瘤分子生物学和癌基因等。

肿瘤标记物的发展大体可分为3个阶段,第一阶段(1963~1978年)是以Abelev和Gold发现AFP和CEA开始的癌胚抗原阶段;第二阶段(1979~1989年)是美国Koprowski发现CA19以后,使糖链抗原成为肿瘤标志物的主要研究内容;第三阶段(1990年以后)以肿瘤基因标志为研究的热点。

肿瘤标记物是1978年Herberman在美国国立癌症研究所(NCI)召开的"人类肿瘤免疫诊断"会上首次提出的,次年在美国第七届发生生物学会议上被大家确认,并开始应用。近年来由于免疫学、生物化学、分子生物学、细胞工程和遗传工程学及其相应新技术的发展,已发现有肿瘤特异性抗原以及相关抗原、激素、受体、酶和同工酶、癌基因、抑癌基因等与肿瘤有关的基因及其产物,以及有关的单克隆抗体等多种肿瘤标记物。

目前肿瘤标记物尚无统一的分类和命名。最早根据其生物化学和免疫学特性分为肿瘤抗原(胚胎性抗原、癌相关抗原和糖链抗原)、酶和同工酶、激素及癌基因产物,其后根据Waldmann和Herberman分类,将肿瘤标记物分癌胚蛋白和胎盘蛋白、组织和器官相关蛋白、激素、肿瘤生长因子、病毒抗原、淋巴因子和免疫复合物。此外肿瘤标记物还可根据其来源、分布、增殖程度及其与肿瘤的关系,分为原位肿瘤相关物质、异位相关物质、胎盘和胎儿性肿瘤相关

物质、病毒性肿瘤相关物质、癌基因、抑癌基因及其产物。前 4 类是肿瘤基因表型标记物,也是基因的表达产物,而后着为肿瘤基因标记物。

以上分类均不够理想,现有人根据肿瘤标志物的化学性质将其分为九类:① 酶及同工酶;② 蛋白质类;③ 代谢产物:多指排泄产物如氨基酸、核酸等的代谢产物,特别是 tRNA 等的代谢产物;④ 激素类:包括内外泌腺癌分泌的激素、异位激素等(如甲状腺素在肺癌、肝癌病人中会增高);⑤ 癌基因类应用生物学技术检测,但目前的特异性不很高。

近年来,食管癌的实验研究甚多,对探索早期食管癌的诊断、防治研究提供了依据,可望取得有意义的进展。这些研究包括了检测食管癌病人血清中 CEA、CA199、CA50、铁蛋白、TPA 等肿瘤标记物,Gion 认为仅 CEA 和 TPA 在食管癌的分期中有辅助价值。Tacconer 等用 ELISA 法测试病人血清中的 TAF,但总的准确率只有 57.1%。有学者检测了血清细胞角蛋白 19 片段浓度。认为其对于食管癌的诊断及预后均有一定价值。类似标记物还有 AFP、TSGF、食管癌组织中 I 型纤溶酶原激活物抑制剂(PAI-1)可溶性肿瘤坏死基因受体 1、可溶性白细胞介素 2 受体、核仁形成区嗜银蛋白(AgNOR)、血管内皮生长因子(VEGF)等,也有学者用非特异性酯酶及其同工酶、乳酸脱氢酶及其同工酶、a-酮戊二酸脱氧酶等组织化学方法研究食管癌组织的变化;用醋酸 a 萘酯酶染色法观察食管癌组织中 T 细胞。认为恶性肿瘤的发展与 T 抑制性细胞的激活和增加有密切关系;血清中脂质过氧化物(LPO)的含量可以反映体内自由基反应,自由基与肿瘤的发生发展有关,LPO 含量的改变可作为肿瘤检查的一项生化指标;利用人血清总 IgE 水平检测作为早期食管癌及癌前病变的免疫指标;食管癌患者血清 CA 50 水平高于正常人及食管良性疾患患者。提示可有助于食管癌的诊断。虽然报道中各种标记物均有一定意义,部分标记物联合检测对肿瘤诊断有辅助作用,但目前尚没有找到一种肿瘤标记物能完全满足人们的期望。

二、食管癌和贲门癌的细胞学检查

食管和贲门部的脱落细胞学检查(简称食管拉网)对食管癌和贲门癌诊断的准确率达 90%左右,最高可达 95%。采用这种检查方法发现了很多早期食管癌和贲门癌病理,这是其他检查方法甚至食管镜检查所不能比拟的,采用食管拉网细胞学检查可在高发区普查,可对食管上皮重度增生病理随访观察其转归,分段拉网法可对细胞学检查阳性而 X 线和食管镜检查不清的病理定位。食管拉网血检查是一种操作简便、病人痛苦小、准确性高的食管和贲门癌的定性方法。

（一）工具

1. 食管细胞采集器

（1）双腔管带网气囊：由塑料橡胶管、气囊和线网组成。塑料胶管有一主管和二分管。主管为双腔，一腔通气、一腔抽吸，其近端各自连接通气和抽吸管。主管长 65 cm，直径 0.25 cm，每隔 0.5 cm 有刻度；气囊由乳胶制成，呈梭形，长 5 cm，直径 2.5 cm，两端恰好套于管上，用丝线缠紧使之不漏气。线网用细棉线织成，套在气囊外面，充气或抽气时分管上接 30 mL 注射器。

（2）单腔管带网气囊：由塑料管、乳胶气囊及线网组成。塑料管长 70 cm，直径 0.2 cm，管壁厚而坚实，不易盘缠，有利于进网时迅速推进，较易通过贲门；乳胶气囊长 5 cm，直径 2 cm，线网及其他装置同上。塑料管近端衔上一胶管以便连结注射器。

2. 贲门细胞采集器

由于食管细胞采集器网囊小，不能充分摩擦贲门部采取贲门区的细胞，故在上述两种充气食管细胞采集器的基础上将气囊及网囊加大，网孔密，气囊可容纳充气 60~70 mL，充气后气囊成球形，直径 4 cm，可充分地摩擦贲门部，有利于采集到较多的细胞。

（二）操作方法

1. 食管细胞采集方法

（1）检查前向患者说明检查的意义、步骤及须配合的事项，消除紧张情绪，以求密切配合。

（2）嘱受检者检查前空腹，或在饭后 4~5 小时检查。

（3）检查前受检者可用清水漱口，如有活动假牙要先取下然后端坐。

（4）术者应将消毒好的细胞采集器详细检查，注意无漏气及网套松脱，而后用温水湿润，以便于咽下。

（5）术者立于受检者右侧，嘱受检者张口，将网囊轻放于舌根部，嘱其用力下咽，术者顺势下送网囊，当网囊通过咽部达食管后，受检者一般无恶心感，术者顺势下送网囊，当网囊到达贲门水平时，如受检者有恶心感，嘱用力吞咽，网囊可顺利通过贲门。

（6）当管进至距门齿 45~55 cm 时，网囊已经进入胃内，此时充气 33 mL，然后缓慢回拉，当回拉至贲门部时，可有阻力感，此时可适当抽气，调节充气量，让网囊通道进入食管，而后再接充气上拉，充气 25 mL 可使网囊表面与食管黏膜充分接触,有利于擦取黏膜表面细胞。当回抽至门齿 18 cm 颈段食管狭窄部时,将气体抽尽,迅速将网囊拉出。

2. 贲门区细胞采集方法

操作步骤同上,当采集器入胃后,充气 60 mL,然后缓慢提放网囊多次,使网更与贲门区黏膜充分摩擦后,缓慢放气回拉。当网囊越过贲门时应有摩擦感。对贲门梗阻的患者,网囊不能进入胃内的患者,术者可将网尖端部与梗阻部位反复接触多次,并吸取病变表面细胞,拉出网囊后,采取网尖部的细胞,并压出管端吸取的细胞进行涂片,常可获得满意的效果。

3. 分段拉网定位方法

首次将网囊下至距门齿 20 cm 处,充气 25～30 mL。然后上提 1 cm。稍来回牵动网囊,以便擦去细胞,如此操作后。网囊内的气体抽尽迅速取出。而后分次下送网囊,每次增加距离 5 cm 直至贲门,操作方法同前。涂片时分别将网囊的前半与后半分别涂片 2～3 张,涂片阳性与阴性相邻部位为癌变范围的上界,这种方法定位相当准确。

4. 禁忌证

(1) 肝硬变引起的食管静脉曲张。

(2) 有上消化道活动性出血。

(3) 心力衰竭、心肌梗死、年老体弱高血压动脉硬化者。

(4) 急性上呼吸道感染、哮喘以及肺功能差的患者。

(5) 晚期癌瘤有穿孔危险或正在放疗中的患者。

(6) 近期施行手术或食管外伤者。

5. 涂片

网囊取出后,首先除去表面附着的蛋清样黏液,抹动网囊,使其取出物均能涂在玻片上,立即涂片 4～6 张,用 95% 酒精固定至少 10 分钟,也可用 95% 酒精或纯酒精直接滴在涂片上固定 3～5 分钟即可染色,染色方法有巴氏染色和苏木氰—伊红染色 2 种。

(三) 食管与贲门的细胞学

1. 食管细胞学的诊断分级

Ⅰ级,基本正常,涂片中以正常的中层细胞为主,核的结构清晰,浅层细胞占 10%～15%,其核固缩变小,结构不清。

Ⅱ级,轻度增生,中层细胞的核比正常相应层次的细胞核大 1～3 倍。核染色质稍增多,颗粒细,核膜增厚不明显。

Ⅲ级,重度增生,中层细胞的核比正常相应层次的细胞核大 3～4 倍者为重增生级,核染色质略粗,分布均匀。中层细胞核比正常相应层次的细胞核大4～5倍者为重增Ⅱ级,核染色质颗粒粗,分布不均,核膜略增厚。

Ⅳ级,近癌:细胞核大于正常中层细胞的5倍以上,核染色质颗粒粗,仅次于癌细胞的大小,分布不均,核膜增厚但均一、规则,胞浆稍宽。

Ⅴ级,表浅癌:涂片中可见典型的癌细胞,核的直径大于细胞直径的1/3,核染色质颗粒粗,大小不一,分布不均,核膜增厚,各部厚薄不一。背景中可有较多的重度增生细胞。

2. 贲门癌细胞学的诊断分级

Ⅰ级,基本正常,涂片中,贲门上皮细胞成片状、蜂窝状,大小一致,排列整齐。单个分布的柱状上皮细胞显示胞浆丰富,呈棒状,常有一个尾样突起,核较小,呈圆形或卵圆形,位于细胞中央,核染色质均细,常见核仁。

Ⅱ级,轻度增生,柱状上皮细胞核比正常细胞核大2倍以下,细胞排列紧密,核大小稍不一,可见核仁。

Ⅲ级,重度增生,细胞核大于正常细胞按2～3倍以下者为重增Ⅰ级,大于正常细胞核3～4倍以下者为重增Ⅱ级。

Ⅳ级,近癌,细胞核为正常细胞的4倍或更多,核仁明显增大,染色质较粗,核膜稍厚,胞浆丰富,细胞排列成堆,但不紊乱。

Ⅴ级,早期腺癌:可见典型的腺癌细胞,核仁突出,多核仁,有的胞浆含有空泡,呈腺皮样排列。有的呈裸核样。核染色质呈粗颗粒样,分布不均匀,大小形态不一,或散在成堆,背景中常有不典型增生的柱状上皮。

三、食管贲门癌的影像学检查

影像学检查是发现、确诊和早期诊断食管和贲门癌的主要方法之一。

(一)食管和贲门癌影像学的病理基础

1. 食管癌

食管黏膜为鳞状上皮,食管癌大多数为鳞状上皮癌,腺癌来自食管下端贲门部胃黏膜或起于食管其他部位的异位胃黏膜。尚有极少数其他细胞类型的癌。食管癌最常发生在胸中段,而胸下段次之,颈段和胸上端最少。食管癌最初发生于黏膜层及黏膜下层,故早期食管癌也称食管浅表癌。大体病理可见病变部位黏膜局灶性充血、水肿、粗糙、糜烂、表面小溃疡、小结节、带蒂小结节、为隆起的局限性小白斑等表现。根据其主要改变食管和贲门癌可分为隐伏型、糜烂型、斑块型和乳头型等。以后按不同生长方式而扩展,形成了不同的病理形态。全国肿瘤防治研究办公室、中国抗癌协会把中晚期食管癌分为5种类型。

(1) 髓质型：较常见，肿瘤在食管壁内生长、浸润，使食管壁明显增厚，累及食管周径的全部或大部，管腔因而狭窄。肿瘤上下端的黏膜面呈坡状隆起，病变中部的黏膜常有深浅不均的溃疡，但其余部分的黏膜常较完整。癌组织多已浸透肌层而达食管纤维膜。手术切除率较低，外科治疗预后较差，放射治疗效果中等，复发率也高。

(2) 蕈伞型：也较常见。肿瘤常呈椭圆、扁平形，周边突起或外翻，界线清楚，犹如蘑菇，故名蕈伞。病变中部为浅溃疡，溃疡底凹凸不平，但肿瘤较薄，食管壁增厚不明显。往往外侵不明显，因而有较高的切除率。放射敏感度较高，放射治疗效果较好。

(3) 溃疡型：较少见。肿瘤为一凹陷而界限清楚的孤立溃疡，其边缘有时稍隆起或悬空，溃疡较深，其底凹凸不平，往往深达肌层或穿透大部肌层。病变多不累及食管全周。肿瘤较薄，溃疡底部组织更薄，溃疡周围瘤组织不多。常有较明显但较局限外侵，切除率中等。本类型因有穿孔危险，放射治疗应密切注意。

(4) 缩窄型：较少见。肿瘤在食管壁内浸润，形成明显的环形狭窄，一般长度约3 cm，很少超过5 cm者。肿瘤呈向心性收缩，使其上下端食管黏膜呈辐射状皱缩，外侵常较严重，切除可能性一般。因管腔狭窄，放射治疗症状改善较差。

(5) 腔内型：此型以食管鳞癌为多，癌肉瘤较少见。肿瘤主要向食管腔内生长，管腔随之增宽，病人临床表现吞咽症状不重，因而就诊时间常有延误，肿瘤体积巨大，并向食管腔内凸入，管腔明显扩大。肿瘤表面有不规则的浅糜烂区。肿瘤往往只占食管周径的一部分，其余部分管壁较正常。多数病例肿瘤只侵及部分食管肌层，只有少数侵透全部肌层。腔内型食管癌虽体积常较巨大，但常无明显外侵，因此手术切除率很高。放射治疗也甚敏感，但不论手术或放射治疗，除早期者外，远期结果均不满意。

食管癌肉瘤的腔内息肉状肿物多为纤维肉瘤、平滑肌肉瘤或软骨肉瘤成分，肿物表面被覆以萎缩的鳞状上皮，癌的成分多为鳞状细胞，常常位于息肉状肿物蒂的基底部，受累黏膜粗糙不平，常呈原位癌或早期浸润癌。癌与肉瘤成分有时仅仅是碰撞现象（或称碰撞瘤），有时是混杂存在，两者并无过渡形式。

食管癌的蔓延途径可有下述几种。

(1) 壁内扩散：一般食管癌为单发，偶尔可以有两个原发灶，或由于黏膜下淋巴侵及腔内种植而出现2个病灶。

（2）直接侵犯周围组织：因为食管无浆膜层包裹，癌肿易直接浸润相邻器官。上段癌可侵入喉部、气管、颈部软组织，甚至甲状腺中。中段癌可侵入气管、支气管，形成食管气管瘘，少数可侵入奇静脉、胸导管、主动脉、胸膜、肺以及胸椎椎体等处。下段癌常侵入贲门、膈肌及心包等。

（3）淋巴转移：癌可通过黏膜及黏膜下淋巴管转移至区域淋巴结。上段者转移至颈部淋巴结、上纵隔淋巴结及锁骨上淋巴结；中段者转移至食管旁淋巴结、气管分叉附近、肺门部淋巴结和后纵隔淋巴结，或可逆行转移至膈下淋巴结；下段者转移至食管旁淋巴结、贲门淋巴结及胃左动脉淋巴结。最后中下段都可转移到锁骨上淋巴结。

（4）血行转移：主要见于晚期病例，可转移到肝、肺及骨骼等脏器。

2. 贲门癌

早期贲门癌病理改变前已经叙述，中晚期贲门癌可分为以下4种类型。

（1）蕈伞型：肿瘤呈结节状、蕈伞状、菜花状或息肉状，向腔内突出，常有规则的边缘，偶尔有虫蚀伴溃疡形成。

（2）局限溃疡型：肿瘤直径一般在5 cm以下，有深在性溃疡，边界清楚而高起。

（3）浸润溃疡型：肿瘤溃疡与周围正常黏膜分界不清。呈浸润性生长，浸润范围比较广泛，其直径一般超过5 cm。

（4）浸润型：癌细胞弥漫浸润贲门区的胃壁全层，导致胃壁明显增厚，表面可有糜烂，通常无溃疡形成或仅有浅表的溃疡形成。

（二）食管钡餐造影检查

食管钡餐造影检查作为一种影像检查方法对于食管癌的检出具有特别重要作用，对食管癌的诊断具有较高的敏感性，可用作肿瘤分期，手术或放疗后随访。它能够显示病变的部位和范围，能够确定肿瘤的放射学类型。一组资料表明食管钡餐所显示的肿瘤长度与手术标本的符合率高达59%。虽然肿瘤长度以及肿瘤放射学类型不是判断肿瘤能否切除的一个决定指征，但食管的狭窄程度、食管轴的变形和肿瘤放射学类型对肿瘤临床分期均有帮助。随着影像诊断方法的飞速发展，B超、CT、MRI突破了食管钡餐造影检查诊断的限度。但常规食管钡餐造影检查便捷、价廉，在某些情况下有其独特的作用，所以在食管癌的诊断中仍居很重要的地位。

食管癌病人早期症状不明显，或无任何临床症状。食管癌高发区的病人，如有胸骨后不适、疼痛或吞咽不畅等症状，要警惕食管癌的可能，并首先进行食管钡餐造影检查，尤其是双重造影检查能够清楚地显示食管的黏膜相可以发现某些早期食管癌。高质量的食管钡餐造影对食管癌的诊断有重要意义，其诊断的准确性很高，同时可以反映肿瘤的病理结构，为食管癌的病理分型提供依据。

食管癌病人在 X 线钡餐透视下检查，对了解肿瘤在食管内沿其周围黏膜侵袭的状况有帮助。发现病变后摄片时，至少应包括食管的后前位相、侧位相和（或）左前斜位相。食管钡餐造影检查根据早期食管癌及贲门癌为黏膜表层的病理变化，X 线检查主要是发现食管黏膜投影的不正常表现。为了使钡剂易于贴敷在食管黏膜上，钡内常加阿拉伯胶，调成均匀黏稠的钡胶浆，病人采取立位，小口多次吞咽钡浆，转动体位多轴透视并拍摄食管黏膜像。早期食管癌和贲门癌的 X 线征象有下列几种：① 食管黏膜皱褶增粗、中断和紊乱。② 偏侧小而浅的充盈缺损，大小为 0.4～1.5 cm。③ 圆形充盈缺损如蕈伞或纽扣形，边缘清晰。④ 食管壁僵硬，舒张度差，钡剂滞留，尤明显充盈缺损及龛影发现。到了食管癌晚期通常出现程度不同的管腔狭窄、充盈缺损、龛影，黏膜破溃和食管壁扩张度受限以及贲门癌的软组织阴影等 X 线典型征象；诊断往往是明显而准确的。

1. 几种不同类型的食管癌 X 线表现

（1）髓质型：食管黏膜破坏不规则。常存大小不等、深浅不等、轮廓不规则的龛影。往往可见软组织肿块影并造成管腔某一方向的增宽，钡剂通过有不同程度的梗阻。狭窄上部食管呈不同程度扩张。

（2）蕈伞型：钡餐造影可见不规则充盈缺损，上下缘呈圆形隆凸。有的呈菜花状，界线清楚。常伴有表浅龛影，病变部位黏膜中断，显示明显软组织阴影较少见。

（3）溃疡型：显示边界清楚、轮廓不规则的大小不等和形状不同的龛影。溃疡往往纵行发展可呈长条扁平状。切线位可见龛影深入食管壁内，或突出食管轮廓外。正面表现为圆形或形状不整齐的局限性钡潴留，溃疡边缘隆凸者，X 线表现为半月征。食管局限件痉挛，钡餐检查无明显阻塞或管腔仅见轻度狭窄。

（4）缩窄型：病变呈典型环形狭窄或漏斗状梗塞。多数仅 2～3 cm，少见合并溃疡及软组织阴影，局部黏膜消失或纵行皱襞呈束状，狭窄上端食管扩张明显，钡通过受阻。

（5）腔内型：病灶所在食管管腔显著加宽，病灶上下缘可见锐利弧形边缘，病变部位有时可见部分正常黏膜皱襞。钡剂分布比较稀薄和不均匀，常见不规则充盈缺损和龛影,肿块基底部或大或小。由于梗阻不严重,病灶上方食管扩张不明显。

另外某些部位的食管癌可出现特殊征象,如食管颈段环状软骨后癌:侧位见下颈椎前方有软组织肿胀。喉部向前移位,轻者造影剂尚可通过,见管腔不规则。重者引起梗阻,下咽部梨状窝均扩张,造影剂反流入气管。

食管下段癌可有几种特殊类型:巨大的不规则充盈缺损,引起梗阻;食管下端缩小变窄,类似贲门痉挛;食管下端浸润,胃底有软组织块影。

2. 贲门癌的几种 X 线表现

(1) 食管下端浸润:贲门癌常累及食管下端,是诊断贲门癌的重要依据之一,开始表现为食管贲门区偏侧性、局限性扩张轻度受限,以后可延及管壁四周而呈管壁僵硬、扩张受限,甚至环状狭窄。狭窄段长度可从几毫米到十几毫米以上。狭窄段食管壁多规则呈虫蚀样,如癌肿沿黏膜或黏膜下浸润增生时,则可见食管下端的边缘较为光滑,形态如贲门失弛缓症。有时可见充盈缺损或/和腔内浅溃疡。食管下端黏膜粗糙、不规则破坏和中断,亦可呈颗粒样或息肉样增生;严重的食管浸润可造成食管梗阻,梗阻以上食管扩张。食管下端壁层或壁外肿块(癌和转移淋巴结)可使食管下端受压弯曲或上抬。

(2) 贲门狭窄梗阻:贲门癌经常见到贲门狭窄、僵硬,钡剂通过困难。在立位检查,钡餐通过贲门常呈喷射状形成所谓喷射现象。如癌肿突入贲门下方,则可使钡剂流向改变或出现分流现象。

(3) 胃底部浸润:贲门癌常侵及胃底和胃体上部。胃底受侵常表现为胃底壁变形、不规则增厚、胃泡缩小、失去完整的半圆形轮廓,尤以贲门附近变形显著。有时癌肿向腔外生长,可表现为胃泡内软组织块影不甚明显,胃壁造影或 CT 对显示胃壁浸润增厚和腔外肿块具特殊价值。

(4) 胃体浸润:贲门癌常累及胃小弯,常表现为轮廓不规则,高低不一,胃壁僵硬不能扩张,与正常胃壁有截然分界,或出现切迹样凹陷,也可出现充盈缺损和龛影,浸润区黏膜增粗、紊乱甚或中断消失。

3. 食管癌淋巴结转移

在早期不易在 X 线上显示。胸上段食管癌可引起上纵隔增宽,胸中段淋巴结转移可见到气管分叉下、肺门及食管旁淋巴结肿大,可在食管前壁及左右主支气管分叉下缘产生压迹。CT 对观察淋巴结肿大和转移更为可靠。

4. 并发症

常见的为食管气管瘘,部位常在左支气管。造影剂可自很细的瘘道进入,而使下叶支气管显影;如伴有呼吸道感染则可产生肺脓肿;若癌肿穿破入纵隔,可并发纵隔炎及纵隔脓肿,可见纵隔影增宽并可伴有液平面。吞服钡剂,可见造影剂不规则分布在纵隔内;若穿入胸腔,则可形成脓胸的 X 线表现。

(三)食管和贲门癌的 CT 诊断

CT 检查对于早期食管癌的诊断帮助不大,但可以显示中晚期食管癌与邻近纵隔器官结构的关系。纵隔内、食管旁、腹腔内的肿大淋巴结以及其他脏器内有无转移,增强扫描还有助于判断肿瘤对血管等器官有无侵犯及侵犯程度。然而 CT 检查对于肿大淋巴结的性质判定尚缺乏特异性。很多学者主张食管癌病人在术前常规做胸部和上腹部的 CT 扫描。据文献报道,有 32% 以上的食管上段癌可能转移到腹腔内淋巴结。食管 CT 扫描有利于判断肿瘤的厚度和肿瘤与周围纵隔结构(气管、主动脉及支气管)之间的相互关系或肿瘤侵犯这些重要结构的程度,进而判断肿瘤切除的可能性。但是,单靠食管 CT 扫描并不能最后决定肿瘤能否切除。

正常成人的食管周围为一层脂肪组织所包绕,食管和邻近结构之间的脂肪组织界线清晰。因此,CT 扫描能显示食管的横断面外形与其邻近的纵隔结构的解剖关系。胸段食管的前方自上而下有气管、左支气管、心包、左心房和左侧膈肌;在后方,食管与脊柱之间构成食管后间隙,并与咽后间隙贯通。间隙内充填有疏松结缔组织。其中有右侧肋间动脉、胸导管、奇静脉、半奇静脉和副半奇静脉的末端等结构。在后纵隔内,奇静脉的末端在食管与右侧胸膜之间绕向右侧支气管的上方,呈弓状向前注入上腔静脉。了解食管的这些局部解剖,对判断食管癌 CT 扫描时所显示的图像与毗邻结构的关系有意义。

1. 食管癌的 CT 表现

(1) 食管癌的主要 CT 表现为食管壁不规则增厚(正常食管壁厚 3 mm,超过 5 mm 为异常)和腔内肿块。癌肿可占部分管壁或环形生长,多为不规则形或菜花状,可使食管腔变形、窄小、移位。用矢状面和冠状面重建图像可测出肿瘤的长度。

(2) 食管癌向腔外浸润扩展:正常食管周围都有一层脂肪包绕,所以 CT 可以清楚显示食管外形。食管癌向外扩散的早期改变是食管周围脂肪层的消失,中晚期食管癌的肿块可以食管蔓延及邻近结构,或出现食管支气管瘘。CT 能较准确地观察到这些病理改变,从而可以估计手术可能性。

(3) CT 可以发现纵隔内或腹内肿大淋巴结:直径大于 15 mm 的淋巴结多考虑诊断为转移淋巴结,10～15 mm 的淋巴结性质难定。感染、转移均属可能。另一方面,小的淋巴结在显微镜下已有转移也是可能的。

(4) 食管癌的 CT 分期。

一期：腔内肿块，无食管壁增厚，无纵隔蔓延或转移。

二期：腔内肿块，食管壁增厚（超过 5 mm），无纵隔蔓延或转移。

三期：腔内肿块，食管壁增厚直接侵犯邻近结构，周围脂肪层消失，局部纵隔淋巴结转移。

四期：远处转移。

2. 贲门癌的 CT 表现

（1）贲门癌的主要 CT 表现：局限性不规则形胃壁增厚，胃腔缩窄，不规则龛影和软组织肿块。CT 可以测出肿块的大小、厚度而估计到病变范围，以及是否已向外浸润扩展。正常胃壁当胃腔适当扩张时，厚度为 2～5 mm，最厚不超过 10 mm。如果壁厚度超过 10 mm，应认为异常。

（2）确认贲门癌是否直接侵犯肝、胆囊、胰、脾、膈肌、横结肠及食管等周围脏器，以及其侵犯这些脏器的范围。

（3）确认腹腔内、腹膜后及纵隔内有无淋巴结转移。

（4）CT 可以发现肝、肾上腺、肾、卵巢以及腹腔内转移。因此 CT 作为评价手术可能、制订放疗计划以及预后的推测，均有很大价值。

3. 注意事项

利用食管 CT 扫描观察与判断食管癌的某些 CT 表现，要注意下列情况：① 恶液质病人的食管与纵隔结构之间缺乏脂肪层，腹部脂肪也不多，因而判断肿瘤累及毗邻重要结构与否存在困难；② 既往接受过食管外科手术的病人，由于术后手术区瘢痕组织形成和正常组织间隙消失，根据 CT 扫描图像分析肿瘤与其周围组织层面之间的关系亦有困难。如无经验，容易误诊为肿瘤累及食管周围的组织结构；③ 接受过术前化疗或放疗的食管癌病人，食管与其周围结构之间组织层或间隙亦消失，妨碍对肿瘤向周围组织侵袭程度的影像学诊断。

（四）MRI

MRI 在食管癌诊断方面的价值与 CT 相似，主要体现在食管癌分期方面的作用，而对早期食管癌的诊断作用有限。食管癌侵及食管壁的深度以及食管周围结构有无受侵是食管癌临床 T 分期的重要依据。在使用腔内表面线圈时，MRI 能够在 T_1 加权影像上分辨出 4 层结构，而在 T_2 加权影像上分辨出 7 层结构，在评价黏膜下层肿瘤侵犯时 T_2 加权影像是非常重要的。有学者使用高场腔（4.7 T）MRI 评价食管癌的壁侵犯，认为 MRI 使人们能够识别肿瘤生长模式，肿瘤内溃疡形成，能够对肿瘤的食管壁侵犯作出准确评价，使术前肿瘤病理组织学分期成为可能。也有作者使用 MRI 矢状位成像来评价肿瘤的局部侵犯,通过测量肿瘤前后径,并与组织学对照,认为 MRI 能够检出 T_3,或 T_4 期肿瘤,当肿瘤前后径大于 3 cm 时,提示肿瘤多已侵及邻近器官。对于食管癌治疗方案的选择和预后的估计,有学者认为 N 分期是非常重要的,MRI 的 N 分期及几乎与被认为是金标准的内窥镜超声具有同样准确性,特别适合不适宜作内窥镜超声检查患者。有学者采用 MRI 冠状位成像对淋巴结转移进行评价,认为冠状位自旋回波成像是最有效的方法,淋巴结沿着气管和纵隔血管长轴成像。除颈部和食管旁淋巴结不能很好检测外,其余对于需要外科手术切除的区域淋巴结均能很好被检测。并能够根据它的大小和部位来区分转移与非转移淋巴结,锁骨上和气管旁淋巴结大于 1.5 cm,可认为大部受累。但 MRI 对于淋巴结转移的评价也有自身的限度,特别是对于一些小的转移淋巴结仍然不能检出。而且,作出是阴性的淋巴结转移也是困难的。另一方面,由于它有限的扫描视野,一些区域淋巴结也不能被显示。MRI 在食管癌诊断方面的价值与 CT 相似,有些方面似不及 CT。但近年来有人设计将内镜与 MRI 相结合用于腔内疾病的诊断,这种核磁内镜包括不含铁的内镜及一个装在内镜头部的射频接收器线圈。Stoker 等对食管癌离体标本进行腔内核磁检查,9 例肿瘤中有 8 例 T 分期正确,1 例原位癌由于黏膜下水肿被诊为 T_1,35 个被检淋巴结中出现假阳性 5 例,假阴性 1 例;9 例食管癌中 6 例 TN 分期准确,准确率 67%;提示腔内核磁检查对于食管癌的 T 分期是可行的,N 分期稍逊。核磁内镜对食管癌的诊断准确率仍不及超声内镜,对早期食管癌的诊断价值更低。Kulling 等对比核磁内镜与 EUS,对于透壁肿瘤核磁内镜与 EUS 符合者为 11/15,淋巴结诊断相符合者为 12/15。认为核磁内镜在食管癌诊断及分期上有一定价值,随着技术的发展其应用价值会不断提高。

四、食管镜检查

自 1886 年 Kussmaul 首先用金属直管经口腔及食管插入胃内以来,几乎整整一个世纪均应用金属直管式食管镜作检查,直到光导纤维的问世才使金属直管为柔软可弯曲的纤维光束内镜所替代。1958 年,Hirschowits 发明了纤维食管镜,直径为 9~12 mm,其远端可向不同方向弯曲,末端之旁有一侧道,可用来吸引分泌物、注入液体、取活检及异物。由于纤维食管(胃)镜可弯曲,口径细和安全,目前绝大部分食管的诊断和治疗工作可由纤维食管镜完成,故金属直管式食管镜的使用日渐减少。

食管和贲门的脱落细胞学检查、X 线钡餐透观、食管镜检查是诊断食管癌和贲门癌的 3 种常用方法。中晚期食管癌和贲门癌患者多可用拉网细胞学和钡餐透视检查定位、定性。对上述两种方法不能确诊的病例,可行食管镜检查,直接观察食管和贲门部黏膜改变,并对可疑病变部位刷检行细胞学检查及取标本行病理学检查。纤维食管镜检查对早期病变的定位、定性和食管良性病变、食管外病变的诊断、鉴别诊断有重要价值。但因纤维食管镜检查操作较复杂,被检查者有一定的痛苦,有一定的危险,目前常放在第二位。

(一)术前准备

1. 患者的准备

(1) 食管镜检查前病人应接受常规体检,包括体温、脉搏、呼吸、血压的测定;胸腹部检查;血、尿、大便常规或隐血检查;肝炎病毒,肝、肾功能及电解质测定等;胸透或腹部X线片,食管碘油或钡剂造影,心电图检查等。

(2) 如有发热、脱水、电解质紊乱或严重贫血等情况,应予以积极纠正。

(3) 高血压、冠心病病人应于降压、血管扩张药物治疗,术中心电图监测。

(4) 疑有食管穿孔,应积极抗感染治疗;如术前有皮下气肿、脓肿或纵隔炎时,宜在手术室作好开胸手术准备下进行食管镜检查。

(5) 检查前清洁口腔。如有可摘义齿应全部取下。

(6) 镜检前3天内不作食管钡剂检查,以免影响视野。食管严重梗阻者术前应先作灌洗。

(7) 术前4~6小时起禁食、禁饮水;术前半个小时肌注镇静剂和阿托品。

(8) 术后4~6小时可进流质。特殊情况可放鼻饲管或输液维持营养。

2. 医师准备

应在术前了解病史、检查体征;阅读X线片、CT和食管造影片,使检查者胸中有数;向病人介绍手术程序和可能出现的不适感及如何配合检查。

(二)麻醉和体位

1. 麻醉

主要为局麻,用1%丁卡因2~3 mL,喷于咽部黏膜,令病人含住药液,不要咽下或吐出。间隔约3 min再行喷雾,3~5次即可达到麻醉效果。最后将药液咽下。

2. 体位

病人在麻醉后取左侧卧位,两腿自然屈曲,全身放松。

(三)操作方法

(1) 术者首先查看纤维镜光源、吸引、吹气、注水及调节旋钮等装置是否能正常运行。然后立于病人头端,面向病人,令病人轻轻咬住有孔道之牙垫。

术者左手持镜体旋钮处；右手将镜头微弯曲成弧状，经牙垫孔道送入口腔。

（2）调动下旋钮使镜头伸直，沿咽后壁向下轻轻推进，边进边观察，至下咽部食管开口处，稍向镜头加压力，待食管口开放或令病人做吞咽动作，镜头即可顺利进入食管腔内。

（3）进入食管后需间断注入适量气体，使食管扩张，以保证镜头在直视下向前推进和观察病变。

（4）先将镜头送达贲门部。看完贲门后再边退边细致观察食管各段。发现病变后，测量其长度及距门齿之距离，然后进行活检。观察无活动出血，即边吸引边退出纤维镜。

（四）适应证和禁忌证

1. 适应证

对食管镜的使用现在非常广泛，主要应用于以下几点。

（1）有早期食管癌和贲门癌的症状，细胞学检查阳性，X线检查显示异常或仅有可疑变化者或细胞学检查阴性，X线检查有可疑改变者。

（2）患者无症状或症状轻微，细胞学检查阳性。X线检查未显示异常，定位困难者。

（3）X线检查所见不易与良性疾病鉴别者。如酷似平滑肌瘤的黏膜下壁内肿块或似食管疤痕狭窄的对称性缺损。

（4）原属良性食管憩室、贲门痉挛等病变，在随访过样中病情加重，X线检查显示管腔变小或消失，局部蠕动障碍，或在扩张的食管中有不同于食物残渣的充盈缺损，疑有恶变者。

（5）晚期病例治疗前需明确病变部位、细胞学和组织学类型者。

（6）食管癌、贲门癌术后又出现吞咽困难，需明确是否为肿瘤复发、吻合口狭窄者。

（7）各种疗法的治疗后随诊观察，以判明疗效，但食管镜检查仅能观察腔内黏膜面病变的变化，了解黏膜下肌层的变化及管腔外的病变情况需同时行超声内镜检查。

（8）各种类型的内镜治疗。如食管腔内放疗、异物取出、生物及激光局部治疗、微波治疗、冷冻治疗、局部注射化疗药物等。

2. 禁忌证

（1）严重高血压、心脏病，严重肺功能不全者。

（2）主动脉瘤压迫食管者。

（3）食管入口部病变已造成阻塞，镜体入而无法通过，观察比较困难，则可考虑使用硬质直食管镜。

(4) 尖锐异物或恶性病变造成食管穿孔者,纤维镜检因需无气注水,可加重纵隔感染,需要慎用。

(五) 食管、贲门癌的镜下特点

食管镜下可见正常食管黏膜呈淡红色或带淡黄色,光滑湿润,随呼吸见管内有舒缩和伴有从心脏及主动脉传来的搏动。成人食管镜距上切牙 40~45 cm 处可见到放射状裂孔,有纵行皱褶者即为横膈裂孔。进入横膈裂孔后的腹部食管呈紧缩状态,有纵行皱褶。再深入即进入胃。胃黏膜较大而不规则,可见有胃液,胃及贲门黏膜呈橘红色。正常黏膜的颜色与病人有无贫血、灯光的亮度亦略有不同。但此非病理变化。

1. 早期食管癌

病人吞咽困难症状不明显,可有胸骨后疼痛、呃逆、异物感或其他非特异症状。X 线食管钡餐造影无异常发现。

早期食管癌的内镜表现主要有以下几种。

(1) 黏膜局灶性糜烂,这是最常见的表现。病变区黏膜充血,呈红色,中间夹杂以不规则小片状残存的正常黏膜,触之易出血,病变范围大小不一,其边界可清晰,也可模糊不清。但食管壁柔软,蠕动正常。

(2) 黏膜局灶性充血,这种表现也较为常见,病变局部充血发红,边界模糊不清。触之易出血,食管的蠕动性正常。

(3) 黏膜表面粗糙不平,呈带有白色颗粒的玻璃砂纸状。部分黏膜呈局限性小白斑,有时稍高于黏膜表面。

(4) 黏膜表面小结节、带蒂的小息肉或表浅小溃疡等。

根据肿瘤表面的不同形态,可分为以下 4 种类型。

① 黏膜平滑型,有环形狭窄或圆形隆起,质硬,上覆盖平滑黏膜;② 黏膜浸润型,浸润性隆起或呈环形,黏膜表面粗糙,边界不清,质硬;③ 黏膜溃烂型,可出现黏膜糜烂或凹陷性溃疡,较易出血;④ 黏膜赘生型,可有肉芽增生、结节样新生物、菜花样肿块或息肉样新生物。

上述形态以菜花样新生物最多见,肉芽增生、结节样新生物次之,环形狭窄最少见,由于早期食管癌病人镜下不易辨别,容易被医师忽视。因此,必须耐心仔细检查,掌握其特点,以便寻觅和鉴别。

2. 中晚期食管癌

进行内镜检查主要是为了明确病理诊断及定位。中晚期食管癌的表现主要有以下几种。

(1) 累及部分食管壁的巨大菜花样肿物。
(2) 累及食管全层的外突性肿物。
(3) 伴有食管挛缩的四周隆起的深溃疡型肿物。
(4) 无外突和溃疡形成的环形浸润性狭窄等。

(六) 食管镜下荧光技术

内镜下诊断食管癌尤其是早期食管癌时，为了准确定性，除应用染色技术外，还可应用荧光技术。有学者应用300 W短弧氙灯为光源，给病人口服5ALA后6～7小时检测肿瘤药物荧光，所有受试者的恶性病变区域均呈现红色或淡蓝色荧光，而无荧光区则被证实为良性，继之经过荧光光谱分析得出正常食管黏膜食管鳞癌及食管腺癌的标准化光谱，使诊断敏感性和特异性分别达到97%和95%。Panjehpour等分析了32位患者的134个荧光测定结果（108个正常黏膜标本，26个源于Barrett食管的腺癌标本），经组织病理学对照，其敏感性100%，特异性98%。荧光技术对癌前病变、原位癌、黏膜下癌及多发病变的诊断均具有很高的价值。但是该技术尚不完善：荧光诊断受测量环境影响较大；常用的激光波长范围较窄，对组织的穿透能力较差；自体荧光较弱，影响检测的准确性；目前使用的光敏剂仍不能有效地提高荧光的对比强度，而且光敏剂无法达到与肿瘤组织的特异性结合，其毒副反应需进一步解决。实现肿瘤组织与光敏剂的特异性结合也许是提高诊断特异性及敏感性的一条途径。高效价的单克隆抗体在理论上有着独特的优点，因此，单克隆抗体技术结合激光荧光技术将具有很好的发展前景，值得深入探讨。

五、气管镜

支气管镜检查是胸外科常用的诊疗技术之一，它是将特制管状器械插入患者气管、支气管内，使医生能在直视下观察病变情况和采取病理标本，还可进行吸痰、止血、取出异物、摘除肿瘤等治疗。

经支气管镜直接观察气管、支气管病变，早在19世纪就被成功地应用在胸部疾病的诊断。早期采用的是硬支气管镜，其优点是管的内径大，取活检及异物容易，缺点是管质硬，插管过程病人较痛苦，容易引起创伤甚至有穿破气管壁的危险，而且看不到小的支气管。1964年日本学者池天茂创造了纤维支气管镜，1968年开始正式应用于临床，其具有管径细，可弯曲，照明好，易伸入段、亚段支气管，可在直视下行活检、刷检和摄影，窥视范围广，操作简便安全，创伤性小，患者痛苦少，易被接受等优点。1970年以来已逐渐被临床广泛应用。目前除钳取较大支气管异物及抢救大咯血外，基本上已取代硬质支气管镜。

纤支镜在食管癌诊断方面的作用主要是对中晚期食管癌是否侵犯气管支气管能有较好的估计。对颈段食管癌、上段食管癌及中段食管癌病人,只要认为有必要,应争取做纤维支气管镜检查。在检查中要仔细注意观察声带的活动。仅看到气管或主支气管膜部有隆起,并不一定表明肿瘤侵犯或浸润气管或主支气管膜部,但气管镜检查发现上述部位的膜部有红斑与水肿,则是气管受食管癌侵袭的征象,应该在可疑的病变区咬取活检组织与细胞学样本。食管癌病人中,约有5%的病例因此而并发食管呼吸道瘘需要紧急外科手术处理。

1. 纤支镜的术前准备

纤支镜检查前常规给予镇静剂,常用的药物如安定等,通常配合使用抗胆碱药物如阿托品等以减轻副交感反射的危险和减少气道分泌物。上气道、喉和气管、支气管的局部麻醉多采用利多卡因,因该药对心脏的副作用比丁卡因小。支气管镜检查能否获得成功,在很大程度上取决于对患者的充分准备,包括缓解忧虑、肌肉松弛、抑制咳嗽反射、良好的麻醉;为降低并发症和操作难度,应该花一些时间作充分的准备,在支气管镜检查及检查之后,应适当地检测血流动力学指标,如心率、血压、通气和氧合状态等,以提高安全性。

2. 体位和插入途径

患者的体位有卧位和坐位两种,目前国内多采用卧位检查。卧位检查时,患者舒适,全身肌肉放松,适合老年、体弱和精神紧张患者。患者仰卧于检查床后,肩部略垫高,头稍向后仰,术者站立于患者头端。

坐位检查,患者通气较好,纤支镜易插入,对呼吸困难或颈、胸部畸形等不能平卧者,可采用坐位。患者坐在靠背椅上,头部予以支撑,稍后仰,术者站立,面对患者或站立于患者背后。

可经过鼻或口插入支气管镜。经鼻入镜最常用,易插入,咽部反应轻,较舒适,患者可自行咳痰。经鼻入镜也有不利之处,如不便于插入较粗的支气管镜,标本经过鼻腔容易污染等。若患者鼻道病变如鼻息肉、鼻甲肥大、鼻中隔偏曲等各种原因不能经鼻插入者,应选择经口入镜,此时需带咬口器,以免插入部被咬损,其优点是可以反复插入,也可插较粗的支气管镜进行有效吸引或取活检,缺点是易引起恶心反射导致捕入困难,分泌物不能自行排除。

3. 禁忌证

(1) 肺功能严重损害,重度低氧血症者。

(2) 严重心功能不全、高血压、心绞痛或心律失常者。

(3) 病情危重，极度衰竭。

(4) 主动脉瘤患者。

(5) 凝血机制障碍者。

(6) 重症哮喘或大量咯血尚未控制者。

(7) 麻醉药物过敏，未能采用其他药物代替者。

(8) 近期上呼吸道感染或者高热者。

食管癌病人接受气管镜检查时，若气管支气管受肿瘤侵袭，可有 3 种不同气管镜检查所见。

Ⅰ型：气道无显著异常改变。

Ⅱ型：气道有食管癌直接侵袭的异常改变，如气管或主支气管的后壁肿胀隆起，突变宽，或气管、支气管发生移位，或气管、支气管有狭窄或无狭窄。

Ⅲ型：肿瘤直接侵犯气管、支气管；或可见食管—气管支气管瘘，上述特征为从瘤床或从被肿瘤侵蚀的气道腔内有液体或气体（气泡）不断溢出。

如气管镜检查发现食管癌已经累及气管或主支气管，证明肿瘤已至晚期，属于手术禁忌证，一般不考虑外科手术治疗。

六、纵隔镜

纵隔镜为一类似胸腔镜之金属制短管直镜。有些学者提倡对食管癌病人再做纵隔镜检查，以便了解气管旁与支气管旁淋巴结受累的情况，使食管癌的术前分期更为接近或者符合肿瘤的术后分期。食管上段癌和中段癌容易发生气管旁或支气管旁淋巴结转移。国外医疗单位对纵隔镜检查的应用较普遍。但是国内应用较少。主要原因：一是 CT 扫描的普遍应用已基本解决了纵隔淋巴结有无转移的问题，二是国内病人多不愿为检查接受风险。但胸部 CT 对于纵隔淋巴结转移的判断并不具有肯定意义。因为胸部 CT 判断纵隔淋巴结肿大的标准为单个淋巴结直径大于 1.5 cm 或多个淋巴结直径大于 1.0 cm。故胸部 CT 未发现纵隔淋巴结肿大并不一定表示无淋巴结转移；并且 CT 显示的"纵隔淋巴结转移"中有 10%～20%增大的淋巴结可能系反应性增生，而非肿瘤转移。所以，有条件时，应尽量开展纵隔镜检查术。如果食管癌病人有手术禁忌证而不能接受外科手术治疗，术前食管 CT 扫描发现纵隔淋巴结肿大而考虑有肿瘤转移，并且病人需要进行根治性放射治疗，则纵隔镜检查有助于分期及治疗。

七、食管内镜超声（EUS）

在食管癌的诊断中，近几年新采用的一种方法是食管内镜超声，据一些文献报道,用食管内镜超声检查判断食管癌侵犯深度的准确率为89%。因此,根据食管肌层受累的深度可以鉴别食管癌的病期,即肿瘤属于早期或晚期。具体内容参看后面相关章节,在此不再做详述。

八、放射性同位素诊断

1. ^{32}磷试验

恶性肿瘤组织的磷代谢率较正常组织为高。据报告,癌组织内^{32}磷在各种有机磷化合物中的含量均明显增高,其中,DNA、RNA的放射性增高更为明显,前者在癌组织中高于正常组织约3倍,后者高约2倍。因而肿瘤组织能吸收较多的放射性磷,这是诊断的生化基础。方法:将无载体的$Na_2H_2PO_4$溶液100～200微居里,以生理盐水2 mL稀释后高压灭菌,于检查前12～18小时肌肉注射(或静脉注射),一般在检查之前4小时禁食。检查时用丁卡因或利多卡因作咽喉部喷雾麻醉,患者取半坐位,将已灭菌的橡皮套套于计数管外面,由口腔内顺着患者的吞咽动作徐徐插入,到食管入口即开始计数。以后每隔1 cm计数一次,根据情况测定至贲门入口处为止。怀疑有肿瘤的部位可重复测定,间隔距离可缩短至0.5 cm。试验期间以图表记录。比本底放射性增加30%或以上者,为阳性结果或者以病变部与正常部平均计数率的比值为标准,来判断病变的性质。

1956年中山恒明报告^{32}磷在早期消化道癌诊断上的应用,并特别强调对食管癌与贲门癌的诊断意义。刘秀杰等1965年应用放射性^{32}磷对50例行食管和贲门病变的病人进行了诊断,发现35/37例食管及贲门癌符合恶性病变诊断标准,其病变部与正常部计数率比值超过1.30,波动范围在1.30～2.46,平均为I.60,诊断符合率为94.5%;2例误诊,误诊率为5.5%。12/13例良性病变的计数率比值超过1.30以下,波动范围在1.00～11.23,平均为1.14,诊断正确率为92.3%多,仅1例误诊为恶性;其中,有3例早期食管癌与1例早期贲门癌得到确诊。^{32}磷试验有别于目前通用的其他方法,它在下列情况下有一定优点:① 早期疑难病例的诊断:由于早期癌生长活跃,摄取^{32}磷岛,因而,用这种同位素方法有可能及时地探测出来;② 黏膜下浸润癌的诊断:癌细胞在黏膜及黏膜下层沿淋巴管形成广泛的浸润,此时易为形态学方法忽略而造成误诊,通过其放射性同位素的测定,则可能较早地探查出来。但是,此法有一定的假阴性和假阳性,这是因为,^{32}磷所释放的r射线在软组织内的最大射程为7 mm,因此,如肿瘤与测定计数管之间的组织过厚,r射线会被遮挡,而造成假阴性。如局部有炎症、充血或血管增生等,局部放射性则增高,易造成假阳性。此外,癌细胞生长速度与分化程度,以及探测仪器的灵敏度、稳定性,均可影响病变的计数率,故需要密切结合临床与其他方法进行诊断。

2. 口服 ^{131} 碘 – 甲苯胺蓝进行定位诊断

甲苯胺蓝是属于醌亚胺类的染料,是一种亲细胞核的活体染色剂。用 ^{131} 碘标记的甲苯胺蓝,可使离体食管癌病灶 3～4 层细胞染色,并可用扫描机将整个癌灶显像。河南医学院附一院同位素室和郑州市同位素室,均将 ^{131} 碘标记的甲苯胺蓝,在闪烁照相机下仰卧缓慢口服法,进行早期食管癌的定位诊断。在口服 200～500 微居里后,立即在储像示波器观察,若有局灶性浓集,则立即摄片,1 小时后令受检者饮水 100 mL,再摄片,如仍有浓集,则称为阳性。发现对早期癌的阳性率高于中晚期癌,可达 90% 以上。但是,食管增生及炎症也可出现假阳性反应,因此,特异性较差。然而,本法简便,无痛苦,可作为早期癌的一种辅助的定位诊断。

3. ^{57} 钴 – 争光霉素 A2 + B2 临床初步试用

寻找合宜的肿瘤化疗药物,作为肿瘤的阳性扫描剂,这是目前国内外诊断肿瘤的有效方法之一,因为它对肿瘤的诊断具有较大的实用性和准确性。鉴于争光霉素(相当于国外的博莱霉素)有亲肿瘤和可与金属离子螯合的特性,故人们考虑到用具有 r 射线的放射性同位素,标记在博莱霉素上,作为肿瘤的阳性扫描剂,其中 ^{57} 钴 – 争光霉素 A2 + B2 亲肿瘤性能较好。柳惠图等用 ^{57} 钴标记在争光霉素上,探讨有效的肿瘤阳性扫描剂,比较它的几种不同组分,在带瘤动物中分布和排泄特点。试用 ^{57} 钴 – 争光霉素于临床。方法是先将制备好的 ^{57} 钴 – 争光霉素溶液,应用于病人前,经国产 G6 细菌漏斗过滤。每例病人静脉注射 ^{57} 钴 – 争光霉素 500 微居里 / 2.5 毫克争光霉素,注射后 4～24 小时,用彩色扫描仪进行扫描。观察 5 例,其中,有 1 例食管中段鳞癌患者,静脉注射药物后 24 小时,作胸部前后位扫描,呈阳性,并显示出病变位置与大小。

由于 ^{57} 钴 – 争光霉素之制备方法简便,标记率高,稳定性能良好,且在临床血清清除率和尿排出率的测定中,观察 ^{57} 钴 – 争光霉素在体内排泄代谢很快,对人体损伤较小。故它是一个有用的肿瘤定位剂。但是,^{57} 钴半衰期较长,排泄物处理较用难。因此,进一步寻找适合推广的核种,进行药物标记,提供更为有效的肿瘤阳性扫描剂,经临床上进行严密观察,是我们今后探讨的重要课题。

相信随着基础医学的深入研究,检查仪器和方法的改进。放射性同位素新品种的问世,特别是对亲肿瘤放射性药物的探索,有可能早期发现食管癌和癌前病变,因而,今后值得重视。

九、其他辅助诊断方法

1. 食管上皮细胞胞核的 DNA 变化

已知食管癌高发区的食管上皮增生者,明显地多于非高发区,但目前观察食管上皮细胞癌变过程,主要限于细胞学及形态学,为了判断增生及疑难病例,急需寻找较为客观的指标,作为诊断的辅助诊断。林培中等采用显微分光光度计(MSP)测定食管上皮,在癌变过程中胞核的 DNA 变化,在重度增生与癌的鉴别诊断上,以细胞学为依据,MSP 诊断的假阳性和假阴性各为 4%。初步认为,胞核 DNA 含量,在食管上皮癌变过程中逐级增高。正常与轻度增生,胞核 DNA 的含量,大多在三倍体和四倍体。六倍体胞核是重度增生的特征,是区分轻度增生与重度增生的主要标志。八倍体与不整倍的胞核是癌的特征,是区分轻度增生与重度增生的主要标志,总之,MSP 测定是值得研究的方法之一。

2. 血清黏蛋白与血清耐热试验

据报道恶性肿瘤的血清中,黏蛋白含量增高。中国医学科学院肿瘤研究所生化室,采用微量法测定血清黏蛋白含量,发现食管癌病人血清黏蛋白含量明显地高于正常人,表明黏蛋白含量与食管癌有一定关系。但是,血清黏蛋白升高,不是肿瘤的特异性指标,如发烧感染均可导致它的升高,在分析时应当注意。

因为肿瘤患者血清中黏蛋白含量增加,这种蛋白多的血清,在沸水中加热不发生凝固,而健康人的血清,以同样方法处理则发生凝固。

由于此法方便简单,可配合其他筛诊方法,作为辅助手段应用。

3. 血钙测定

末期食管癌病人表情淡漠,反应迟钝,脱水症状,通常是由于与癌有关的虚弱和营养不良所致,有时也可继发可逆的代谢性并发症——高钙血症。高钙血症一般是由于肿瘤转移累及骨,或者是由于甲状旁腺激素异位性产物,或系肿瘤产生的、迄今性质尚不了解的激素所致。患者有高钙血症可能是由于:① 转移骨溶解;② 肿瘤分泌一种刺激破坏骨吸收的物质,涉及这种物质的有维生素 D、前列腺素和甲状旁腺激素。

4. 尿中吲哚类物质的测定

吲哚类物质是色氨酸代谢中的产物。据报道消化道癌病人,尿中吲哚物质含量升高。办法为:1 nl 尿 + 4 mL 试剂(三氯化铁加硫酸),出现蓝色者为阳性。北京、山西等地应用此法测定食管癌病人尿液,阳性率为 54.3% ～ 93.6%,但假阳性高达 40% 左右,且影响因素颇多,是否可作为粗筛与其他方法并用有待研究。

5. 免疫状态与免疫诊断

免疫力低下与肿瘤的发生和发展的关系,已为许多人所注意:307 医院用 3H-TDR 掺入测定 PHA 诱发淋巴细胞转化法,作为细胞免疫指标,观察食管癌患者免疫状态。结果表明,食管癌患者细胞免疫水平低下,其程度与大肠癌、乳癌相近,但不及淋巴瘤及急性白血病明显;同时发现早中期患者细胞转化水平与健康人无区别,但晚期有明显的抑制;且治疗前后淋巴细胞转化水平与存活有一定关系。藏田裕彦等用淋巴细胞、瘤细胞混合培养研究食管癌的免疫。王肇炎以食管癌细胞作为刺激细胞,以外周淋巴细胞和区域淋巴结的淋巴细胞作为反应细胞,进行淋巴细胞-肿瘤细胞混合反应(MITR)试验,若刺激指数在 2 以上为阳性反应。12 例食管鳞癌病人,外周淋巴细胞阳性者 8 例(66%),区域淋巴结阳性者 7 例,两者皆阳性者 2 例;在 6～8 天刺激指数值高者最多,且瘤组织向脉管内浸润者,其刺激指数亦高。

6. 夏求洁等应用间接免疫荧光法检测血清抗念珠菌抗体

夏求洁等应用间接免疫荧光法检测血清抗念珠菌抗体,发现食管增生病人和早期食管癌病人血清中抗念珠菌抗体的阳性率为 80%,远较正常人 2.5%～17.5% 为高。

7. 舌诊

众所周知,舌诊是中医望珍的重要组成部分,也是诊断疾病的客观指标之一。通过对舌的表面颜色、光泽和结构变化的观察,结合受检者的临床症状,对早期食管癌与食管上皮增生患者进行检测,此法简单易行,但各地报告结果不一,值得研究。古代医家认为:"舌为心之苗,为脾之外候。"食管癌不同病期与辩证分型,可参考舌诊的变化,如中医研究院广安门医院观察发现,早期食管癌,舌质多属淡红及鲜红,舌苔以黄腻稍多,多随着病情的发展;中期舌质暗红者居多,同时出现青紫舌,苔多呈薄黄及黄腻或灰黄腻。晚期舌质多鲜红,亦有淡白舌者,少数呈镜面舌,出现裂纹或桃形色,这些变化,从中医的病理病机来分析,认为舌诊与病情密切相关,是辩证分型的客观指标。如早期病变多属肝气郁结,舌淡红或鲜红,进而气郁化火,热毒伤阴,灼熬津液,舌质逐渐由鲜红变成暗红,舌苔薄黄或黄腻,符合热毒伤阴的病理变化多。中期多气滞血瘀,故舌质青紫者多,这是由于瘀毒内阻,血流不畅所致;晚期气血双亏,可见淡白舌或舌光无苔,系脏腑功能紊乱,脾胃生化受阻,水谷精微不能转输,以致升降失调而形成。河南安阳、河北武安、磁县等地,在食管癌普查中,应用舌诊作为食管细胞学初筛的一种方法,这方面经验值得进一步探索。如果能结合生化指标,口腔微生物的动态观察,以及应用血液动力学方面来验证与研究,将更有意义。

第三节 食管癌、贲门癌的鉴别诊断

一、食管炎及食管上皮细胞重度增生

食管炎:食管炎主要是由于外伤或病菌感染引起。维生素 A、维生素 C 与维生素 B_2 等营养要素的缺乏,可使食管黏膜上皮增生与角化,失去柔润性,表层黏膜易被擦破,可能招致感染。当食管发炎时,食管壁充血、渗出和水肿。食管黏膜表面可有渗出的白细胞及血浆蛋白多出现或轻或重的坏死,如轻度表浅坏死称为糜烂,重度坏死组织脱落,形成明显的缺损时,则称为溃疡,甚少形成黏膜下脓肿。

病人常主诉咽下不适,在咽下食物时,有一种牵拉、膨胀或刺辣样疼痛感觉,或伴有哽噎现象。开始自咽部沿胸骨后方,一直达到剑突下,均可有刺痛或烧灼样痛,经过一段时间后,疼痛可局限在咽喉、胸骨后或剑突下等不同部位。疼痛往往与吞咽动作有关,咽下热食或刺激性食物时,疼痛可能增重。这些症状与早期食管癌极为相似。但不同的是,常无典型的吞咽困难症状,食物下咽不受限制,用汤水送食物时,症状不减轻,也无呕吐或食物反流现象。X 线表现:食管钡餐显示局限性黏膜中断、增粗,致使食管管腔易激惹,甚至出现大小不一的龛影或充盈缺损。但这种表现短期内复查会出现变化。食管细胞学检查,涂片中炎症细胞较多,广泛分布在涂片各处,并形成片的上皮之间,宛如浸润。上皮细胞互相分开,有时边缘模糊,显示炎症水肿和上皮退变。

二、食管功能(运动)失常

如食管功能性痉挛、神经性吞咽困难(重症肌无力,Porhinson 病等)、贲门失弛症等,特别是贲门失弛症有时可伴有贲门部腺癌。患者表现为吞咽困难,X 线上表现食管部无收缩或蠕动、食管黏膜光滑、贲门部呈"鸟嘴"样狭窄,其发作常为间歇性,病程较长,进展缓慢。食管镜检查可明确诊断。

三、咽喉病变和食管外压性改变

慢性咽炎:慢性咽炎主要为咽黏膜慢性炎症。多为屡发的急性炎症转变而成。职业因素及体质因素也常与本病有关。临床症状因人而异。一般有咽

部不适感,如异物感、痒感、灼烧感、干燥感或刺激感、微痛感等。主要由于分泌物附着或肥大的淋巴滤泡影响所致。因为咽部稠厚分泌物的刺激,常引起短促而频繁的咳嗽。晨起时较剧,且易恶心。咽侧炎的病人,常有吞咽疼痛。早期食管癌病人,在出现咽下困难之前,常有咽部不适及胸骨后压迫感,极易与慢性咽炎相混淆。因此,对中年以上、高发区的就诊患者,若以往无明显的咽病史,出现咽部不适时,宜请耳鼻喉科医师详细检查。同时,应进行食管细胞学检查,必要时进行X线检查,有否梨状窝钡潴留或食管病变,特别是对长期治疗无效的患者更应注意定期复查。

食管外压性狭窄,是指食管邻近器官的异常所致的压迫和吞咽障碍,较常见的有大血管畸形,如异位右锁骨下动脉、双主动脉弓、异位左肺静脉、主动脉瘤等,特别是老年人的主动脉硬化,常可造成误诊。此外,纵隔肿瘤、肺门及纵隔的淋巴结肿大或钙化、胸内甲状腺肿等,有时会造成不同程度的食管受压。甚至大量的心包积液,高度左心房增大,也可引起食管的局部外压和移位,经详细的X线检查,或行食管钡餐造影,常可排除食管本身疾患,因为食管黏膜正常并非破损,且这些食管外因素所引起的吞咽困难的程度,往往比较轻微,且病期较长,短期内复查,一般并无改变。有些疾病,如纵隔肿瘤,心包积液和左心房扩大,各有其较之咽下障碍更突出的症状。

四、食管良性狭窄和食管憩室

食管良性狭窄多为化学性灼伤的后遗症,也可能是食管炎所引起的瘢痕狭窄。食管灼伤性狭窄多见于儿童及年轻人,病期一般较长,均有误吞强酸或强碱史。食管瘢痕狭窄一般均在食管下段,常为反流性食管炎的后遗症,伴有食管裂孔疝或先天性短食管,但必须警惕有并发食管癌的可能。

食管憩室可发生于食管的任何部分,一般分为膨出型与牵引型。膨出型食管憩室,是食管黏膜在管壁的某点"疝"出所形成的囊袋。发生部位多在食管上段的后面,在咽下缩肌及环咽肌之间,在中线部有一解剖上的弱点,而另一较多发生的部位,是食管在膈上5~6 cm内的一段。在国内这类憩室比较少见,较常见的为牵引型食管憩室,发生部位比较集中在食管中段,常见原因往往由于气管分叉部位淋巴结感染,特别是结核性炎症改变。因为淋巴结炎症时,邻近的食管壁被侵及,形成粘连,以后愈合瘢痕化,致使该部食管壁被牵引向外,这样形成的憩室,大小深浅不等,或多或少呈三角形,直径通常小于2厘米,发生于食管的前壁或前侧壁,这类憩室往往无颈蒂,且食管腔的口较为敞开,故发生梗阻或食物淤积的情况较少。一般是单个的,也有多发者。

膨出型食管憩室,初期为潜隐性,可无症状,或者病人主诉咽喉干燥,不适或抓破样感觉,口涎多。憩室增大时,病者进食后有异物感,逐渐地出现下咽困难,随着憩室内潴留食物增加,吞咽困难加重,并有食物反流,若因呕吐清除了憩室内的内容物,可出现一段缓解期,故症状可周期地出现,并发炎症时,也可有疼痛或呕血。牵引型食管憩室大多无症状,只有在常规食管钡餐检查或尸检时发现。有报告检查1000例具有吞咽困难的病人中,只有4例是牵引型食管憩室。一般认为,出现食管症状,是由于并发症,或与憩室病变处炎症水肿有关。无并发症的中段食管憩室患者,主诉胸骨下疼痛或"烧心"、吞咽困难、胸部沉重感、胸闷、反胃或呼吸道症状,在把这些症状归因于憩室之前,应当仔细排除其他原因,特别是食物阻留的吞咽困难和反胃,因这型憩室很少引起这种症状。

食管憩室的诊断,主要依靠X线钡餐检查,从不同角度摄片证实。膨出型食管憩室,X线检查常能显示憩室囊腔的存在。牵引型食管憩室,X线检查往往发现,在食管中1/3段前方,有伞状或小圆形突出,基底部较宽,边缘尚光滑,排空容易,食管局部黏膜完整。应当指出,如果憩室长期存在,症状渐至增重,要提高警惕,注意憩室癌变。临床上,也有食管憩室和食管癌同时存在者,故应作食管细胞学检查,必要时作食管镜检,以免漏诊。

五、食管梅毒

是由梅毒螺旋体引起的食管特异性感染,临床较为罕见。可致食管黏膜炎症、糜烂、溃疡,黏膜下层水肿,伴有组织坏死而形成瘢痕性狭窄。临床症状常为缓慢进展的无痛性吞咽困难。根据病史、化验、X线、食管镜检查、活检及驱梅毒治疗有效等可与食管癌鉴别。

六、食管白喉

为白喉杆菌引起的食管特异性感染,现已甚为少见。在食管壁可形成白喉假膜,假膜消退后可出现食管腔狭窄而表现为胸骨后疼痛,吞咽障碍及反胃等症状。根据假膜形态和细菌培养及食管镜检查与活检可以确诊。

七、食管胃套叠

也称食管移行症或食管黏膜套入症。常见食管黏膜入胃内,少见胃黏膜上行套叠入食管腔,仅有吞咽不利症状。X线及食管镜检查可以诊断。

八、食管静脉曲张

多见于食管下段,广泛者可累及胸部食管。X线所见黏膜皱褶增粗、迂曲、串珠状充盈缺损。食管边缘凹凸不平。严重的静脉曲张在透视下见食管蠕动减弱。钡剂通过缓慢，管腔扩张但管壁仍柔软，伸缩存在，无局部狭窄或阻塞，这些征象可与癌鉴别。

九、食管管型

可能食管黏膜受到一定的刺激和轻微损伤面形成薄膜性膜状物与食管壁剥离后，形成管型。多在病人自觉食管内及胸部闷胀不适后吐出管状物。因管型脱落后，薄膜可迅速恢复，不形成管腔狭窄，故无明显吞咽困难症状。食管镜检查黏膜正常。

十、食管结核

临床上比较少见，它是特异性炎症的一种，一般为继发性，如病变较轻而局限者可无症状，如呈增殖性变或形成结核瘤，则可导致不同程度的阻塞感或吞咽困难，甚至疼痛。病程进展较慢，青壮年患者较多，有结核病史，特别是开放性肺结核病人，有呼吸道症状，并有上述吞咽障碍者，应考虑有本病的可能性。X线改变与其他消化道结核一致，分为溃疡型与增生型。放射学检查显示，食管腔狭窄、溃疡，由于食管周围粘连，或纵隔淋巴结压迫，食管轮廓不规则；然而，这些征象都是非典型的，往往不易与食管其他疾患作鉴别，最后有赖于临床检查，食管细胞学检查或食管镜检而确定诊断。

十一、食管良性肿瘤

1. 平滑肌瘤

食管良性肿瘤中以食管平滑肌瘤最常见，占食管良性肿瘤的52%～80%，是食管间质细胞瘤的一种。食管平滑肌瘤好发于21～60岁之间，男性多于女性，男女之比为2～4:1，可发生于食管的任何部位，多见于下段食管，中段次之，上段最少。由于它是黏膜外肿瘤，发展缓慢，病程较长，症状较轻，有时可无自觉症状。X线片上可见一光滑的半月形充盈缺损，黏膜完整，钡剂通过顺利，肿瘤上端食管无扩张。内镜检查可见食管腔内有隆起性肿物，表面黏膜有色泽改变，但黏膜光整无糜烂和溃疡。内镜通过时有滑动感。内镜超声检查表现为境界清晰、外形光滑、轮廓规整的低回声声像，并可辨别源于何层。

2. 食管息肉

发病率仅次于平滑肌瘤，为食管良性肿瘤中较常见者，多发于颈段食管、环咽肌附近。息肉起源于食管黏膜下层，向管腔内突入性生长，常有一长短不一的蒂。X线造影可见病变部位食管腔呈核形肿大，其近端食管腔扩张不明显，钡剂在肿瘤表面有分流或偏一侧壁通过，局部管壁扩张和收缩功能良好。

偶见恶变,恶变时黏膜可见溃疡,有时需与腔内型食管癌相鉴别。

3. 其他良性肿瘤

(1) 食管颗粒细胞肌母细胞瘤:多见于女性,好发于中上段食管,组织来源不详,少数可恶变。

(2) 食管血管瘤:多见于男性,好发于中上段食管,各种类型的血管瘤均可发生,一般发展缓慢,预后良好。

(3) 食管腺瘤:好发于食管下段,组织来源于食管镜检查和组织检查均可以确诊。

十二、其他恶性肿瘤

原发于食管的恶性肿瘤除了最常见的鳞状上皮癌和较常见的腺癌之外,还有一些非常罕见的肿瘤,如癌肉瘤、肉瘤(包括纤维肉瘤、横纹肌肉瘤、平滑肌肉瘤)、恶性淋巴瘤、恶性黑色素瘤、燕麦细胞癌等。其临床表现、X线检查所见、内镜检查所见均极似食管癌,最后诊断均需经组织病理学诊断证实。

十三、反流性食管炎或食管溃疡

病变大多发生在食管下段,因此处的生理括约肌失常,由于酸性胃内容物反流,引起反流性(也称消化性)食管炎或食管溃疡。这种情况可见于:① 先天性食管过短;② 食管裂孔疝;③ 食管黏膜存有异位胃液分泌腺;④ 贲门成形术后或食管胃吻合术后、胃及十二指肠溃疡也易伴发食管溃疡。早期主要表现为食管黏膜充血、水肿与痉挛,进一步可以形成溃疡,晚期可发生瘢痕性狭窄。病人的主要症状是吞咽困难,胸骨后或剑突下疼痛、嗳酸、呕吐等,有些病例可能有呕血,甚或出现消瘦、贫血等营养障碍体征。其临床特点是:吞咽困难症状为时较长,但无明显的进行性加重,疼痛多位于剑突下,常为灼性痛,多半数以上病人进食后仰卧位时疼痛加重,当食物通过食管下端(5～7秒)时,即出现痛感或疼痛加重,症状时轻时重,间断发作,故一般营养状况较好,只有当疾病后期出现瘢痕性狭窄时,吞咽困难及疼痛症状才变为持续性。X线钡餐检查时,可发现食管下段1/3有龛影(消化性溃疡),多为单发性,大部分较小,局部食管痉挛,钡剂有潴留现象,后期由于瘢痕收缩,食管管腔狭窄,但边缘光滑、规则或稍粗糙。两侧对称,仍有相当程度的舒缩功能,上下端无明显分界,一般上部食管扩张不显著。而食管下段癌,癌性狭窄常伴有充盈缺损,管壁僵硬而不能扩张,狭窄段两侧不对称,粗细不匀。具有典型症状的食管消化性溃疡,根据X线检查多可以作出诊断,对于不易肯定的病例,应进行食管细胞学检查或食管镜检,以便最后确定诊断。

十四、食管裂孔疝

正常人体的食管下端和胃底部均位于膈下，若从食管裂孔移位于胸腔时，称食管裂孔疝。它可分为滑动型、食管旁型及混合型。病因是先天性与后天性两种因素：先天发育不全、食管较正常松弛或较宽或者由于腹腔内压力增高所致。中年以上、体型胖的女性多见。

一般症状较轻的病人，主要表现为胸骨后窘迫，不适或疼痛感，食后饱胀，嗳气也可有咽下不利和咽下疼痛的症状，易与早期食管癌相混淆。重者可出现胸骨后或剑突下灼痛、反胃等症状，疼痛可能放射至肩背部和上臂，可能因病人的位置变更而发生疼痛，常在进食时或食后出现。卧位进食，尤其是睡前饱食易诱发，食后散步可使症状缓解。与溃疡不同，吃得少痛得轻，不吃则不痛，无饥饿感。若食管下段或胃底黏膜并发炎症、糜烂、溃疡时，则可出现咽下困难、疼痛、呕血或便血。诊断主要依靠 X 线检查，采用不同的体位，细致地观察常可发现，同时应作食管细胞学检查，排除癌的可能性。

第四节　食管癌分期

一、食管癌分期的意义、重要性

肿瘤分期实际上是对恶性肿瘤累及范围的略语，其建立在肿瘤累及的范围不同，有不同的生存期的基础上。食管癌患者治疗方案的制定及生存期受多种因素的影响。食管癌的组织细胞类型和恶性程度分级是决定治疗和预后的重要因素，其他重要的影响因素有：肿瘤本身引起的症状及持续时间、年龄、性别、伴随疾病、肿瘤的生长速度、肿瘤的分期等，上述各种因素中，组织细胞类型和分期可能是决定治疗和估计预后最为重要的因素。分期的目的在于对不同来源的资料做出比较和学术交流，能公平、科学地评价食管癌疗效，同时可用于估计预后并选择有效的治疗，有助于人体肿瘤的延续性研究。根据分期标准确定期别后，结合细胞类型、分化程度及细胞生物学行为，按期别制定治疗方案。食管癌治疗策略的制定和终点疗效评价均有赖于精确的分期。

肿瘤的分期是对肿瘤解剖范围的描述。通过分期检查可确定原发灶部位及大小范围、病变有无向邻近组织或器官侵犯、有无胸内淋巴结或其他器官转移，分期检查对判定病情轻重和制定最佳治疗方案有着决定性意义，临床不乏因忽视分期检查贸然手术，术后数月出现脑、骨等部位转移或术中肿瘤不能切除，导致病人接受不必要的手术痛苦，甚至加速病情恶化，应引以为戒。故必须认真做好分期检查，它是指导治疗的准则。

二、分期的来源、发展

1938年,国际卫生组织联盟在斯德哥尔摩出版了由Heymann主编的肿瘤4期分类图谱,此后对肿瘤的分期逐步认识,并反复修正。从1954年7月开始,国际抗癌联盟(UICC)就开始探讨TNM分期;1958年首次提出乳腺癌及咽喉癌的分期,此后逐步扩充和修正;到1982年的第3次修正才较为全面,且首次出版了TNM分期图谱;至1997年,已做了第5次改编。

三、分期的方法和依据

TNM系统是基于肿瘤受侵犯的解剖范围:肿瘤的解剖范围能够详细描述原发肿瘤的范围,是否存在局域淋巴结的播散或远处淋巴结的转移,以及远处脏器的转移。为了避免描述中有过多的变异或不确定性,系统发展了一种速记类型对原发肿瘤、受累淋巴结和远处转移灶作出描述。使用最多的是以字母"T"、"N"和"M"分别代表肿瘤、淋巴结和转移+后缀数字用来确定疾病的范围。即字母"T"代表原发肿瘤,后缀数字描述的是肿瘤的大小和(或)受侵部位,字母"N"代表局域淋巴结,后缀数字描述的是淋巴结转移范围。字母"M"代表远处转移,后缀数字表示是否存在远处部位的转移,TNM系统将食管癌分成几个期别,并进一步分出亚组,其与选择适当的治疗及预后相关,对肿瘤侵犯的解剖范围或分期的描述,依赖于全面的诊断,首先需行详尽的检查以利于准确地分期。此外,食管癌患者的疾病过程是变化的,对其进行描述取决于评估和记录分期的某一特定时间。治疗前根据体格检、影像学、实验室检查,必要时采用有创检查法,作出临床分期(clinical-diagnnstic stage, cTNM)。然而部分食管癌患者的病变生长部位难以作出准确的临床评价,可影响临床分期的准确性,通过手术探查获得的信息,称之为手术分期(surgical—evaluative stage, sTNM),包括切除不完全和仅行探查未切除的肿瘤。肿瘤切除后,切除标本全面进行病理检查,结合其他资料可作出术后病理分期(post surgical treatment-pathologic stage, pTNM),残端阳性表示为r(+),残端阴性表示为r(-),然而不包括未予切除的病变。无论依照何种方法进行,一旦分期确定,不能随意修改。分期中所描述的范围均指最大受侵范围,食管癌病情的进展或重新检食的结果不能改变原来的对肿瘤侵犯范围的评估,这一准则有利于观察是否有残留癌、局部复发或远处转移。

治疗过的患者局部复发或新的转移灶在进行进一步的抗癌治疗之前,应进行重新分期(retreatment stage, rTNM),不能将这些病例与初治病员同组评价疗效,应作为特殊的组别分析。对初治组进行分析时,这些病例不能从初治组删除。少数食管癌患者死于恶性肿瘤本身伴发疾病,肿瘤的侵犯范围是在尸体检查后确定的,应记录为尸体解剖分期(autopsy stage, aTNM)。分期的书写包括分期类型(c、s、p 或 r)组织类型、残端(r)和远道转移脏器的名称。

临床分期是在进行常规治疗前对疾病程度的最好的估计,食管癌患者的临床全面检查和分期(eNM),为外科和其他治疗提供客观适应证;经外科治疗包括电视辅助胸腔镜外科手术(VATS)和开胸手术切除所得的标本送病理检查可对疾病程度作出较准确的病理 TNM 分期(pTNM),为患者进一步治疗和推测预后提供参考。

需强调的是,手术分期(sTNM)也很重要。手术者探察病变范围后不能切除送检病理时,病理分期会不够全面。因此,评价分期尤对手术治疗病员应综合临床、病理和手术,才能作出较为准确的分期。

值得一提的是,食管癌的临床分期(cTNM)和决定准确治疗方案关系密切,应从病史、体检及实验室检查开始,结合 X 线胸片、体层摄影、胸部 CT 或腹部 CT 或腹部 B 超、头颅 CT 或核磁共振(MRI)、纤维支气管镜检、淋巴结活检、纵隔镜检、胸骨旁纵隔切开术检查、经胸针吸活检、同位素骨扫描,以及近期发展的正电子计算机断层扫描(PET)的结果进行综合分析评定。

四、分期的种类

(一) 几种曾经的食管癌 TNM 分期

食管鳞状细胞癌的临床 TNM 分期和术后 TNM 分期对选择治疗方案并判断病人的预后价值受到胸外科医生的广泛关注。因此,食管癌的术前临床分期与术后病理分期在不断改进和完善之中:1983 年,美国癌症研究联合会(AJCC)提出的胸段食管癌的 TNM 临床分期标准如表 4-4-1,由于这一分期标准亦被用于颈段食管鳞状细胞癌的临床分期之中,所以有些学者认为其欠准确,同时提出将颈段食管受累和全部膈下淋巴结有转移者都命名为 M 是不适当的。

表 4-4-1 胸段食管癌的临床分期(AJCC,1983)

分 期			病变范围
原发瘤	T_1	I	病变长度≤5 mm,而且食管无梗阻,病变未累及食管一周而且未超过食管壁
	T_2	II	病变长度>5 mm,累及食管一周,但未超过食管壁;或肿瘤可以为任一大小,食管无梗阻
	T_3	III	病变直接侵犯至食管之外

续表 4-4-1

分 期			病变范围
淋巴结	N_0	I	无淋巴结转移
	N_1	II	局部淋巴结有转移
	N_2		淋巴结有无转移不确定
远处转移	M_0	I	无远处转移
	M_1	II	有远处淋巴结转移或内脏器官有转移

Akiyama 等（1985）在临床工作中观察到有膈下淋巴结转移的食管癌病人，在手术切除肿瘤及清扫淋巴结之后可以长期生存。因而他们建议将食管癌病人有食管旁淋巴结转移者应该命名为 N，将膈下更远部位淋巴结有转移和颈部淋巴结有转移癌者视为远处转移，最好命名为 M 和 LYN：1985 年 JCREC（the Japanese Committee for Registration of Esophageal Carcinoma）发表的资料表明，食管癌侵犯食管壁的深度与淋巴结转移一样，具有同等重要的预后意义。表 4-4-2 和表 4-4-3 是 JCREC 于 1985 年提出的胸段食管鳞状细胞癌术后 TNM 分期方案。

表 4-4-2　食管癌术后 TNM 分期的定义（JCREC，1985）

		病变范围
原发瘤	T_0	肿瘤侵及黏膜下层，但未超过黏膜下层
	T_1	肿瘤侵犯肌层，但未超过肌层固有膜
	T_2	肿瘤累及食管外膜层
	T_3	肿瘤累及食管周围的邻近组织
淋巴结	N_0	无淋巴结转移
	N_1	引流区淋巴结有转移
远处转移	M_0	无远处转移
	MILYN	远处淋巴结有转移
	M_1	内脏器官有转移

表 4-4-3　胸段食管癌术后 TNM 分期的定义（JCREC，1985）

	T	N	M
I 期	T_1	N_0	M_0
II A 期	T_2	N_0	M_0
	T_3	N_0	M_0

续表 4-4-3

	T	N	M
ⅡB 期	T_1	N_1	M_0
	T_2	N_1	M_0
Ⅲ 期	T_3	N_1	M_0
	T_4	N_0	M_0
Ⅳ 期	T_4	N_1	M_0
	任何 T	任何 N	M_1

表 4-4-4 食管癌 TNM 分期的定义（JCREC，1985）

		病变范围
原发瘤（T）	Tis	原位癌
	T_1	肿瘤累及黏膜或黏膜下层
	T_2	肿瘤累及食管肌层
	T_3	肿瘤累及食管外膜
	T_4	肿瘤累及食管周围组织
淋巴结（N）	N_x	未见区域淋巴结
	N_0	区域淋巴结无转移
	N_1	区域淋巴结有转移
远处转移（M）	M_0	无远处转移
	M_1	远处转移

（1）N——区域淋巴结。

T_4：肿瘤侵犯邻近器官。

N_x：不能确定区域淋巴结有无转移。

N_0：无区域淋巴结转移。

pN_0 的诊断必须满足以下两个条件：① 纵隔淋巴结切除的标本数量达 6 个或更多；② 所有淋巴结组织学检查均未见转移。如果病理检查纵隔淋巴结未见转移瘤，但检查的数量不足 6 个，应记录为 pN_x。

N_1：区域淋巴结转移，即：颈段食管癌的颈部淋巴结组转移；胸上、中、下段食管癌的纵隔、胃周淋巴结组转移（见图 4-4-1，图 4-4-2）。

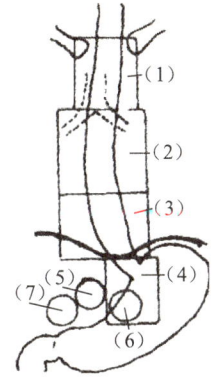

（1）上纵隔淋巴结；
　　无名动脉淋巴结；
　　食管旁淋巴结；
　　气管旁淋巴结；
　　动脉韧带周围淋巴结；
（2）中纵隔淋巴结；
　　气管支气管淋巴结；
　　食管旁淋巴结；
　　肺门淋巴结；

（3）下纵隔淋巴结；
　　食管旁淋巴结；
　　膈肌淋巴结；
（4）胃上淋巴结；
　　贲门旁淋巴结；
　　胃小弯淋巴结；
（5）腹腔淋巴结；
（6）脾动脉淋巴结；
（7）肝总动脉淋巴结

图 4-4-1　食管癌引流淋巴结分组

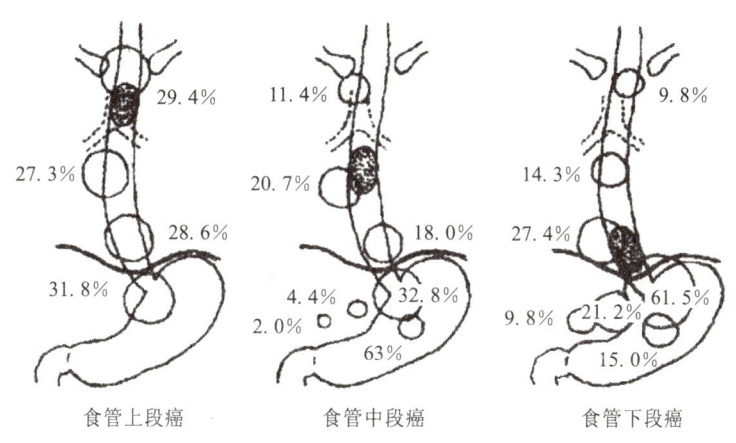

食管上段癌　　　　　　食管中段癌　　　　　　食管下段癌

图 4-4-2　不同部位食管癌侵犯不同淋巴结的百分比

在定义局部淋巴结的转移时我们要特别注意以下几个问题：① 注明各部位的淋巴结切除标本中淋巴结的数量；② 局部淋巴结的范围，颈段食管包括锁骨上淋巴结的颈部淋巴结；胸内食管为纵隔和胃周淋巴结（包括贲门旁淋巴结群及胃左动脉旁淋巴结群），但不包括腹腔淋巴结群。任何非局部淋巴结转移属 M 分期范畴；③ 原发瘤直接侵犯到淋巴结，被定义为淋巴结转移；④ 在有淋巴管结构的结缔组织内，发现大于 3 mm 的肿瘤结节，虽没有淋巴结残体的组织学证据，被定义为病理局部淋巴结转移（pN_1），而非此种情况下，达 3 mm 的肿瘤结节被归为 pT 分期，也就是非延续性切除。

（2）M——远处转移：指临床或病理的远处转移分期，虽为必选指标，但因其涉及的组织器官很多，临床上仅对有选择的病例及器官做出评估。包括两个概念：一为远处脏器转移，如肝、脑、骨、肺等脏器的转移；另一为远处淋巴结的转移，其具体分期如下。

胸下段食管癌：M_{1a} 指腹腔淋巴结转移，M_{1b} 指其他远处转移（包括颈部淋巴结转移及其他脏器转移）。

胸上段食管癌：M_{1a} 指颈部淋巴结转移，M_{1b} 指其他远处转移（包括腹腔淋巴结转移）。

胸中段食管癌：M_{1a} 无合适的定义，M_{1b} 指非区域淋巴结（包括腹腔淋巴结及颈部淋巴结组）转移或其他远处转移。

颈段食管癌：M_1 指非区域（非颈部淋巴结组）淋巴结转移或其他远处转移。

在 TNM 分期的基础上为进一步描述肿瘤另有以下三个补充指标。

（1）G——组织学分化程度。

G_X：组织学不能分级。

G_1：高分化癌。

G_2：中分化癌。

G_3：低分化癌。

G_4：未分化癌。

（2）R——有无手术后癌残留。

R_X：不能确定有无癌残留。

R_0：无癌残留，即：① 切除了原发肿瘤，切缘无肿瘤组织；② 并无远处转移或完全切除了远处转移灶。

R_1：镜下癌残留，即：大体切除完全，但组织学检查证实刚及肿物边缘或残端阳性。

R_2：肉眼癌残留，即：① 术中肉眼可见肿瘤切除不完全；② 不论原发瘤治疗是否彻底，有远处以转移方式存在的、未切除的残留癌。

（3）最后我们还用 C 因素，或称为可信度因素（大写英文 C），根据分期所采用的诊断方法，反映其可信度。此为分期的可选指标，C 因素的定义如下。

C_1：传统的诊断方法得到的分期证据，如：对某些器官的肿瘤望诊、触诊、标准放射学、内腔镜等。

C_2：特殊诊断方法获得的分期证据，如：特殊方式的放射学、体层、CT、超声、淋巴造影、血管造影、放射性核素、MRI、PET、内镜下活检或细胞学。

C_3：外科手术获得的分期证据，包括活检及细胞学。

C_4：通过对切除标本的病理学检查而明确的病变范围。

C_5：尸检的分期证据。

一般来说临床分期的可信度在 C_1、C_2 及 C_3 之间。

表 4-4-5 食管癌分期（UICC, 1988）

分 期	T	N	M
0 期	T_{is}	N_0	M_0
Ⅰ 期	T_1	N_0	M_0
Ⅱ A 期	T_2	N_0	M_0
Ⅱ B 期	T_4	N_0	M_0
	T_1	N_1	M_0
	T_2	N_1	M_0
Ⅲ 期	T_3	N_1	M_0
	T_4	N_1	M_0
Ⅳ 期	任何 T	任何 N	M_1

（二）最新食管癌 TNM 分期以及可能存在的问题

国际抗癌联盟 UICC（1997 年）和 AJCC 第 6 版公布的食管癌分期标准，和以往相比，它有几个重要的改变即：pN_0 必须有 6 个以上被检淋巴结；将 M_1 分为 M_{1a} 和 M_{1b}（淋巴结的非局部转移归为 M1n）；S Ⅳ 期也被分为 A、B 两个亚期。

1. 最新食管癌 TNM 定义（表 4-4-6）

表 4-4-6 最新食管癌 TNM 定义

	T	N	M	G	R	S	C
定义	原发肿瘤侵及深度	区域淋巴结转移	远处转移	组织学分化	术后癌残留	病期分类	可信度
X	不能确定的原发瘤	不能确定	不能确定远处转移	组织学不能分级	不能确定	有 TNM 不能确定的指标	
0	无原发瘤证据	无区域淋巴结转移	无远处转移		无癌残留	Tis	
1	侵及固有膜或黏膜下层	区域淋巴结转移	远处转移（远处淋巴结）	高分化	镜下残留癌	T_1, N_0, M_0	常规检查
2	侵及食管肌层			中分化	肉眼残留癌	A: T_{23}, N_0, M_0, B: T_{23}, M_0	特殊检查
3	侵及食管外膜			低分化	转移灶残留	T_2, N_1, M_0, $T_4, Nany, M_0$	活检术及细胞学
4	侵及周围邻近器官			未分化		Tany NanyM1	切除手术病理

续表 4-4-6

	T	N	M	G	R	S	C
5							尸检
is	原位癌						

T——原发肿瘤。

T_x:不能明确的原发癌,如拉网等细胞学检查发现瘤细胞,但未能发现瘤体。

T_0:无原发瘤证据。

Tis:原位癌,指局限在上皮层内、未侵出基底膜的肿瘤。有人不严格地将高度不典型增生归为 Tis。但要注意,在食管腺体内的原位癌,可能随腺体超过了食管上皮的基底膜,但其并未超出腺管的基底膜。

T_1:肿瘤侵犯了固有膜,但局限在黏膜层(T_{1m})或黏膜下层(T_{1m})。

T_2:肿瘤侵犯肌层,未及食管外膜。

T_3:肿瘤侵犯食管外膜。

2. 最新食管癌 TNM 分期(表 4-4-7)

表 4-4-7 最新食管癌 TNM 分期 UICC(1997)及 AJCC(第 6 版)

分 期			
0 期	T_{is}	N_0	M_0
Ⅰ 期	T_1	N_0	M_0
Ⅱ A 期	T_2	N_0	M_0
	T_3	N_0	M_0
Ⅱ B 期	T_1	N_1	M_0
	T_2	N_1	M_0
Ⅲ 期	T_3	N_1	M_0
	T_4	任何 N	M_0
Ⅳ 期	任何 T	任何 N	M_1
Ⅳ A 期	任何 T	任何 N	M_{1a}
Ⅳ B 期	任何 T	任何 N	M_{1b}

3. 可能存在的不足

由于 UICC 和 AJCC 在 1997 年提出的食管癌分期体系,除有一些遗漏之处外,因其资料均基于日本食管癌病例注册委员会提供的回顾性数据,其以颈、胸段食管鳞癌为主,虽与我国情况接近,但欧美有人以食管腺癌病例为基础,提出此分期体系尚有一些不足之处。

新的 T 分期方面的遗漏可能有:

① 考虑原发瘤的大小及肿瘤并发症(如食管支气管瘘等),也没有包括肉瘤等少见恶性肿瘤。因肉瘤局部侵犯及淋巴结转移很晚,而血源性转移很早。

② 食管、贲门部双癌的分期:指肉眼见食管两个以上瘤体之间无癌组织相连,其病理类型可相同或不相同。目前尚无可信赖的分期标准,T 分期只能用(m)标记每个瘤体,而实际情况很可能是多发瘤的生存期明显短于单一瘤体的分期。

③ 贲门癌的 T 分期:值得一提的是,贲门部肿瘤或因胃癌侵犯食管或因食管癌侵犯胃,均不属 M_1 或 T_4,其 T 的分期综合食管癌及胃癌的 T 分期标准,最终记录可能的最差预后指标,或以肿瘤中心部的侵犯深度为标准。

④ T_1 包括了黏膜层及黏膜下层早期癌,但黏膜下层癌较黏膜层痛,预后明显差,两者的 5 年生存率分别是:33%~69% 和 64%~100%,而新分期造成 $T_1N_0M_0$ 与 $T_2N_0M_0$ 预后相似的假象,故认为黏膜下层癌不应属于早期癌,早期癌应仅限于上皮或固有膜内的癌。

新的 N 分期方面的遗漏可能有:

① 将特殊病理组织学检查发现的淋巴结转移加入 N 分期,有人报道,免疫组化方法诊断的淋巴结转移者,对预后的影响可能不同于光镜下检查结果。

② 区域淋巴结仅包括了一般常见淋巴结组,尚欠广泛的定义。

③ 非区域淋巴结转移归为 M_1,即属于 SIV,此期病人以往多为手术禁忌证,而新分期可能使多数 SIV 病人可行切除肿瘤的姑息性手术。

④ 有人甚至提出,淋巴结转移的数量与预后有关,也应归入 N 分期考虑的一个因素。有人提出,非区域淋巴结转移与远处脏器转移的预后不同,统归在 M 期不够准确,即使又将其分为 M_{IA} 和 M_{IB} 两个亚期,仍有不足,应将 M_{Ia} 期归为 N_2 期。

第五节 食管癌的病理和临床病理分期

一、食管癌的病理

食管癌发生于食管黏膜上皮的基底细胞,绝大多数(95%)是鳞状上皮癌,一小部分(5%)是从食管的腺体发生的腺癌。偶见鳞状上皮癌与腺癌合并发生在一个癌中(称为腺角化癌)或独立存在。此外还有癌肉瘤更为少见,或食管癌与贲门癌同时存在的双原癌,根据河南省肿瘤医院手术治疗食管癌和贲门癌6428例中双原癌58例占0.9%。食管癌的部位分布国内外的统计均相似。以发生在中段最多,占半数,其次是下段,发生在上段者最少。中段食管癌因其与主动脉弓、气管分叉、奇静脉及右心房毗邻紧密,癌组织易侵及这些重要器官,因而其手术切除率低于其他部位。食管上段癌邻近总气管和左锁骨下动脉,癌亦易侵及,故切除率也较低。下段食管较松动,与邻近器官不紧密,故食管下段癌切除率最高,预后也较好。

第五章

食管癌围手术期管理

食管癌手术在麻醉管理方面与其他大手术相似,通常应用支气管插管技术。但是,需要特别说明的是,患者常有内科并发症、具有误吸食管和胃内容物的危险。食管癌的手术方法有:经左胸食管癌切除及胸内食管胃吻合术、经左胸食管癌切除及食管胃颈部吻合术、经右胸食管癌切除及胸内或颈部食管胃吻合术、下咽部和颈段食管癌切除术、颈胸部食管癌切除术、胸骨劈开中上段食管癌切除术、食管癌切除空肠移植食管重建术、不开胸食管切除术和贲门癌切除主动脉弓下食管胃吻合术。这些方法大都是用一部分胃代替食管,胃移位至胸腔或颈部建立胃食管吻合。根据食管癌的病变部位和手术方式,手术切口有:腹中线+左/右胸和/或颈部切口、颈部和腹中线、跨肋缘的胸腹切口和腹中线+右胸和/或颈部。

第一节 术前评估与准备

食管癌患者大多数是老年患者,老年患者各器官系统的功能贮备力都有不同程度下降,尤其是心、肺功能的贮备降低,因此术前精确评估各器官的功能,减少术后并发症,就显得尤为重要。

一、呼吸系统

食管癌患者因食管动力学紊乱,术前多存在反流,有误吸胃内容物的危险。如果计划手术,则要对患者肺功能进行评估,以确保患者可以耐受单肺通气。术前肺功能与术后肺并发症的发生有密切关系,常规肺功能测定可以初步判断病人的肺功能状况,确定病人手术麻醉的耐受程度和预测术后肺部并发症的发生,筛选出高风险的手术患者,但是到目前为止还没有一种特异性和敏感性都很高的指标能全面反映肺功能的状态。肺功能受许多因素影响。通常我们从三个既相互独立又相互联系的方面来动态观察,对肺功能进行综合评估(图 5-1-1)。

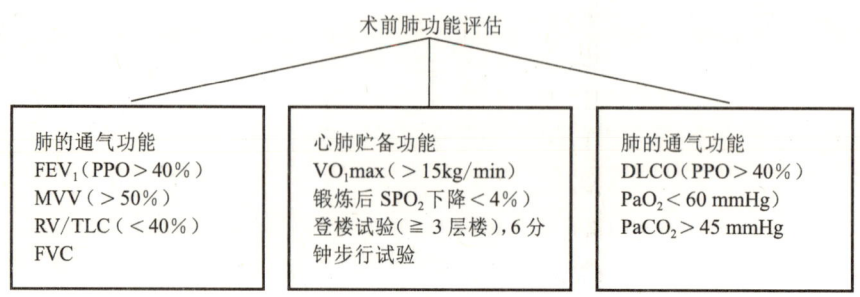

图 5-1-1　术前肺功能评估的"3-legged stool"图

(一)肺的通气功能

1. 肺容量

是指不同程度用力呼吸产生的容量变化。它包括以下几种通气容量。

(1) 潮气量(tidal volume, VT):平静呼吸时每次吸入或呼出的气体量。正常值男性为 350～550 mL,女性为 260～540 mL,男性略高于女性,可根据体重进行计算,约为 10 mL/kg,小儿潮气量可按 6～8 mL/kg 计算。

(2) 深吸气量(inspiratory capacity, IC)和补吸气量(inspiralory reserve IRV):深吸气量是指平静呼气末,作最大吸气所能吸入的气量,正常占肺活量的 75%,男性为 2600 mL,女性为 1900 mL。补吸气量是指平静吸气末,用力作最大吸气所能吸入的气体量,正常值男性为 2100 mL,女性为 1500 mL。它反映了肺的贮备能力。

(3) 补呼气量(expiratory reserve volume, ERV)指平静呼气末再用力呼气至不能呼出为止所能呼出的气体量。正常值男性为 910 mL,女性为 560 mL。

(4) 残气量(residual volume, RV):指深呼气后,残留于肺内的气体量,正常值男性为 1530 mL,女性为 1020 mL。

(5) 功能残气量(functional residuat capacity, FR):指平静呼气末,遗留于肺内的气体量,其中包括残气量和补呼气量。正常值男性为 2300 mL,女性为 1580 mL。

功能残气量的大小取决于胸廓和肺组织弹性的平衡,影响因素很多,当卧位,腹部和胸部手术后,肺纤维化、肺水肿、肥胖、腹水等时,功能残气量降低;在肺气肿时,肺的弹性纤维被破坏,肺泡弹性回缩力减小,使残气量和功能残气量增大,因此它是目前判断阻塞性肺疾患最可靠的指标。一般认为 RV/TLC 上达 40%～49% 为轻度肺气肿,50%～59% 为中度肺气肿,60% 以上为重度肺气肿。衡量残气量的大小,因不能直接由肺量计测定,常通过残气量占肺总量的百分比来判断,RV/TLC 正常值不大于 35%,老年人肺弹性下降,比值可增至 50%。

(6) 肺活量(vital capacity, VC):是最大吸气后,作最大呼气所能呼出的气量,包含有深吸气量和补呼气量,平均值男性为 3470 mL,女性为 2440 mL。临床上常用于衡量病人的呼吸代偿功能。但是肺活量绝对值与肺疾患对呼吸功能损害程度不完全一致,因此单纯以肺活量值衡量肺功能意义不大。

(7) 肺总量(total lung capacity, TLC):指深吸气后肺内所含的气体量。

2. 肺的通气量

指每分钟吸入或呼出的气体量,它与呼吸频率和幅度有关,包括以下指标。

(1) 每分通气量(minute ventilation, V):V = 潮气量 × 呼吸频率。成人静息时每分通气量为 6～8 L,随着人体活动量的增加,每分通气量随之增加。

(2) 最大通气量(maximal voluntary ventilation, MVV):是人体在 1 分钟内所能呼吸的最大气体容量,根据病人情况,酌情限定病人在 10 秒、12 秒或 15 秒内,进行最快和最大的深呼吸,所测得通气量分别乘以 6、5 或 4,即为每分钟最大自主通气量。正常值:男性为 70～120 L,女性为 50～80 L。一般以实测值占预计值的百分比作为判断指标。正常值 > 75%。MVV 主要反映机体通气储备功能。

(3) 用力肺活量(forced vital capacity, FVC):深吸气后,以最快的速度用力呼出的气体量,正常人 FVC ≈ VC。在气道有阻塞时,用力呼气可导致气道提早变窄或闭合,FVC 较 VC 低,当 FVC < 15 mL/kg 时,术后并发症的发生率明显增加。

(4) 用力呼气量(forced expiratory volume, FEV):在 FVC 的测定过程中,分别测定出最初 3 秒内呼出气体量,并分别求第 1 秒、第 2 秒、第 3 秒内各呼出气体量占 FVC 的百分比,正常情况下,FEV_1/FVC 75%～85%,FEV_2/FVC 为 94%,FEV_3/FVC 为 97%。其中以第 1 秒用力呼气量(FEV_1)或第 1 秒最大呼气率最有实用意义。在大多数慢性阻塞性肺疾患病人中,FEV_1/FVC 明显降低。

(5) 最大呼气中期流速(maximal mid-expiratory flow rate, mmEF):指用

力呼气在 25%～75% FVC 水平时的平均流量,正常值男性为 3.371 L/s,女性为 2.89 L/s。这段肺活量水平的呼气流速与用力无关,主要反映肺泡弹性回缩力和气道阻力,是测定气道阻塞的敏感指标。

一般认为,当 VC% ＜ 50%、MVV ＜ 50%、FEV ＜ 1.0L,或 $FEVl_1$/FVC ＜ 50% 时,作为高度危险性指标。有人以 MVV 作为通气障碍的指标来判断手术的危险性,认为 MVV ＞ 70% 时手术无禁忌,69%～50% 时应慎重考虑,49%～30% 者应尽量避免手术,30% 以下者禁忌手术。$PPOFEV_1$% 为术后第 1 秒用力呼出气量占 FVC 的百分比,目前已广泛用于术前肺功能评估,预测术后肺部并发症的发生。$PPOFEV_1$% ×术前 FEV_1% ×(1－切除的有功能的肺组织/100)。当 $PPOFEV_1$% ＞ 40% 时,肺叶切除术后没有或者很少出现肺部并发症。

(二)肺的气体交换功能

1. 弥散功能

是以肺泡毛细血管膜两侧气体在 1 mmHg 分压差作用下,每分钟能通过的气体量来表示,一般用一氧化碳(CO)来测定,弥散量(DLCO)静息状态下正常值为 26.47～32.92 mL/(mmHg·min)。

2. 通气和血流(VA/Q)

进入肺泡的气体必须与进入肺泡周围毛细血管的血流进行气体交换,因此必须有足够的通气量(VA)和充足的肺毛细血管血流(Q)。正常 VA/Q 为 0.8。

3. 血气分析

从动脉血中可测得 PaO_2、$PaCO_2$、pH、HCO_3^-、BE 和 SaO_2,根据这些参数的变化,判断肺的换气功能。传统观点认为,当 PaO_2 ＜ 60 mmHg 或 $PaCO_2$ ＞ 45 mmHg 时,禁忌行肺叶切除手术。但近年来这已不作为肺癌手术和肺减容手术的绝对禁忌指标。判断肺的气体交换最有用的试验为一氧化碳弥散量。术后 DLCO 如果小于 ＜ 40%,术后发生肺部和心脏并发症的概率增加。

(三)心肺贮备功能

临床上最常用也最为重要的术前肺功能评估是术前心、肺贮备功能的评估。常用的传统评估方法是登楼试验,能登上三楼不出现气促者,可耐受胸科手术,只能登上二楼者,慎重考虑手术。正规的体能测试对术前心肺贮备功能的评估更为标准也更具有价值。当患者的最大氧耗量($VO_{2\,max}$) ＞ 15 mL/(kg·min)时,术后并发症发生率降低。因 $VO_{2\,max}$ 测定耗时昂贵又因 $VO_{2\,max}$ 与 6 分钟步行试验有很好的相关性,目前常用 6 分钟步行试验预测术后并发症的发生,当 6 分钟步行大于 600 米时,术后并发症发生率降低。

对于常规肺功能筛选认为手术风险较大的患者,应进一步作放射性核素定量肺扫描(RQLS)。

麻醉前还应了解患者是否行放化疗,化疗药中如应用博来霉素,此药总量高于 300 U/m^2 时能引起肺毒性,而术中高浓度氧气可加重这种毒性。放疗可引起放射性肺炎。呼吸道有急性感染时应控制感染,如肿瘤压迫气道,术前应作 CT 或 MRI 检查。

许多数据统计表明肺部手术容易发生呼吸系统的并发症,而术前采取一些预防性措施可降低呼吸系统并发症的发生,术前评估的同时进行术前准备。术前准备包括:① 停止吸烟,术前戒烟 4～8 周以上,术后呼吸系统并发症明显降低。戒烟 12～48 小时可能与减少分泌物量,降低气道激惹和降低术后肺部并发症无明显关系,但短期戒烟可使氧离曲线右移,减轻因尼古丁引起的心动过速;② 使用 $β_2$-受体激动剂、激素等扩张呼吸道,使分泌物更容易排出;③ 通过雾化吸入减少分泌物;④ 通过体位引流、咳嗽拍背等,使分泌物排出体外;⑤ 教会病人做咳嗽咳痰锻炼,改善营养状况,吸氧,鼓励患者消除对手术的恐惧,乐观面对疾病。

二、循环系统

食管癌患者多数为中老年患者,术前常合并高血压、糖尿病和冠心病等内科并发症。术前访视要注意询问病史,术前常规做心电图、超声心动图检查,如有心悸晕厥史,应做 24 小时动态心电图检查。有心绞痛、心肌梗死等,必要时应做冠状动脉造影术。根据病史,体格检查,各项常规和特殊检查结果估计病人围手术期发生心脏原因并发症的机会将患者分为高危、中危和低危。患者的体能状态也是很重要的指标,目前也被国外许多学者用作衡量和预测老年病人对手术和麻醉的承受能力。体能通常用代谢当量(METS)水平表示。METS 是一个群体平均值,生理状态下坐位平静时机体氧耗约为 3.5 mL/(kg·min),相应的能量消耗设定为 1MET,良好的体能状态,体能活动一般可大于 7 METS;中等体能状态为 4～7 METS,若 METS 小于 4 METS,则提示病人体能状态差。同前常用 DASI 体能评估来估测 METS 值(表 5-1-1)。根据病人的危险因素,体能状况和外科手术的危险性,1996 年美国心脏学会对非心脏手术病人围手术期心血管评价提出了指南,可作为判断和处理病人的流程。食管癌手术属中危手术。评估的同时积极处理患者的并发症,控制高血压和血糖,改善心功能,调整心血管用药。术前抗心律失常药,抗高血压药应继续使用至手术日。高血压病人术前应该用抗高血压药,控制血压于适当水平,否则术中、术后发生心肌缺血的风险增加。目前对高血压病人术前血压应控制于什么水平,控制多长时间才能手术,尚无定论。但理想的血压应控制在 140/90 mmHg,Roberts 发现若舒张压大于 110 mmHg,围手术期心肌缺血、心肌梗死、心律失常、神经并发症和肾功能不全的发生率会明显增加,而舒张压低于 110 mmHg,其结果与非高血压病人相似。糖尿病患者已出现糖尿病并发症的,如并发心血管疾病时死亡率为常人 5 倍,手术和麻醉的风险增加,术前应充分了解病情,控制血糖和尿糖,对糖尿病病人术前血糖控制应达到多少目前尚无一致意见,一般认为择期手术病人术前空腹血糖应控制在 10 mmol/L 以下,最高不超过 11.1 mmol/L,尿糖检查为阴性,24 小时尿糖在 0.5 g/dL 以下。冠心病患者术前常用药物治疗来调整心肌氧供与氧耗之间的平衡,术前应用 β-受体阻滞剂,主张继续使用到手术当天。

表 5-1-1 病人 DASI 体能评估

日常活动	ETS 加权均数
1. 生活自理,如吃饭,穿衣,洗澡,上厕所	2.75
2. 室内行走,如在自己房间内	1.75
3. 在平地上走一两个街区	2.75
4. 爬一层楼或爬小山坡	5.50
5. 短路	8.00
6. 能做轻家务,如倒垃圾、洗盘子	2.70
7. 能做中等家务,如用吸尘器、扫地、搬杂物	3.50
8. 能做重体力活,如擦洗地板、抬挪重家具	8.00
9. 能做田间活动,如耙树叶、锄草、推电动割草机	4.50
10. 能过性生活	5.25
11. 能参加运动量适中的娱乐活动,如高尔夫、滚木球、跳舞、双人网球、扔足球或棒球	6.00
12. 能参加大强度的运动,如游泳、网球单打、踢足球、打篮球、滑冰	7.50

常见心律失常的术前评估与准备:① 窦性心动过缓,常见于迷走神经张力过高,阻塞性黄疸,黏液性水肿,心肌炎以及少数冠心患者,当心率<52次/分时,仔细询问有无晕厥史,如阿托品试验阳性者应进一步做 24 小时动态心电图,若最长间歇时期>2 s 时或双束支传导阻滞Ⅱ度Ⅱ型、Ⅲ度房室传导阻滞和有阿斯综合征的患者,术前应安置临时起搏器;② 室上性心动过速时血流动力学的影响决定于心室率,180 次/分以下者,心排出量无明显影响;

快于180次/分者,心排出量明显降低。并存器质性心脏病者,心室率160次/分即可使心排血量下降30%~60%,术前积极处理,及时纠正病因;③心房颤动或扑动:绝大多数心房颤动或心房扑动发生在器质性心脏病患者,尤其以风湿性心脏病二尖瓣病变为常见。术前需控制心室率到80次/分左右为宜。心房纤颤容易在心房内形成血栓,术前应通过超声心动图仔细检查,围手术期应警惕血栓脱落而引起肺或脑栓塞;④ 室性早搏在正常健康人群中并非少见。但更多见于器质性心脏病患者,其中以冠心病严重二尖瓣病变、心肌炎、甲状腺功能亢进性心脏病较为常见。频发、多源性或R-on-T现象的室性早搏,容易演变为心室颤动,术前必须用药加以控制,择期手术需推迟;⑤ Q-T延长综合征,可分为先天性和后天性两种。先天性Q-T延长综合征可能系染色体异常的遗传性疾病,可伴有或不伴有先天性耳聋。后天性Q-T延长综合征继发于心肌炎、心肌梗死、房室传导阻滞、低钾血症、低镁血症,此综合征容易诱发心室纤颤,发生猝死,术前应纠正病因,术中应备有除颤器。

根据Lawn分级可将室性早搏分为五级,见表5-1-2。

表5-1-2 Lawn室性早搏分级

分级	室性早搏
0	无室性早搏
1	偶发单个室性早搏
2	频发室性早搏(每分钟超过5次)
3	多源性室性早搏
4A	成对出现的室性早搏(二联律、三联律)
4B	室性心动过速(连续三个小时以上)
5	提早出现的室性早搏(R-on-T现象)

术前进食困难的患者可能存在血容量不足,术前应纠正。

三、营养异常

早期食管癌症状不明显,胃肠道消化功能正常,而中晚期食管癌因疾病消耗和进食困难造成营养不良,出现一系列生理紊乱。

(1)脱水。

(2)电解质紊乱。包括低血钾、低血钙和低血镁。

(3)低蛋白血症,白蛋白降低导致胶体渗透压下降,患者处于肺水肿发生的危险中。

(4)贫血。

(5)免疫功能下降。

四、化学治疗和放射治疗患者的术前评估与准备

(一)对心血管系统的影响

阿霉素可使心肌退行性变、间质水肿和使心肌 Q-T 间期延长,术前化疗药物阿霉素,若总剂量超过 550 mg/m² 时,则有 10% 患者会引起急性心律失常和慢性心肌病。5-氟尿嘧啶可使冠状血管痉挛收缩。另外,正定霉素对心脏也有毒性作用。放射治疗可引起心包、心肌、心内膜的毛细血管内皮细胞损伤,发生炎性渗出,产生心包积液,发生全心炎。患者可自觉心悸、胸闷,早期 X 射线及超声心动图可无异常,放射治疗后 2 周,心电图可出现异常,多见 ST-T 改变,QRS 低电压,其他可见房性早搏,室性早搏或 Q-T 延长,放化疗后的心脏毒性在停药后 2~3 周可逐渐缓解,手术应在治疗 3 周后进行更安全。大量心包积液可进行心包穿刺,抽取心包积液,激素治疗,待症状改善后再进行手术。

(二)对呼吸系统的影响

所有的烷化类抗癌药,如甲氨蝶呤、博来霉素、亚硝基脲类都可引起肺炎、肺纤维化;甲氨蝶呤可使肥大细胞出现脱颗粒现象,引起过敏性肺炎,与用药剂量无关,用药后即刻发生;用甲氨蝶呤、环磷酰胺治疗过程中可发生罕见的类似 ARDS 肺炎;博来霉素总量高于 300 mg 时可引起肺毒性,发生肺纤维化,术中吸入纯氧可加重这种毒性作用。放射线治疗后也有肺损伤,一般放疗 3~4 周后,肺发生急性炎性细胞浸润,肺泡间质水肿,肺泡内充满渗出液,胶原纤维增生,病变轻,炎症可吸收,肺恢复正常,若损伤严重,最终发生肺纤维化。临床表现患者可有干咳、气促、呼吸困难、低氧血症。术前要做充分检查,放化疗后重视肺功能的评估。

(三)对肝肾功能的影响

大多数化疗药如甲氨蝶呤、5-氟尿嘧啶、阿糖胞苷、阿霉素、柔红霉素、环磷酰胺和顺氯氨铂等都可导致肝损伤,放射治疗可引起放射性肝炎,远期可导致肝硬化,术前检查肝功能和凝血酶原时间,禁忌使用可能引起肝损害的药物。许多化疗药物,如顺氯氨铂、丝裂霉素、甲氨蝶呤、环磷酰胺等可引起一过性肾功能损害。

(四)对血液系统的影响

大多数化疗对骨髓都有不同程度的抑制,首先表现为白细胞总数减少和

中性粒细胞减少,随后血小板减少,严重者可出现全血象减少,术前应及时纠正。

另外,化疗后可使机体氧自由基生成增多,细胞膜破坏,电镜下可见红细胞膜向外呈嵴状、刺状以及棒状突起,并有破孔及胞质外溢现象。红细胞硬度和脆性增加,红细胞变形能力下降,化疗后全血黏度增高,微循环存在潜在危险。术前应用清除氧自由基物质,如维生素C,1.6-二磷酸果糖处理。

(五)对胃肠道的影响

一些化疗药物可引起恶心、呕吐等,抗代谢类和大多数抗生素类抗癌药可引起腹泻和口腔溃疡,导致脱水和电解质紊乱。术前应纠正。

(六)对中枢神经和自主神经系统的影响

一些化疗药如氮芥,长春新碱和顺氯氨铂可导致中枢神经系统和周围神经损害,年龄大或并有肝损伤患者具有高度危险性,临床表现为指端麻木、腱反射减弱或消失、感觉异常、体位性低血压和麻痹性肠梗阻等神经毒性。术前应详细询问并注意知觉状态,某些病例区域阻滞和椎管内麻醉应属禁忌。放疗对脊髓的损伤多与放射剂量呈正相关,一般放射剂量大于35～40 Gy,可发生由于放射抑制髓鞘的形成使神经暂时性脊髓脱髓鞘所致。临床上多表现为以双下肢感觉异常或轻微感觉减退,以后逐渐发展可出现感觉运动障碍。放疗后患者选择椎管内麻醉应慎重。

第二节 术前用药和麻醉的选择

食管癌手术术前药的使用原则与一般全身麻醉术前药的使用原则相同。由于反流误吸的危险增加,这类患者术前镇静药的用量应酌情减量。为防止误吸还应使用抗酸药与胃动力药。咪达唑仑,H受体拮抗剂(雷尼替丁50 mg,静注;胃复安术前1小时10 mg,静滴),必要时使用全胃肠动力药加斯清。麻醉方法:选择全身麻醉或全身麻醉复合硬膜外麻醉,如只开胸手术,可选用全身麻醉复合硬膜外麻醉,术后硬膜外镇痛;如胸腹联合切口颈部吻合,选用全身麻醉,术后静脉镇痛。

一、麻醉药的选择

(一)吸入性麻醉药

1. 氟烷

显著抑制心肌收缩力,减慢心率,降低外周血管阻力,使心输出量减少,血压下降。由于氟烷能防止手术刺激引起的心率增快和血压升高,使心肌耗氧量减少,且其减少程度超过心排血量和动脉下降的程度,从而对缺血性心肌有一定的保护作用。氟烷降低儿茶酚胺诱发室性心律的阈值,故在氟烷麻醉时应用肾上腺素有诱发室性心律失常甚至室颤的危险,必须注意。

2. 恩氟烷

恩氟烷对循环系统有抑制作用,抑制程度随剂量增加而加重。不增加心肌对儿茶酚胺的敏感性。恩氟烷引起的血压下降是抑制心肌与血管扩张的结果。

3. 异氟烷

对心肌的抑制作用较恩氟烷及氟烷轻。异氟烷使血压下降主要是由于周围血管阻力下降。心排血量几乎不减;它能减低心肌氧耗量及冠状动脉阻力,但并不改变冠状血管血流量;对肝、肾功能无影响。

4. 七氟烷

抑制心肌收缩力的程度与异氟烷相似。七氟烷引起血压下降与心功能抑制。不增加心肌对儿茶酚胺的敏感性,对呼吸道无刺激,扩张支气管作用较其他吸入麻醉气体强。

(二)静脉麻醉药

1. 硫喷妥钠

对循环有明显的抑制作用,其对心血管的影响主要是静脉系统扩张和心肌收缩力抑制;对血容量不足和心脏代偿能力差的病人应避免使用。

2. 氯胺酮

是唯一具有镇静、镇痛和麻醉作用的静脉麻醉药。对心肌本身有抑制作用,但由于兴奋交感神经中枢而出现心脏兴奋作用,表现为心率增快、心指数增加、外周血管阻力增加、主动脉压和肺动脉压增高。当交感神经兴奋性减弱时,心肌抑制作用就显示出来,产生血压下降。由于对心血管系统的兴奋作用,还使心肌耗氧量增加。因此,冠心病、肺动脉高压和高血压的病人,避免使用。

3. 依托咪酯

对心血管系统无明显影响,心血管系统稳定是依托咪酯的突出优点。对冠状血管有轻度扩张作用,心肌耗氧量降低,心肌收缩力无明显改变,有利于心肌氧供或血流受损的病人。但此药可引起肌痉挛、肌强直等不良反应,长时间应用有抑制肾上腺皮质功能作用。

4. 丙泊酚

诱导剂量的丙泊酚对心血管系统有明显的抑制,可使动脉压显著下降。

丙泊酚引起的血压下降主要是由于周围血管阻力降低的缘故。周围血管扩张、阻力下降的程度甚至大于等效量的硫喷妥钠。丙泊酚对心血管系统的抑制作用与患者年龄和注药速度有关，应用时应注意。对慢性阻塞性肺疾患的病人，丙泊酚有支气管扩张作用。但不同于氟烷与氯胺酮提供有效的支气管扩张。

5. 咪达唑仑

咪达唑仑对血流动力学影响轻微，表现为心率轻度增快，平均动脉压轻度下降，左室充盈压和每搏量轻度下降，对心肌收缩力无影响。对心功能差的病人，用药后心功能有所改善，表现为肺毛细血管楔压下降和心指数增加，提示此药可用于低心排血量病人。但低血容量病人用此药后由于充盈压和外周阻力下降，血压可显著下降，以避免应用为宜。咪达唑仑有一定的呼吸抑制作用，其程度与剂量相关。对慢性阻塞性肺疾病病人引起的呼吸抑制持续时间较正常人更长，对 CO_2 通气反应恢复的时间较正常人延长1倍。

6. 芬太尼

对心肌收缩力和血压无明显影响，心率减慢。常用于心血管手术麻醉。芬太尼对呼吸有抑制作用。单次注射作用时间短暂，与其再分布有关。如反复多次注射，则可产生蓄积作用，其作用持续时间延长。可在用药后3～4小时出现延迟性呼吸抑制，临床上应警惕。

7. 瑞芬太尼

对呼吸有抑制作用，但停药后3～5分钟恢复自主呼吸。可使动脉压和心率下降20%以上，下降幅度与剂量不相关。不引起组胺释放。也可引起恶心、呕吐和肌僵硬，但发生率低。瑞芬太尼在体内的代谢途径是被组织和血浆中非特异性酯酶迅速水解，代谢产物经肾排出。因此，瑞芬太尼更适用于静脉输注，瑞芬太尼制剂中含有甘氨酸，对脊髓有一定的毒性，不能用于椎管内注射。

（三）肌肉松弛药

琥珀胆碱由于易引起心律失常和其他诸多副作用，增加腹内压，反流误吸风险增加，食管癌手术应避免。非去极化肌松药用法相似于其他手术：由于静脉麻醉药的不断发展和更新，静脉用药诱导快，循环系统平稳，较吸入麻醉诱导舒适，目前临床多采用静脉诱导麻醉。食管癌患者常有反流、误吸的危险，因此清醒气管内插管优于快速诱导气管内插管，但气管插管时均应压迫环状软骨。如有食管气管瘘，则在气管插管前尽量维持自主呼吸，避免正压通气，以免气体经瘘管造成腹胀。

二、气管插管方法的选择

食管手术切口分为左胸切口、右胸切口、胸腹联合切口、颈胸联合切口或颈腹联合切口等。根据手术方式不同,可选择不同的插管方式。经胸切口进行食管癌切除术应用双腔管有利于同侧肺萎陷,便于手术。若不经胸切口或没有双腔管器械可应用单腔管。

为了胸内食管手术创造安静的手术野,利于减轻肺的创伤,我们通常都采用肺隔离技术,食管手术目前大多用双腔管隔离。根据切口可选择左右侧双腔管。目前以双腔管周长与相同周长单腔管的尺寸表示双腔管的规格,临床上根据患者身高和体形来选择管号。一般女性身高 160 cm 以下者选择 35F 双腔管,身高 160 以上者选择 37F 双腔管,男性身高 170 cm 以下选择 39F 双腔管,身高 170 以上选择 41F 双腔管;身高 170 cm 的成人患者导管尖端距门齿 29 cm,身高每增减 10 cm 插管深度相应增减 1 cm。双腔管的插管方法与气管内插管方法基本相同,经口明视,充分暴露声门后,支气管斜口向上插入声门,支气管套囊经过声门后左侧双腔管逆时针旋转 90°,右侧双腔管顺时针旋转 90°,推进导管至预计深度,快速听诊确定双腔位置,第一步先将主气管内套囊适当充气,听诊双肺呼吸音,如果双肺呼吸音不一致,气道阻力大,表明双腔管插入太过深,后退 2~3 cm。第二步确定支气管导管的位置,将支气管套囊适当充气,听诊双肺呼吸音。第三步单肺通气,分别听诊呼吸音。用纤维支气管镜确定双腔管位置才是最可靠的方法。气管和支气管套囊适当充气,以免压力过大造成气道的损伤,支气管套囊充气不应超过 5 mL;术中应慎用氧化亚氮,应用 70% 的氧化亚氮可使支气管套囊的容积从 5 mL 增大到 16 mL。另外,单肺通气在临床应用中可能会遇到低氧血症,发生低氧血症的主要原因包括隔离技术机械性因素,通气肺本身的病变以及双肺的通气血流比失调;针对单肺通气时发生低氧血症的原因,一般采取以下措施减少低氧血症的发生。

(1) 再次纤维支气管镜确定双腔管的位置。

(2) 通气侧的肺应维持足够的潮气量和呼吸频率,可接近双肺通气时的潮气量和呼吸频率。

(3) 提高吸入氧气浓度,甚至吸入纯氧。提高吸入氧气浓度可使通气侧肺动脉血氧分压增高,从而使肺血管扩张,通气侧血流量增加,降低通气血流比失调。

(4) 对萎陷肺采用 3~5 cm H_2O CPAP,间断膨胀,增加功能残气量,增加动脉氧合。

(5) 避免使用影响缺氧性肺血管收缩的血管活性药物,如硝普钠等。

(6) 及时吸出导管腔内的分泌物、血液和组织碎屑,保持通气侧管腔和气道通畅。

肺隔离技术的并发症主要是气道创伤,防止发生气道损伤的措施是:麻醉前通过胸部 X 射线检查。CT 片正确评估气管;选择恰当规格的导管;导管润滑油充分润滑;导管气囊充气适当,压力不能太大,避免使用氧化亚氮;插管时操作轻柔。

麻醉维持可用静脉麻醉,静脉持续输注丙泊酚、瑞芬太尼。间断追加肌肉松弛剂,术后静脉持续输给芬太尼镇痛;也可用静脉麻醉复合吸入麻醉;还可用静脉复合吸入或硬膜外麻醉,术后持续硬膜外镇痛对呼吸抑制轻,减少了静脉镇痛药的应用,更适合于术前合并慢性阻塞性肺疾病的患者。术中单肺通气的时间不宜超过 45 分钟,双肺通气前先吸引开胸侧分泌物。

第三节 术中术后的管理

一、体位

食管手术采用的手术入路较多,腹段食管手术仅通过腹部正中切口即可,大部分食管手术为胸段食管手术,需要开胸。大多左侧开胸,部分手术甚至需要颈胸腹部联合切口。有时为避开左侧主动脉的干扰,而采用右侧开胸。患者的体位多用右侧卧位或左侧卧位。在仰卧位时把监测放置好,有创动脉置管一般在下侧手臂的桡动脉或肱动脉;中心静脉置管多采用右侧颈内静脉,如手术需颈部吻合,在吻合的对侧颈部放置中心静脉导管;仰卧位时麻醉诱导气管内插入双腔导管,确定好导管位置。因麻醉后静脉血管张力消失,将病人放置手术体位时,必须意识到容易发生低血压。体位放置好以后再次确定所有监测无误,再次确定双腔气管导管的位置,侧卧位时容易并发臂丛神经损伤,仔细检查手臂没有受压或者过度伸展,脉搏血氧饱和度监测放置在下侧手臂,可及时发现手臂的血循环是否障碍,及时检查下侧手臂有无受压。

二、术中监测

所有食管手术,除常规监测心电、无创血压、脉搏血氧饱和度、呼气末 CO_2、尿量、体温等外,还应该根据患者的具体情况,选择有创监测和呼吸力学连续气道监测:

1. 动脉血气分析监测

术中单肺通气时,尽管吸入纯氧,但仍有约 10% 的患者存在发生低氧血症的危险,术中连续脉搏血氧饱和度的监测可反应动脉血氧的情况。但不能及时反应动脉血氧情况,例如:当 $PaO_2 \geq 400$ mmHg 时,或 $PaO_2 < 200$ mmHg 时,脉搏血氧饱和度都为100%,但 $PaO_2 < 200$ mmHg 时,患者容易发生低氧血症。单肺通气时,由于通气血流比失调等呼气末 CO_2 分压与动脉血 CO_2 分压之间的相关性显著下降,呼气末 CO_2 分压不能反映动脉血 CO_2 分压。因此,单肺通气前和单肺通气后20分钟,都应监测动脉血气分析。

2. 有创动脉压监测

手术过程中分离食管时,可使心脏和主动脉受压或/和迷走神经受刺激而出现心律失常、血压下降、脉压差变窄等急剧的血流动力学变化,有创动脉压的监测能及时发现血流动力学的紊乱,为对症处理争取了时间。

3. 中心静脉压的监测

在胸科手术中,因为病人体位和开胸的原因,中心静脉压的数值并不十分可靠,不能只以中心静脉压的数值来指导液体补充,应动态观察。但可帮助指导术后液体的补充。

4. 呼吸力学连续气道监测

胸科手术单肺通气时双腔管位置不当的发生率很高,可达34.7%,术中由于病人体位变动和手术操作双腔气管导管均可发生移位。另外,由于手术时可能会刺破对侧胸膜,引起对侧张力性气胸或胸腔内积液。因此,术中必须进行呼吸力学气道监测,监测的参数有流速、潮气量、分钟通气量、气道峰压、气道平台压、呼气末压、压力容量环和流速容量环等。

5. 呼气末 CO_2 分压

在双肺通气时,呼气末 CO_2 分压与动脉血 CO_2 有很好的相关性,然而在单肺通气时,呼气末 CO_2 分压与动脉血 CO_2 分压之间相关性显著下降,呼气末 CO_2 分压不能准确反映动脉血 CO_2 分压。

三、术中输液输血的管理

1. 术中输液

患者入手术室后,第一步应先补充自手术前晚禁食后至入手术室的不感蒸发量,成人按每小时 1~2 mL/kg 计算,小儿按每小时 2~4 mL/kg 计算。第二步,手术开始后是以补充术中丢失的液体为目的,除全麻外,硬膜外麻醉手术应进行适当输液扩容。一般于麻醉前多输入 300~500 mL 的晶体液以扩充血管扩张所增加的容量。第三步,根据手术创伤的大小,术中再追加补充性液体,一般小手术可按每小时 4 mL/kg 输入。中等手术可按每小时 6 mL/kg 输入,大手术可按每小时 8 mL/kg 输入。第四步,测量患者失血量,当失血量超过 20%,则需用适当胶体液补充。第五步,输入过程中监测各项生命体征,按照实际情况调整输液速度与剂量。尿量维持在每小时 1 mL/kg 以上。

2. 术中输血

(1) 少量出血的处理:少量出血一般是指出血量少于患者血容量的 15%,此时可补充 3 倍平衡盐溶液或相当于失血量的代血浆溶液。

(2) 中等量出血的处理:当出血量为患者血容量的 15%～30% 时,属于中等量出血。在患者没有严重的心血管和呼吸系统疾患,心肺有较强代偿功能的情况下,可输平衡盐溶液和血浆代用品。根据 HCT 和血红蛋白来补充浓缩红细胞,因输血会引起肿瘤患者的免疫抑制,因此当血红蛋白为 100 g/L,HCT 为 30% 甚至为 25% 仍为安全,可考虑不用输血。

(3) 大量失血的处理:当出血量超过血容量的 30% 时为大量出血,出血量达血容量的 50%,除补充浓缩红细胞外,还需输凝血因子、新鲜冰冻血浆、血小板和冷沉淀,根据出血原因来补充,以改善凝血功能。

四、术后苏醒期

手术结束后,自主呼吸恢复,患者清醒,通气量满意,通常将气管插管拔出。如术后因心肺功能以及手术过程决定需要延长呼吸机支持呼吸的患者,在转入 ICU 前将双腔管换为单腔气管导管。

五、术后并发症

食管癌术后最常见的并发症包括肺不张、肺水肿、呼吸道感染、吻合口瘘、心肌梗死、肺栓塞和乳糜胸,要动态观察和及时处理,具体详见后面章节。

第六章

食管癌合并胸膜粘连肥厚的手术治疗

第一节 食管癌手术治疗的原则

外科治疗是目前食管癌最主要、最有效的首选治疗手段。其治疗原则必须服从一切恶性肿瘤的治疗原则。外科治疗虽是目前较好的治疗方法,但不是最理想的治疗方法。因为在治疗的同时,也给患者身体造成较大的创伤和打击,更不是一刀即能彻底解决问题的方法。因此,在想方设法为患者进行有效治疗的同时,还应力求减少对患者造成的各方面的创伤,这就是外科总的治疗原则。大体可归纳为三方面内容:

一、以手术为主的多学科、多方法的综合治疗

这是目前治疗癌肿必须充分考虑和遵循的。事实已经证明,单一的学科或单一的治疗方法不能彻底解决癌肿的治疗问题。但如何做到多学科和多方法的有机综合治疗,这就必须根据具体情况分别对待,很难有一个统一不变的方法。不断丰富自己的经验和改进技术,才能做到心中有数,得心应手,有的放矢,取得治疗的最好效果。决不能满足于自己的一得之见和有限经验。

二、手术应以最大限度切除癌变组织,包括癌变上下足够长度的正常组织和可清扫的淋巴组织,达到根治的目的

手术应以最大限度切除癌变组织,包括癌变上下足够长度的正常组织和可清扫的淋巴组织,达到根治的目的。但同时又必须以最大限度保留健康组织,尽量减少对正常器官和组织的损伤,减少对正常器官和组织功能的影响。总之,既要做到对肿瘤进行彻底切除,又要尽可能保证患者术后的生活质量,做到矛盾的统一。

三、施行食管癌外科手术,必须对食管的生理学和解剖学知识有很好的了解和掌握,虽然食管与其他器官同属消化道,但有其不同之处

施行食管癌外科手术,必须对食管的生理学和解剖学知识有很好的了解和掌握,虽然食管与其他器官同属消化道,但有其不同之处。

(1) 食管由咽至胃的全程与很多重要结构,如气管、喉返神经、胸导管、奇静脉、心脏、主动脉及其分支和肺门都密切相关,食管周围的淋巴结极其丰富,与颈部、纵隔、上腹部的淋巴结相连,因此做食管外科手术,必须首先熟悉其解剖特点,才能在手术中采用相应的外科操作方法。

(2) 食管无浆膜层,而浆膜层为最有力的愈合组织,对胃肠手术极其重要。加之食管肌层脆弱,大部分为纵行纤维,环行纤维较稀薄,所以缝合后不耐拉力,愈合延迟。食管的血液供应是分段的,有时若将食管带游离至吻合处 3～9 cm,其血液供应即会发生障碍,这一点很重要。故在切断处的下方,应尽量少游离食管。

(3) 食管有独特的生理特性,它可沿周径膨胀或后缩变短,但极难伸延长度,故作吻合时,在缝线上绝不可有张力。剥离食管不可过长,除下段外只能向上牵拉,因食管血管越斜行向下,迷走神经支从上向下紧贴食管壁,故较难将食管下拉;如切断所有的迷走神经,下拉食管时也只可下移少许。

因此,如果只有一段食管被切除,对端吻合是可能的,如果切除超过 3 cm 的食管,则应该将病变下方的食管全部切去,并将胃拉至胸腔内,与食管上段的残端吻合。食管壁纵行的切口仍应作纵的缝合,除非切口极短,事实上很难作横的缝合或缝合的张力极大,这与肠管的切口不同。但食管能向周径扩张,纵的缝合并不致造成狭窄。

(4) 食管与口腔连接,吞咽时食管上下滑动,自己也有蠕动功能,会增加吻合口的张力。唾液随时下咽,口腔致病菌的种类繁多,因此除了在食管外科手术前要应用有效抗菌素外,术中应尽量注意防止污染,操作时尽量做到无菌,采用敷料保护切口,将有菌与无菌操作步骤所用的敷料与器械分开等,并尽量防止胃及食管内分泌液流入胸、腹腔,造成胸、腹腔感染和吻合口周围的感染,否则将会影响吻合口的愈合。术后抗菌素的应用、有效通畅的胸腔引流和胃肠减压对食管外科手术的成功也有至关重要的作用。

第二节 经胸膜外间隙食管癌切除术

一、手术方式的理论基础

胸膜粘连是由于纤维蛋白沉着于胸膜上，或有肉芽组织增生，可导致胸膜增厚，若有相对两层胸膜粘着就成胸膜粘连。胸膜增厚和粘连是胸膜炎和胸腔积液的结果。胸膜增厚可为局限性或广泛性的，广泛的脏层胸膜增厚会影响肺的呼吸功能，广泛的壁层胸膜增厚可使肋间隙变窄，胸廓缩小。所以只要胸膜腔内有渗出的积液，积液中的纤维蛋白沉着在胸膜上，便可导致胸膜增厚，如果纤维蛋白不断沉着，相对的两层胸膜就逐渐粘着了，或者胸膜腔内有肉芽组织增生，也可导致胸膜增厚以致粘连。

严重胸膜性疾病导致壁层胸膜和脏层胸膜之间广泛的粘连以及胸膜明显的增生肥厚，致使部分食管癌合并胸膜肥厚粘连的病人无法进入胸腔达到手术区域而不能进行手术治疗，胸内筋膜和壁层胸膜之间有一层疏松的结缔组织构成的胸膜外间隙，我们通过对胸膜外间隙的研究发现，在壁层胸膜和脏层胸膜广泛粘连和增生肥厚的病人，此间隙仍然存在，而且胸内筋膜和壁层胸膜之间粘连较轻，通过分离此间隙可以到达后纵隔，将食管切除。且由于壁层胸膜增生肥厚，分离时不会因牵拉、切割而伤及肺组织。

食管癌的淋巴引流：食管黏膜及黏膜下层淋巴管形成一个复杂的互联网络，黏膜下淋巴管主要为纵行，其纵行淋巴管的数量是横行的6倍，并断续穿过肌层，回流到局部淋巴结，部分患者可直接回流到胸导管，而纵隔淋巴管可直接回流到胸导管或奇静脉，食管纵向引流大于横向环形引流，食管的上2/3主要引流向口侧，下1/3主要引流向肛侧，故食管癌多纵向远处淋巴转移。

清除区域淋巴结：按常规方法清扫食管旁及肺门隆突下气管旁淋巴结。

奇静脉和淋巴导管的处理：结扎奇静脉及胸导管

二、手术方法

采用颈胸腹三切口。沿第5肋间用龙胆紫溶液画出切口线，前自肋弓绕过肩胛下角，在肩胛与脊柱间向上止于第4后肋部。沿切口皮下及皮内均匀注入200 mL生理盐水加1:1000的肾上腺素2 mL混合液，切开皮肤可以完全不用止血。胸壁肌层用粗丝线在切口上下缝扎切断，或用大弯止血钳分束钳夹切断后缝扎。在骶棘肌外缘剪断第5肋骨，切开第5肋间肌及壁层胸膜进胸，肋间血管及肋间神经钳夹切断结扎，如果壁层胸膜和脏层胸膜粘连较轻，则分离粘连进入胸腔，按常规方法行食管癌切除术。如果粘连严重、增生肥厚明显，无法进入胸腔，则分离胸内筋膜与壁胸膜之间的疏松结缔组织构成的间隙达后纵隔,将食管肿瘤切除。颈部切口是一个常规的切口。因颈段食管稍偏左侧,左侧切口对食管的显露和游离操作均较右侧切口方便,故一般多采用左侧颈部切口。颈部切口方法:病人头稍后仰使颈部延伸,面部偏右侧,沿胸锁乳突肌前缘,上起自甲状软骨上缘,下至胸骨上切迹,切开皮肤、颈阔肌及颈深肌膜,将胸锁乳突肌及颈动脉向外牵拉。在切口下部切断肩胛舌骨肌及胸舌骨肌,沿气管及甲状腺外缘分离即可显露食管。游离胃的目的是在保证有充足的血液供应的前提下,使之能够替代已切除的(或未切除—短路术)食管,以重建消化道。首先自横结肠中部开始向两侧解离结肠—大网膜。也可用切除胃—结肠韧带来替代结肠—大网膜的解离。通常应在胃—网膜血管弓外侧的 2 cm 或 3 cm 处结扎、切断胃—结肠韧带,应特别注意,切勿损伤血管弓。解离循胃—网膜右动脉的走行向右延伸,直至幽门下方。同时应适当游离或松解幽门及十二指肠的第 1~2 段,这样有利于胃向胸腔或颈部的提升。右侧的解离完毕之后再转向左侧,为了避免因过度牵拉而损伤脾脏的内侧面,可于脾脏后面的脾窝内垫一纱布垫。依次结扎、切断胃—网膜左动、静脉和胃—脾韧带及胃短血管。胃—脾韧带较短时,自上方解离胃的悬韧带或自上而下打开小网膜腔,更有利于结扎胃短血管。

胃大弯侧游离完毕之后,再自肝动脉左缘开始,于肝脏的附着处,自右向左切断小网膜。解离过程中,如果出现肝左动脉支,应先用血管夹临时性阻断。当阻断后出现肝脏大面积脱色,则应保留该动脉。于膈肌食管裂孔前面向左侧延长后腹膜切口,暴露食管和左膈肌脚。然后再切开覆盖于右膈肌脚前面的腹膜,充分游离腹段食管并置一牵引带。

三、食管癌的淋巴结清扫术

食管癌的淋巴结清扫包括颈、胸、腹三区域清扫。一般认为下咽颈段食管癌的淋巴结转移以颈部、上纵隔为主,腹部的淋巴结转移较少;而胸段食管癌的淋巴结转移情况,各家报告略有差异。但总的来说,胸上段食管癌主要转移至颈部、上纵隔和胸段食管旁淋巴结。胸中下段食管癌则主要转移至上纵隔、胸段食管旁和腹部淋巴结。另一方面,淋巴结清扫的范围越大,手术创伤就越大,手术时间越长,因而术后并发症的发生率越高,尤其是呼吸道并发症和喉返神经麻痹。早期的病例,三区域淋巴清扫的 5 年生存率明显高于二区域(胸腹)者。但近年二区域淋巴清扫的范围较前更为广泛,以及随着影像学诊断水平的提高,术前淋巴结有无转移的诊断正确率亦相应提高。所以,多数学者主张,胸中下段食管癌患者术前无明显淋巴结肿大者,只需行二区域淋巴清扫,无须常规进行颈部淋巴清扫术,为胸段食管癌根治术不同术式的淋巴清扫范围。自胸骨后用手钝性分离做一隧道至颈部切口,将胃自此通道提至颈部与颈部食管残端吻合。胸膜外间隙放置胸腔闭式引流。术后常规防止感染和营养支持疗法。

四、治疗结果

于严重胸膜粘连肥厚的食管癌因无法进入胸腔的病人,通过此间隙可以完全行食管癌切除术,手术及术后并发症以及5年生存率较常规的食管癌切除术无统计学差异。我们认为对于严重胸膜粘连肥厚的食管癌因无法进入胸腔的病人是一种值得推广应用的手术入路。

第三节 常规手术入路

食管癌和贲门癌切除手术的开胸切口,主要根据病变部位、病变长度、吻合部位及食管的重建方式来选择。目前,对食管中段、下段癌和贲门癌切除,仍多采用左胸后外侧切口。对食管中段癌,有术者提倡用右胸后外侧切口及腹部切口。也有术者对上段食管癌切除采用颈胸联合切口,对贲门癌切除采用胸腹联合切口。以上这些切口对食管的显露和手术操作各有利弊,手术者可根据个人的经验和擅长,结合人员和设备条件选择应用。食管癌切除术,不论病变部位高低,都需要作食管、胃或结肠的游离,胸腔和腹腔都要剖开。因此,不仅要求病人有合适的体位,更需要手术野充分暴露以便于手术操作。

一、左胸后外侧切口

这是食管癌或贲门癌切除,胃移植重建食管的理想切口,也是多数术者常用的切口。由于下段食管的位置偏向左前方,左胸切口对下段食管和胃底显露最好,便于手术操作。可以通过一个左胸切口,切开膈肌,将胃游离后提到胸腔内任何部位与食管吻合。对上段食管癌切除,也可以经左胸切口,将胃提至颈部与食管吻合。在肾脾胃韧带内的胃短动脉、胃网膜左动脉分束切断结扎,膈肌角钳夹切断后,胃左动脉可以得到较好的显露。所以,这种切口对胃左动脉的处理及其周围淋巴结的清除,远较其他切口方便。对于食管癌或贲门癌,经过探查不能切除,依据病变部位,作主动脉弓上或弓下食管胃转流吻合术,也以左胸切口最方便。在中段食管癌与主动脉弓或降主动脉有粘连的分离过程中,如遇到主动脉或主动脉弓损伤处理时,左胸进行操作远比右胸切口方便。左胸切口的唯一不足之处,是对主动脉弓平面上下的中段食管癌,显露操作不便。特别是癌瘤与奇静脉有粘连,需要结扎切断奇静脉切除癌瘤时,左胸切口操作没有右胸切口方便。左胸后外侧切口开胸方法,左侧开胸方法,目前常用的有两种。

1. 切除肋骨由肋床进胸法

对食管癌切除需作主动脉弓上或颈部食管胃吻合者,沿第 6 肋切口,前自肋弓绕过肩胛下角向上止于第 4 后肋部。切开胸壁肌层,分离肋骨骨膜,将第 6 肋骨全部切除,然后切开肋骨骨膜及壁层胸膜进入胸膜腔。贲门癌切除,食管胃主动脉弓下吻合者,如上法切除第 7 肋骨进胸。有的术者对胸腔顶食管胃吻合或主动脉弓位置较高的病例,还主张切除第 5 肋后部一小段,或切断第 7 肋软骨,以求扩大切口,得到胸腔顶和腹腔的良好显露。这一开胸方法,不仅费时间较长,且失血较多,术后由于肋骨骨膜骨化及切口的瘢痕形成,病人常有较长时间的切口疼痛及不适感觉。

2. 由肋间进胸法

现多数学者常规采用这种开胸方法。食管癌切除手术,沿第 6 肋间用龙胆紫溶液画出切口线,前自肋弓绕过肩胛下角,在肩胛与脊柱间向上止于第 4 后肋部。沿切口皮下及皮内均匀注入 200 mL 生理盐水加 1∶1000 的肾上腺素 2 mL 混合液,切开皮肤可以完全不用止血。胸壁肌层用粗丝线在切口上下缝扎切断,或用大弯止血钳分束钳夹切断后缝扎。在骶棘肌外缘剪断第 6 肋骨,切开第 6 肋间肌及壁层胸膜进胸,肋间血管及肋间神经钳夹切断结扎。贲门癌切除行食管胃主动脉弓下吻合者,如上法由第 7 肋间进胸。对个别病例需作胸腔顶吻合或胸腔上部显露不满意时,待食管下段和胃完全游离后,在游离主动脉弓后食管时,可将第 5 肋后部剪断。这种开胸方法,不仅失血很少而且缩短了开胸时间,一般 5~10 分钟即可顺利进入胸腔。采用左胸后外侧切口开胸时,病人取右侧卧位,于右胸腋下垫一长方形薄枕,上铺一巾单,前方用一较粗、后方用一较细的沙袋卷固定。右上肢伸直固定,左上肢自然屈曲放于右侧,不作悬吊。右下肢伸直,左下肢屈曲,左膝下垫一厚的棉枕,病人髋部用固定带固定于手术台(图 6-3-1、图 6-3-2)。如预行颈部食管胃吻合,体位同上,应同时准备颈部及胸部皮肤,左上肢消毒后,用无菌巾裹起置于手术野内(图 6-3-3)。左胸后外侧切口开胸时,参加手术人员的位置和安排如图 6-3-4。

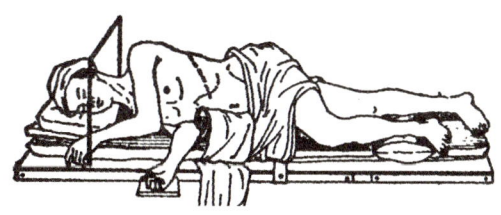

图 6-3-1　左胸后外侧切口病人的体位前面观

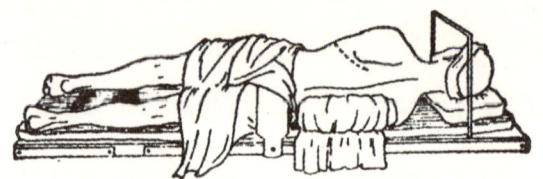

图 6-3-2　左胸后外侧切口病人的体位后面观

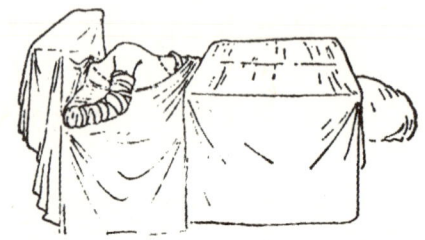

图 6-3-3　颈部和左胸后外侧切口,病人的体位和无菌巾的铺盖

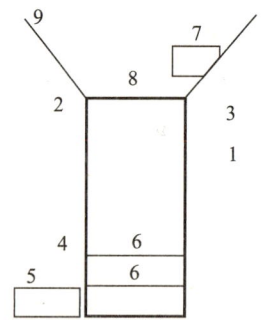

1. 术者　2. 第一助手　3. 第二助手　4. 机械护士　5. 器械台
6. 托盘　7. 麻醉桌　8. 麻醉师　9. 挡布

图 6-3-4　左胸后外侧切口、颈部和左胸后外侧切口,病人的体位和
参加手术人员的位置安排

二、右胸后外侧切口

对中段食管癌或胸上段食管癌切除,右胸后外侧切口比左胸切口,对食管的显露和游离都要好得多。但其突出的缺点是没有一个合适的体位和单一的切口,可以得到胸腔和腹腔的良好显露,便于食管和胃的游离操作。右侧胸腹联合切口或在半左侧卧位的腹部切口,对胃底和胃左动脉的显露和处理都很不方便。由于主动脉弓和降主动脉部位于左侧胸腔内,右侧切口暴露比较困难,术中一旦主动脉或者其分支发生意外损伤出血,在处理上远较左侧开胸困难。

右侧开胸方法病人取与手术台成 45°～60°。的半左侧卧位。如左胸后外侧切口开胸法,沿第5肋间或第6肋间切口进胸。经过探查癌瘤可以切除,决定胃移植作胸内食管胃吻合者,可自胸部切口的前端向左下方延长,切开腹壁,切断肋弓直达左上腹部,完成胸腹联合切口。或另作腹正中或左腹直肌切口,进行胃的游离。

对上中段食管癌切除,预定作胃或结肠颈部吻合者,患者可取右背部垫高15°的仰卧位。由右侧第3肋间或第四肋间前外侧切口进胸,切断上、下两肋软骨探查食管,如经探查癌可以切除,再作腹部切口游离胃,然后作颈部切口完成食管胃吻合。

这种右胸前外侧切口,因病人是仰卧,食管显露比较困难,对食管的游离常需作盲目的钝性分离。因此,癌瘤及其周围转移淋巴结不易彻底清除,有时可能发生出血等意外。这种颈、胸、腹三切口创伤较大,术后并发症较多。故这种切口,只在高位中段食管癌或癌瘤恰在主动脉弓后的病例应用。

三、颈部切口

颈部切口是为了食管胃颈部吻合而作。在食管癌和贲门癌不开胸食管拔除法的手术中,颈部切口是一个常规的切口。因颈段食管稍偏左侧,左侧切口对食管的显露和游离操作均较右侧切口方便,故一般多采用左侧颈部切口。

颈部切口方法,病人头稍后仰使颈部延伸,面部偏右侧,沿胸锁乳突肌前缘,上起自甲状软骨上缘,下至胸骨上切迹(图6-3-5),切开皮肤、颈阔肌及颈深肌膜,将胸锁乳突肌及颈动脉向外牵拉。在切口下部切断肩胛舌骨肌及胸舌骨肌,沿气管及甲状腺外缘分离即可显露食管(图6-3-6)。

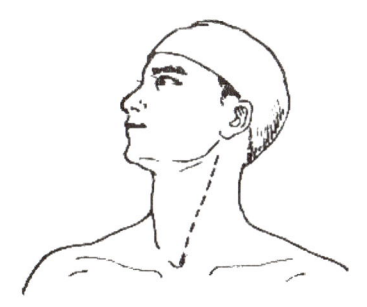

图6-3-5 颈部切口,沿胸锁乳突肌前缘,自甲状软骨上缘下至胸骨上切记

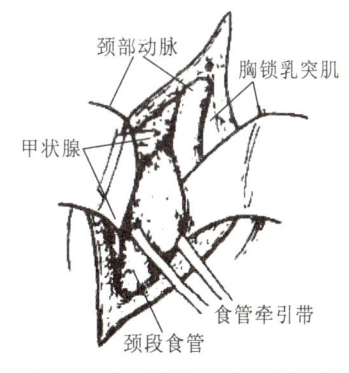

图6-3-6 颈部切口显露食管

四、左侧胸腹联合切口

左侧胸腹联合切口,适用于腹段食管癌、食管癌累及贲门、贲门癌切除。

膈肌切开对食管下段及胃底部显露清楚,手术野较浅,操作方便是其优点。但切口大,需切断肋弓,术后病人咳嗽时切口疼痛较重,切断肋软骨有时愈合不良。这种切口较左胸后外侧第 7 肋间切口,不仅创伤大且费时间较长,故现在较少应用。

左侧胸腹联合切口方法病人取半右侧卧位,与手术台面 45°切口自肩胛间沿第 7 肋向下,经肋缘达左侧腹直肌外缘,再向下延长至剑突与脐之中点(图 6-3-7)。切开皮肤及胸腹壁肌层。经第 6 肋间或第 7 肋间开胸,切断肋弓切开腹膜及膈肌。国外有学者从第 8 肋间或第 9 肋间开胸,因胸部切口过低,对下段食管部分切除后,食管与胃吻合显露不好,操作比较困难。

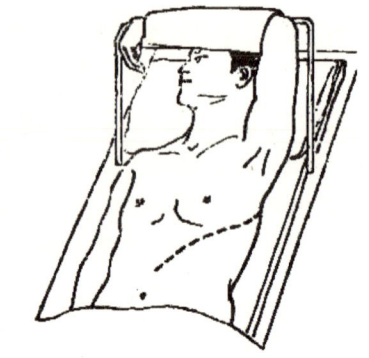

图 6-3-7　左侧胸腹联合切口

五、颈、胸骨、上腹正中联合切口

对于上段食管癌,有的临床医师采取颈横切口联合胸骨及上腹正中切口,以取得良好显露。这种切口的优点是病人仰卧,不打开两侧胸膜腔,因而手术负担较轻。术时气管显露好,易于保护两侧喉返神经。对胸廓入口显露很好,便于清扫该处淋巴及颈部淋巴。在颈部进行食管或下咽部与胃或肠管吻合术,操作甚为方便。由于切开了胸骨,手指可以经气管后方游离食管,同时心脏因胸骨劈开而可以向前移动,便于经膈肌食管裂孔钝性游离下段食管,这样术者两手可以上下游离全部食管而不需开胸。但此切口无法清扫气管隆突下及食管旁可能有转移的淋巴结,因而达不到根治切除的目的。此外,这种切口创伤大、出血多,术后颈胸都留有较显露的瘢痕。

手术方法:病人取仰卧位,颈部取横切口或胸锁乳突肌前缘切口,沿胸骨正中劈开,上腹正中切开至脐,能得到较好的暴露(图 6-3-8、图 6-3-9)。

六、单纯腹部切口

单纯腹部切口主要适用于贲门癌和腹部食管癌较早期的患者。其优点是创伤小,手术后恢复块,腹部淋巴结清扫彻底,不足之处在于食管癌断端切缘容易残留癌,切除食管过长时吻合困难。

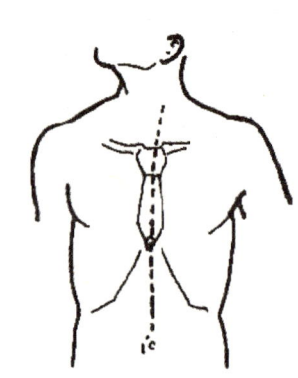

图 6-3-8　颈、胸骨、上腹正中联合切口

手术方法:

(1)病人取仰卧位,经上腹正中切口,必要时可切除剑突或向脐下延长,以扩大手术视野(图6-3-10)。

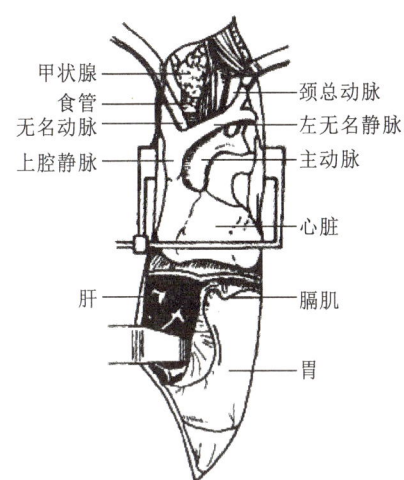

图6-3-9 颈、胸骨、上腹正中联合切口充分暴露

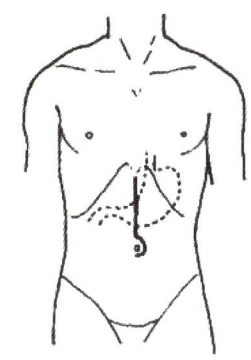

图6-3-10 上颈部正中切口

(2)病人取仰卧位,左胸部垫高25°,经上腹正中切口(达脐下2 cm),将左侧第6肋软骨用刀切断,于左肋软骨切断对侧腹壁处放置开胸器,再切断肝左叶三角韧带,即可将前纵隔及上腹部充分暴露。

(3)病人取仰卧位,胸背部稍垫高25°,先取上腹正中切口,探查确定肿瘤可以切除后将切口向上延长至第3肋骨平面。于第3肋间处切断胸骨,再将胸骨自上向下纵行锯开,即使胸骨呈"T"字形切开,胸骨骨膜及骨部分别用电灼及骨蜡止血。于胸部及腹壁处分别放置开胸器及开腹器,即可将前纵隔及上腹部充分暴露(图6-3-11、图6-3-12、图6-3-13)。

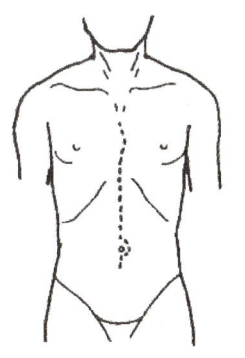

图6-3-11 皮肤切口

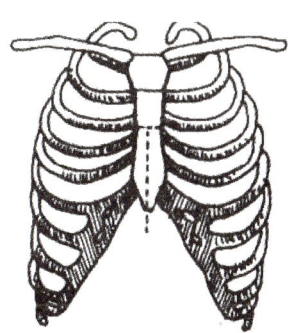

图6-3-12 胸骨劈开

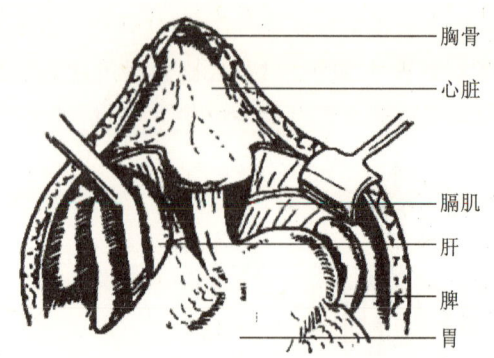

图 6-3-13　膈肌打开后将前纵隔及上腹部位充分暴露

七、非开胸食管拔除术

此术式不合乎肿瘤外科原则,对已外侵癌和附近淋巴结均不能彻底清除。而且由于拔脱挤压有增加瘤扩散的危险,因此要严格掌握手术适应证。此术式的适应证为下咽、颈段食管癌,对于胸段的食管早期癌,其病变限于食管黏膜及黏膜下层,而肌层正常且无淋巴结转移,以及全身情况不良、年老体弱、心肺功能差,不能耐受开胸手术者。采用此术式较常见的并发症是食管床出血、喉返神经损伤和拔脱食管时左主支气管膜部的撕裂。

具体手术方式在后面章节介绍。

第四节　食管癌外科的基本技术要点

一、探查

对于食管癌手术,首先应进行仔细探查,以明确是否有不能切除的病变及腹膜、肝、肺和远处淋巴结转移等。如果探查认为可能存在腹腔动脉干区淋巴结转移,应先于近结肠侧剪开大网膜,进行更全面的探查。食管鳞癌较少发生腹腔转移,而食管下段腺癌则较常见。根据术前病理检查结果或术中探查结果来选择和确定手术的方案。

探查过程中对肿瘤的解离应尽最大的努力,不应只凭自己对肿瘤的印象而随便放弃手术。放弃手术的标准为:病人本身条件处于"临界状态",且只能姑息性切除或肿瘤侵犯气管、支气管和/或胸主动脉。

二、胃的游离

游离胃的目的是在保证有充足的血液供应的前提下,使之能够替代已切除的(或未切除—短路术)食管,以重建消化道。首先自横结肠中部开始向两侧解离结肠—大网膜。也可用切除胃—结肠韧带来替代结肠—大网膜的解离。通常应在胃—网膜血管弓外侧的2 cm或3 cm处结扎、切断胃—结肠韧带，应特别注意，切勿损伤血管弓。解离循胃—网膜右动脉的走行向右延伸，直至幽门下方。同时应适当游离或松解幽门及十二指肠的第1～2段，这样有利于胃向胸腔或颈部的提升。右侧的解离完毕之后再转向左侧，为了避免因过度牵拉而损伤脾脏的内侧面，可于脾脏后面的脾窝内垫一纱布垫。依次结扎、切断胃—网膜左动、静脉和胃—脾韧带及胃短血管。当胃—脾韧带较短时，自上方解离胃的悬韧带或自上而下打开小网膜腔，更有利于结扎胃短血管。

胃大弯侧游离完毕之后，再自肝动脉左缘开始，于肝脏的附着处，自右向左切断小网膜。解离过程中，如果出现肝左动脉支，应先用血管夹临时性阻断。当阻断后出现肝脏大面积脱色，则应保留该动脉。于膈肌食管裂孔前面向左侧延长后腹膜切口，暴露食管和左膈肌脚。然后再切开覆盖于右膈肌脚前面的腹膜，充分游离腹段食管并置一牵引带（图6-4-1）。

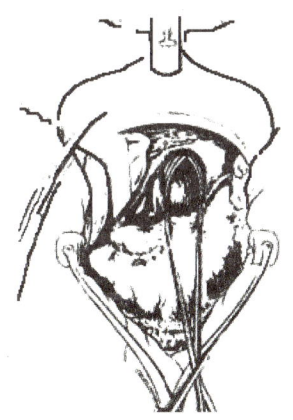

图6-4-1　切开裂孔前面的腹膜，暴露食管和左右膈脚，置一牵引带

三、食管癌的淋巴结清扫术

食管癌的淋巴结清扫包括颈、胸、腹三区域清扫。一般认为下咽颈段食管癌的淋巴结转移以颈部、上纵隔为主，腹部的淋巴结转移较少；而胸段食管癌的淋巴结转移情况，各家报告略有差异。但总的来说，胸上段食管癌主要转移至颈部、上纵隔和胸段食管旁淋巴结。胸中下段食管癌则主要转移至上纵隔、胸段食管旁和腹部淋巴结。另一方面，淋巴结清扫的范围越大，手术创伤就越大，手术时间越长，因而术后并发症的发生率越高，尤其是呼吸道并发症和喉返神经麻痹。早期的病例，三区域淋巴清扫的5年生存率明显高于二区域（胸

腹)者。但近年二区域淋巴清扫的范围较前更为广泛,以及随着影像学诊断水平的提高,术前淋巴结有无转移的诊断正确率亦相应提高。所以,多数学者主张,胸中下段食管癌患者术前无明显淋巴结肿大者,只需行二区域淋巴清扫,无须常规进行颈部淋巴清扫术(图6-4-2)。图6-4-2为胸段食管癌根治术不同术式的淋巴清扫范围。

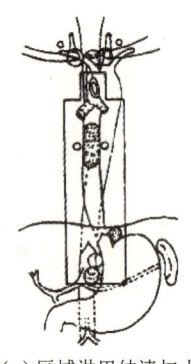
(a)区域淋巴结清扫术

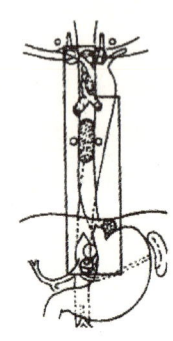
(b)次全二区域淋巴结清扫术

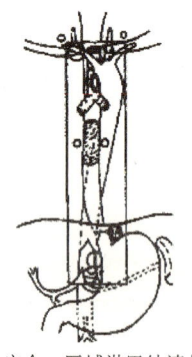
(c)完全二区域淋巴结清扫术

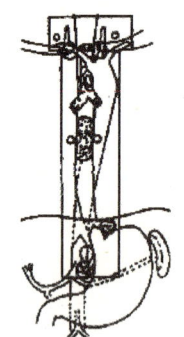
(d)三区域淋巴结清扫术

图6-4-2 胸段食管癌根治术不同术式的淋巴清扫范围

1.颈部淋巴结清扫术

患者仰卧位,肩下垫枕,颈部"U"字形或"T"字形切口。切开皮肤、皮下组织及颈阔肌。游离皮瓣上至下颌骨,下至锁骨上缘,外至斜方肌前缘。解剖、显露颈外静脉,于腮腺下极清扫颈浅淋巴结,切断结扎面动静脉,向外清扫颌下淋巴结。于胸锁关节处切断胸锁乳突肌、胸骨舌骨肌和胸骨甲状肌。切开颈浅筋膜向上剥离至下颌骨,外侧至斜方肌前缘。将胸锁乳突肌完全游离向上牵拉,显露锁骨上窝,自颈内静脉外侧外上方分离,清扫该处淋巴脂肪组织。显露前、中斜角肌,清扫颈深淋巴结和副神经周围淋巴结。

以纱布带将颈内静脉向外侧牵拉,辨认迷走神经,清扫其周围淋巴脂肪组织。于颈内静脉下显露甲状腺下动脉,将其切断结扎。清扫颈部气管旁和气管前淋巴结,肿瘤侵及甲状腺时,行一侧腺叶切除。

2. 胸部淋巴结清扫术

患者取左侧卧位,右后外侧切口第5肋间进胸。沿上腔静脉后缘与脊柱之间,自胸顶至奇静脉弓上缘剪开上纵隔胸膜。游离、切断、双重结扎奇静脉弓。解剖分离右侧迷走神经并将其牵向后外侧,沿上腔静脉后缘向上分离至右锁骨下动脉下缘,清扫气管右前方脂肪组织及淋巴结。沿右迷走神经周围分离,找到右喉返神经并牵向前方,解剖右甲状腺下动脉的下支,切断结扎该血管,清扫周围淋巴结(即为右最上纵隔淋巴结)。将胸上部食管旁淋巴结向食管侧分离,沿食管和脊柱之间游离达食管左侧。沿气管食管间隙游离达左侧。为方便操作,可于肿瘤上方5 cm处切断食管,远端向右下牵拉,气管向前轻拉,清扫气管左侧淋巴结。解剖左侧喉返神经并牵开,清扫气管与主动脉弓间的淋巴结,以及主动脉弓下淋巴结。于脊柱前解剖胸导管,将其周围淋巴结清除。若与肿大淋巴结粘连,应将其结扎切除。继而清扫隆突下淋巴结,自右侧肺门向左侧清扫气管上淋巴结,将其整块切除。隆突以下的中段、下段食管旁淋巴结向食管侧分离,结扎切断食管固有动脉,将食管周围脂肪组织和淋巴结随同食管标本整块切除。最后清扫膈肌食管裂孔周围淋巴结。至此胸部清扫完成。

3. 腹部淋巴结清扫

腹部淋巴结的清扫范围包括胃的1组、2组、3组、7组、8组、9组和11组的一部分(脾动脉根部)淋巴结(图6-4-3)。其中腹腔动脉干区的淋巴清扫较复杂困难,但必须彻底细致进行清扫,这对患者的预后及术后的病理分期有重要的意义。将已游离的胃向上方翻转提起,切开胰腺上缘的腹膜,解剖腹腔动脉干及肝总动脉、脾动脉、胃左动脉三个分支。分别

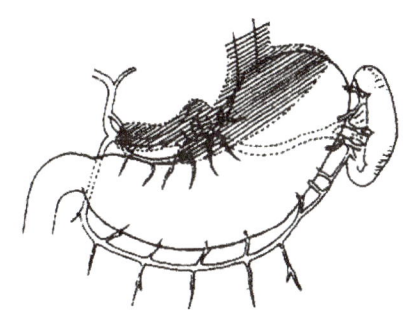

图6-4-3 腹部淋巴结清扫范围

于根部双重结扎切断胃冠状静脉及胃左动脉,清扫胃左动脉旁淋巴结(7组)。沿脾动脉解剖,清扫周围的淋巴结(11组),结扎、切断胃后壁的血管及脾血管的分支。解剖肝总动脉,清扫其周围淋巴结(8组)。然后清扫腹腔动脉周围淋巴结(9组)。继续向贲门方向清扫至膈肌脚,清扫贲门右、贲门左淋巴结。

四、胃管成形术

胃管成形术即切除胃小弯侧的软组织及部分胃壁,纵行缝合胃的切缘,使之成为一个管状胃。用所有胃管替代已切除的食管重建消化道较应用全胃有诸多优点:能较彻底地切除胃小弯侧的软组织和淋巴组织;由于切除了部分小弯侧胃壁,减少了胃酸的分泌,不易发生术后返酸;缩小了胃的体积,上提至胸腔后,对肺功能的影响较小等。这种方法在西方国家应用较我国广泛。

胃管成形术可手法完成,也可借助于机械性切割缝合器来完成。机械性切割缝合器具有切割和缝合的双重功能,临床上常用的有:GIA 型、PLC 型 ILA 型等。另外还有 TA30 型、TA55 型、TA90 关闭器也很常用。关于器械将在后面详细叙述。

胃管的设计主要取决于所有需要的长度。如果需要一个很长胃管,应于距幽门 2 cm 处开始胃管成形,只需保留分布于幽门管前面的两个血管分支。胃壁切开线基本上与胃小弯平行,需切断进入胃壁区的血管。如果拟用吻合器进行食管—胃吻合,腹腔操作时胃的上部不应完全切断,这样牵拉胃管可使胃上升并可将要和食管一起切除的部分胃壁导入吻合器。注意,不应经所成胃管的壁上作切口导入吻合器,同时也不应经所成胃管的末端导入合器,因为可影响胃壁,尤其是吻合口的血运。用细线连续或间断包埋缝合胃的切缘和缝合钉。如果需要较长的胃管时,缝合时应轻轻拉紧胃管,以减少回缩。

1. 胃管的延长

在某些情况下(如需行颈部吻合),所需胃管较长,普通的的胃管往往难以满足需要,这时便需采取一些相应的措施,以增加胃管的长度。常用的方法主要有以下几种:

(1)充分解离胰腺和十二指肠,可使幽门部靠近(上提至)膈肌食管裂孔附近(图 6-4-4a)。

(2)在胃管成形的过程中,牵托胃管有缝合钉一侧的末端。因该侧总是胃管最短的部分。

(3)改变胃管成形顺序,即先切断食管,充分游贲门和胃底部,用 GIA 自上而下纵行切开胃壁(图 6-4-4b)。

(4)在某些罕见的情况下(如:胃过小但需颈部吻合),可采用下面的方法延长胃管的长度:充分解离十二指肠和胰头的后方,切断回盲部至十二指肠第三段的无血管走行的肠系膜根部,再解离胰腺峡部,直至肠系膜上动脉起始部。过样可增加胃管长度 3～4 cm。

图 6-4-4 为胃管的延长术。

第六章　食管癌合并胸膜粘连肥厚的手术治疗

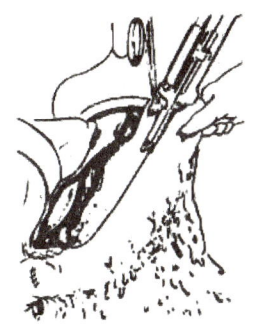
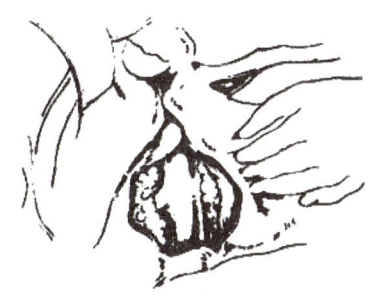

（a）胰十二指肠的解离向内应达腹主动脉；向下达十二指肠第三段　　（b）如果需要较长的胃管进行吻合，胃管的成形应自胃底部开始。边牵拉胃底部边切开胃壁，可增加所需胃管的长度

图 6-4-4　胃管的延长术

2. 胃管过短时的处理

手术过程中，如果所成胃管过短，这时应采用下列处理方法：

（1）用吻合器于胃管前壁行垂直的食管—胃端一侧吻合。

（2）行手法食管—胃管端一端吻合或在可能的情况下，于食管和胃管前壁之间行手法端一侧吻合。

（3）有些日本学者采用节段性胃壁肌肉横断术（即：横行切断胃壁的浆膜层和肌层，利用黏膜层和黏膜下层的伸展性来增加短胃的长度）来增加胃管的长度。

（4）如果是十二指肠限制了胃管的上升，可于幽门处切断胃管，然后行胃—空肠"Y"字形吻合。

3. 胃管血运不良的处理

如果所成胃管呈紫蓝色和无活力状态，通常表示有静脉淤滞存在。这时应仔细核查有无胃管静脉回流障碍或血管张力过高。尤其应通过确认下列因素，以排除胃管扭转的存在：

——胃切割—缝合器的缝合钉在所成胃管的右侧。

——腹部操作时留置于胃管前壁的标记线仍在前面。

——用手指循胃管右侧的包埋缝合线探查，确认上、下两端无扭转。

如果缺血只局限于所成胃管的末端，可切除缺血而不影响吻合；如果整个胃管均血运不良，则应全部切除，再用结肠代替食管重建消化道。

五、幽门成形术

有的研究表明，在食管外科手术中再施行幽门成形术，对术后的近期和远期结果无明显影响；但也有的研究认为不施行幽门成形术，虽然不增加术后吻合口瘘的发病率,可临床上确实存在需再次手术治疗的幽门痉挛。传统的幽门成形术通常有理想的效果,但需完全切开幽门处的胃壁,操作相对较麻烦且有一定的并发症,可用黏膜外幽门成形术或幽门扩裂术取代之。

六、食管胃吻合方法

食管癌、贲门癌切除,食管重建术所用器官的选择是手术者应该重视的问题,也是多年来国内外学者研究的课题。以胃代替食管是目前采用最多的方法。主要是在胃的黏膜下层有丰富的血运供应。只要保留好胃网膜右血管及胃右血管,就足以供应全部游离的胃进行颈、咽高位移植,而不发生血运障碍。

手术者在操作时要注意以下几个问题:

(1) 在进行游离胃的操作时,第一助手提拉胃壁应轻柔从事,避免过多揉挤、牵拉,造成胃壁的挫伤缺血,特别要避免静脉的损伤,以免影响血运的回流。应谨慎小心地保护胃右网膜动、静脉和胃右动、静脉,使之不受损伤或压迫。尤其是在准备选择做吻合口的胃壁部位要特别注意,否则将会造成吻合口由于血运障碍而愈合不良。术后有时也会出现大片或部分胃壁坏死穿空,也有可能是局部缺血性坏死。作者体会,这一点与术者及第一助手的操作手法有密切的关系。

(2) 食管由于缺乏浆膜层,且其肌层比较嫩弱,在游离时要尽量轻柔避免食管外膜的损伤和肌层的撕裂,因为这段食管是作吻合用的。虽然食管的血运供应是节段性的,其黏膜下层有丰富的血管吻合网,但在操作中仍必须避免对需用作吻合的食管段过长的游离,一般不超过 3 cm,以保证食管、胃吻合口最佳的血运供应。

(3) 要注意食管与胃的吻合方法。由于手术者不同的经验,会产生不同具体细节的吻合方法,如单层吻合、双层吻合、套叠吻合等,虽然都有良好的疗效,但这些方法的实验和临床经验都证明了吻合口的愈合与缝线的种类、缝合的方式如间断缝合、褥式缝合、连续缝合等的关系不大,而是与食管和胃的血运供应、吻合张力的避免、相应组织层次的对拢(特别是黏膜之间的密切对拢而不留下黏膜缺损或形成黏膜外翻)、组织创伤的减轻、炎症和感染的防止等有密切的关系。需要强调的是,虽然吻合方法对减少吻合口的并发症来说有一定关系,但不要过分强调某种方法优越。必须了解不论使用哪种手术方法,如手术者掌握得好,操作熟练,并发症就少,反之就多。食管胃吻合可以分为手法吻合和机械吻合两大类,采用什么吻合方法应由手术者自己掌握体会为好。下面介绍几种常用的吻合方法,供参考。

(一) 手法吻合

(1) 食管、胃吻合包埋缝缩法:在选定切除食管的平面夹1把食管钳(可用带齿的直气管钳代替),残留食管长 2.5～3 cm,在钳的远侧切除带病变的食管(图 6-4-5a)。

将游离的胃稍上提,胃大弯转向右侧,小弯在左侧术野作吻合。食管、胃第 1 排缝合 3 针(前、后、右各 1 针)(图 6-4-5b),应尽可能往高处缝,以便可将食管多套入胃内,一般可套入 2.5～3 cm。

套入食管残端有防止胃液反流的瓣膜作用(图 6-4-5b),因食管肌层脆弱,不耐拉力,易撕脱,这 3 针不可缝穿肌层。

具体操作为:前侧 1 针缝在食管外膜和与之相连的结缔组织及纵隔胸膜上,右侧 1 针缝在与食管相连的右侧胸膜下结缔组织上,后侧 1 针缝在与食管相邻的脊椎前筋膜上(图 6-4-5b)。胃侧缝线应穿过浆肌层,避免穿透黏膜层、用纱垫遮盖,保护周围组织。在胃大弯侧距食管、胃第 1 排缝线 2.5～3 cm 的胃壁处,作一与食管等宽的横切口,出血点用细丝线结扎,助手随时吸净胃液及食管内容物,将 3 针缝线分别结扎。食管残端在此排缝线之上。可用无损伤钳夹住,以防食管残端回缩及食管内容物外溢。

然后打开食管钳,对食管断端与胃切口作吻合,用细丝线作全层缝合,先将两侧角各缝 1 针作牵引使胃切口与食管断端口径相对拢,以便于操作。由第一助手和第二助手将两侧缝线分别牵引,再在中点缝 1 针,结扎后交助手提起。后壁第 2 排缝线用全层间断贯穿缝合(图 6-4-5c),使食管与胃的切缘有良好的组织对拢和最小的组织绞窄,特别要注意保证食管和胃黏膜的准确对合,为促进最佳的组织愈合缝线的结扎不宜过紧,也不宜过松,一般边距和针距应适当放宽,利血运,并保持吻合口的密封。缝合深度应距切缘 0 5 cm,拔针时应随针的弧度出针,避免针尾切割组织,吻合口后壁缝完之后,可松开无创钳。

为了减少污染,可将手术台上已准备好的消毒的胃管及十二指肠营养管系在食管内的胃管前端,再从鼻孔拉出,然后分别送入胃及十二指肠。

吻合口前壁的两个角分别用细丝线作间断内翻缝合 1～2 针,线结打在腔内。其余均不作内翻,线结打在腔外,只要食管与胃的黏膜对拢满意,不会影响愈合。

此时再用 4 号丝线穿过吻合口两侧的胃壁,同时穿过纵隔切口上角黏膜(不缝穿食管肌层)。再结扎紧,让吻合被胃壁包埋形成套(图 6-4-5e),这样既可免除吻合口承受张力,也可形成单向活瓣,防止术后胃液反流,然后将胃体沿胃小弯折叠缝合成管状(图6-4-5f,图6-4-5g)。

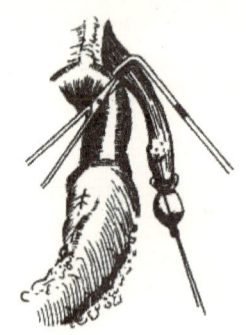

(a) 将食管残端用带齿钳夹住,切除病变食管

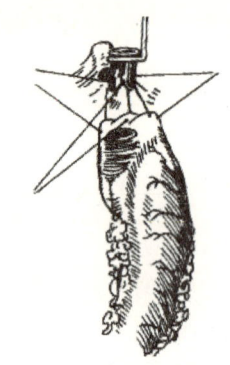

(b) 第1排缝线

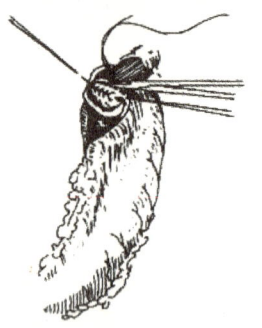

(c) 缝合吻合口第2排缝线

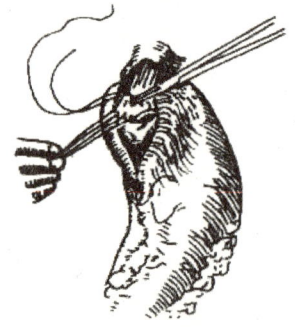

(d) 缝合吻合口第3排缝线,即吻合口前壁

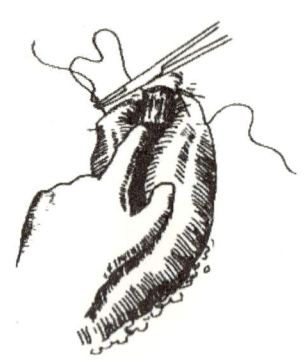

(e) 用胃壁包埋吻合口3~4 cm

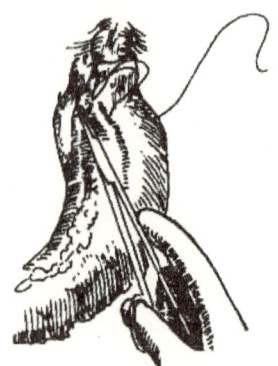

(f) 沿胃小弯折叠缝缩成管状

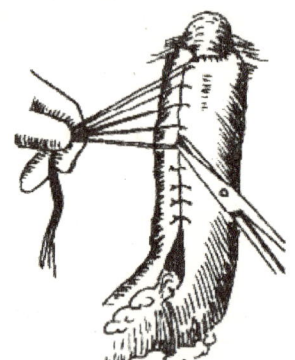

(g) 沿胃小弯折叠缝缩成管状

图6-4-5 食管胃吻合包埋缝缩法

第五节 食管癌、贲门癌根治术

一、经左胸切除食管后食管—胃主动脉弓下吻合术

（一）手术的优点、缺点和适应证

（1）手术是经左胸—膈联合切口完成食管的切除和同期施行食管—胃主动脉弓下吻合。是食管外科的经典手术之一，目前仍经常应用，该方法的优点是用单一左胸切口可充分游离和切除胸腔内主动脉弓水平以下的全部食管并能同时完成腹腔内胃的游离和淋巴结清扫，同期完成胸腔内食管—胃吻合（即一期完成手术）术中不需变换病人的体位，明显缩短手术时间，对病人的损伤较轻，尤其对高龄和身体状况较差者更为有益。

（2）缺点：由于主动脉弓的存在，这种经左胸的食管切除术手术中不可能真正的"打开"纵隔，从而很难施行彻底的纵隔淋巴结清扫，经左胸施术在解离食管下段时对心脏常有挤压作用，严重时可引起心律失常。另外，对于高位食管癌，根据肿瘤学原则，应行超越主动脉的广泛切除，但由于主动脉弓上间隙狭小，胸腔顶部的解离和吻合较困难并且吻合后主动脉弓对替代食管的胃（或结肠等）的位置有一定的影响。

（3）适应证：该手术主要适用于胸下段食管癌的外科切除及希望通过一个切口迅速完成主动脉弓下吻合的高龄或身体状况较差的患者；也适用于左肺功能极差而不得不保留右肺功能或需同时切除左肺的患者。

（二）体位和切口

病人呈右侧卧位。经左侧后外侧切口入胸，置入开胸器后，切开膈肌详见手术径路。用非吸收性线缝合膈肌切缘止血，尤其应注意左膈下动脉的缝扎止血。放射状膈肌切开术多需切断膈神经的后支，而弧形膈肌切开术可保留膈神经的分支。后者从理论上讲有利于术后膈肌呼吸功能的恢复，但对于腹腔内的操作有一定的影响。虽然该手术通常不需切开腹壁，但也应特别注意保护暴露于术野中的上腹部器官，以免术后发生并发症。

（三）术野的准备和腹腔探查

经胸部切口入胸后，于近左肺处结扎、切断肺下韧带，向上一步解离至左肺下静脉，使左肺下缘完全游离，用一湿的盐水纱布垫包裹左肺并牵向胸腔的前上方。经开的膈肌切口进行腹腔探查，依次探查肝脏的左、右两叶及上、下两面、贲门周围、胃小弯、胃左动脉周围及腹腔动脉干区的淋巴结。如果存在肝转移和/或不能切除的胃左动脉周围、腹腔动脉干区淋巴结转移，应视为

放弃常规根治术的定界。

有的学者认为如果胸下段食管癌累及贲门及胃小弯,此时胃已不宜再用于替代食管,应施以食管及全胃切除,用结肠代替已切除的食管重建消化道。

(四)胸部操作

循纵隔胸膜前、后两条汇合于主动脉弓下缘的角分离线纵行剪开左侧纵隔胸膜(图6-5-1)。食管的解离首先自前方开始,沿其解离线-心包-左肺门后面至主动脉弓。由于食管的血运主要来自后方,如果经前方解离发现肿瘤已失去切除的可能性,部分被解离的食管仍有充足的血供,不会因为缺血而坏死。对于食管癌可切除性的评估应充分全面,边解离边确定,只有确实证明现有的技术水平难以施术时,方可放弃切除术。这种情况对于胸下段食管癌已较罕见,胸膜和心包受累可与肿瘤一起整块切除。通常影响食管癌切除的障碍是肿瘤广泛侵犯胸主动脉、肺静脉和/或气管—支气管树。

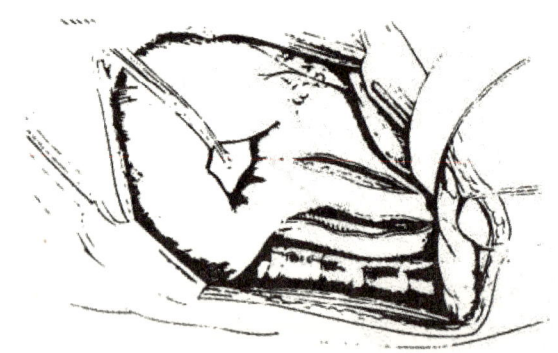

图6-5-1 切断左肺三角韧带至下肺静脉,分别沿后面的胸主动脉和前方心包返折线纵行剪开纵隔胸膜

如果经解离探查证实无手术禁忌证,再完全游离食管及其周围软组织,食管被充分游离之后,置一食管牵引带向外侧牵拉,解离继续向周围扩展。

食管后方的解离循胸主动脉外膜进行,该处通常有一明显的解离层,操作多无困难。解离过程中,可结扎、切断3~4根发自胸主动脉的食管动脉支(图6-5-2),必要时可切除深部的胸导管,但应仔细缝扎上、下两切端,以免术后发生乳糜胸。食管向上方的游离应尽可能高,上切端距肿瘤上缘应至少5 cm。分别切断左、右两侧的迷走神经(图6-5-3)。食管解离完毕之后,重新仔细止血,置一湿盐水纱布垫于解离区内。

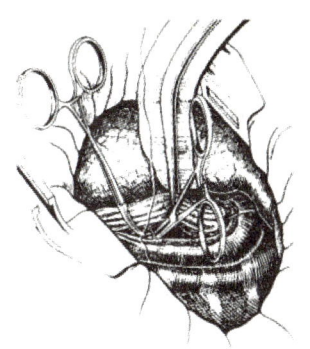

图 6-5-2 循胸主动脉的纤维膜进行食管后面的解离

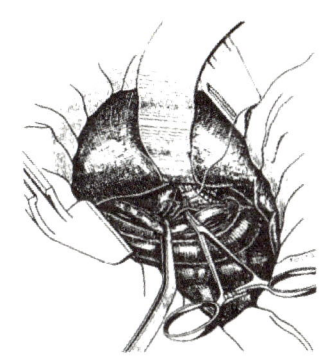

图 6-5-3 切断左迷走神经后,再切断右侧迷走神经

(五)腹部操作

经放射状或弧形膈肌(图 6-5-4),经探查确认无切除禁忌证时,进一步打开膈肌至食管裂孔。如果裂孔已被肿瘤侵犯,应于裂孔周围作一整块环形切除(图 6-5-5)。于近脾门处结扎、切断胃短血管,将胃向上方提起,可清楚显露沿胃大弯侧走形于胃—结肠韧带内的胃网膜右动脉。循该血管弓外侧依次结扎、切断其血管分支及大网膜直至幽门下方(图 6-5-6)。再于近肝脏处结扎、切断小网膜的游离缘(图 6-5-7)。胃大、小弯侧解离完毕之后,开始施行胃左动脉和腹腔动脉干区的淋巴结清扫。于胃左动脉的起始部结扎、切断该血管(图 6-5-8)。清扫以充分暴露腹腔动脉干及其分支为度。将胃上提至胸腔内,如果张力过高,可解离下腔静脉右侧的粘连和胰十二指肠区。此时可依据术者的习惯施行幽门成形术或扩裂术。

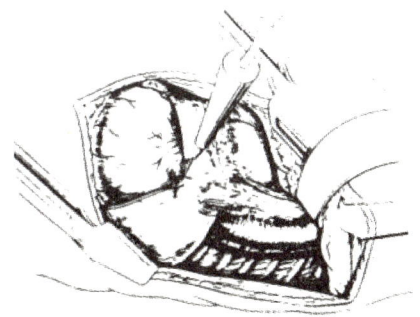

图 6-5-4 放射状切开膈肌可提供一个广阔的术野,以利于手术操作;弧形切开膈肌,有利于保护膈肌的功能

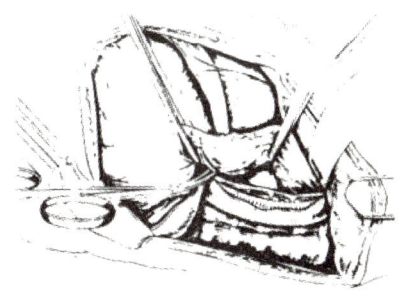

图 6-5-5 向膈肌食管裂孔方向放射状剪开膈肌。如果肿瘤位于裂孔水平,位于肿瘤周围环形切除膈肌

食管癌合并胸膜肥厚手术治疗

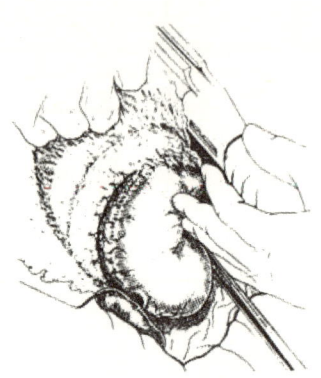

图 6-5-6　结扎胃—网膜血管弓外侧的血管分支之后，切断胃—结肠韧带。应注意不要损伤血管弓

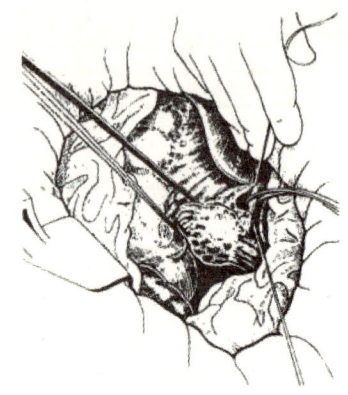

图 6-5-7　两端结扎后，自上而下依次切断小网膜

于胃小弯侧已被结扎，切断的胃左动脉处分别向上、下游离 2 cm，充分止血，于肠系膜上区内留置一湿纱布垫。胃的切除可用手法，也可借助于 Nakayama 钳来完成。手法切除是经胃大弯侧，于胃底隆突部置一胃钳，切开胃壁至黏膜下层，远侧切端用细线缝合止血，然后切开胃黏膜层，缝合胃的切端。Nakayama 钳切除是分别于胃小弯的解离处和胃大弯胃网膜上置一Nakayama 钳，用手术刀在缝合钉之间切开胃壁，切端用电灼仔细止血，包埋

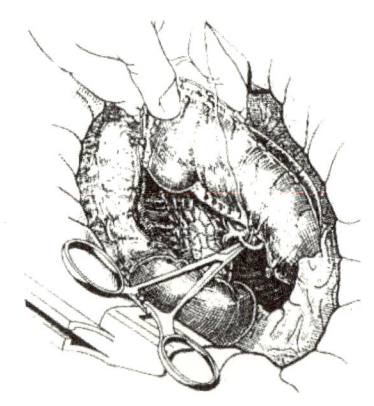

图 6-5-8　腹腔动脉干和胃左动脉周围解离和清扫完毕后，结扎切断胃左动脉

缝合胃的切缘。仔细核查确认胃可毫无张力地上提至食管上切端水平，重新暴露吻合区以准备吻合。

（六）吻合

食管—胃吻合的手段和方法详见有关章节，此处不再详述。吻合完毕之后，将胃引流管经吻合口降入胃内，末端应达膈肌裂孔水平以下。如果还有营养管，则应置入空肠的起始部，以便于术后给予肠道内营养。重新关闭被剪开的膈肌，应留有一个较大的膈肌裂孔，将胃的周边悬吊于新的裂孔边（图 6-5-9）。于腋后线切口的下方置一闭式引流管于肋膈角内，逐层缝合胸壁。

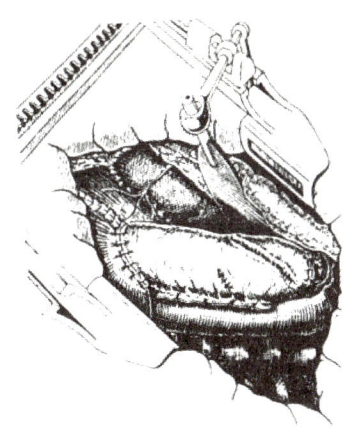

图6-5-9 食管—胃吻合完毕,自上而下依次可见:食管—胃吻合的后面、已经闭合的胃切端、已经关闭的吻合器导入口及膈胃固定处

(七) 手术的难点以及注意事项

1. 胸膜粘连

胸膜粘连经常存在。如果为疏松性可用剪刀和纱布拭子解离,一般多无困难。如果为致密性粘连,按常规方法解离,有时比较困难,必要时可经胸膜外进行解离。解离过程中,如果肺有撕裂,应及时用细线缝合裂口。另外,还应注意尽量避免损伤对侧的纵隔胸膜,尤其对于肺功能较差者更应注意。

2. 肿瘤粘连或浸润

肿瘤粘连是食管癌外科一个很常见且非常重要的问题。不可解离的肿瘤粘连或浸润,应在未施行不可再修复的外科操作(如:全部结扎切断食管的血运等)之前尽早发现。

3. 出血与止血

出血与止血是食管外科的一个基本问题,最常见又较难处理的出血为胸主动脉侧支起始部撕裂,甚至伤及胸主动脉本身的出血。如果经右胸路径施术,这种出血很难处理,而左胸切口则相对较易。如果裂口较小,出血不多时,可在吸引器吸引的同时,用血管线缝合止血;如果出血较多,不要试图钳夹止血,应立即用手指按压出血部暂时止血,再根据需要解离胸主动脉,扩大止血野,从侧面置一Satinsky钳缝合止血。

比较危险的出血为右侧胸腔内大量渗血。如不注意,有时可达数百毫升而不被发现。这种出血的意义不在出血本身,而在于影响术后肺的完全膨胀。在手术过程中,应及时发现及用吸引器清除右胸腔内的积血和积液。必要时可留置一引流管。

4. 吻合

手法吻合过程中，如果吻合部位较高，在吻合尚未完全结束前，吻合处很容易退缩到主动脉弓后方，尤其是病人突然苏醒牵拉食管时更容易发生。因此，应尽量长时间地保留食管钳。必要时可在切除食管的同时，在食管前壁缝合数针牵引线。

二、经左胸切除食管后食管—胃主动脉弓上吻合术

（一）手术优点、缺点和适应证

1. 优点

（1）只需一个左胸切口施术，简单方便。

（2）术中不需变换病人的体位，大大缩短了手术时间。

（3）可立即进行胸、腹腔探查，及时了解其手术禁忌证，减少不必要的操作。

（4）可充分显露整个胸主动脉，有利于控制大出血等意外情况。

（5）灵活性大，可通过一个切口施行多种手术（如 Belsey 手术等）。

（6）切除范围相对较广，更符合肿瘤的外科切除原则。

2. 缺点

该方法有与经左胸切除食管后食管—胃主动脉弓下吻合术相同的缺点。

3. 适应证

对于根治性食管外科手术，这种方法主要适用于胸下段食管肿瘤的切除。对于胸中段食管癌，切除往往难以完全彻底。基于食管癌有黏膜下远距离淋巴转移的特性以及胸内吻合口瘘极其凶险，死亡率高，目前有的学者主张不论哪一段食管癌切除后，均应行颈部吻合。

（二）体位和切口

病人呈右侧卧位。循左侧第 6 肋床作后外侧切口详见食管外科的手术路径。也有的学者（Lortat-Jacob）采用同一皮肤切口双路径法入胸，即经第 5 肋间隙入胸，以完成胸内操作；经第 7 肋间隙入胸，再剪开膈肌以完成腹部操作。

（三）胸下段食管的解离和腹部操作

胸腔内胸下段食管的解离及下纵隔的清扫和腹腔内胃的游离及腹腔淋巴结清扫等与经左胸切除食管后食管—胃主动脉弓下吻合术相同。

（四）"越弓"技术

这里所说的"越弓"技术也称之为食管—主动脉弓的"去交叉"技术，主要包括食管、主动脉弓及气管分叉后方的解离和隆突下淋巴结的清扫。

食管的解离自食管前面开始。首先解离左主支气管的后面，循此间隙向

上、向深部延伸至气管和右主支气管的后面。这时应清扫和切除隆突下淋巴等。于左主支气管上方继续向上方解离至肺动脉和喉返神经水平。如果需要可一并切除主侧的喉返神经及其周围的淋巴组织(图6-5-10)。在施行上述操作的同时,可发现切除的禁忌证:气管受侵或隆突下存在不可切除的转移性淋巴结等。解离向上扩展至主动脉弓上方,在该处于前方的锁骨下动脉和后方的脊柱之间纵行切开主动脉弓上的三角筋膜和纵隔胸膜。有时需结扎切断左上肋间静脉干。胸导管位于该三角区的下部,一般情况下应予保留,但如果需要也可切除并缝扎两切端而不会产生任何后遗症。

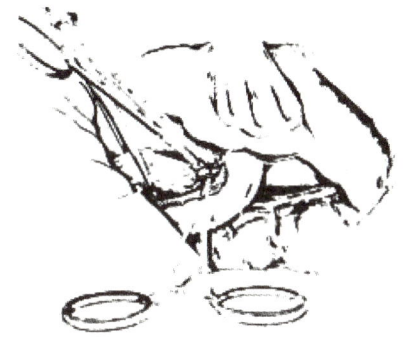

图6-5-10　经左胸切除食管,食管—胃主动脉弓上吻合术。在"越弓"之前,应仔细处理发自胸动脉的分支。在左喉返神经起始部的远侧切断迷走神经

食管后方与左侧的解离,通常循主动脉外膜外侧进行解离。一般需结扎、切断1～3根或更多的发自胸主动脉、营养食管—支气管的动脉支(图6-5-11)。这些动脉支称之为"交叉动脉"。置一动脉弓牵引带,有利于主动脉弓及其分支和食管左后方的解离。在解离的过程中可随之发现切除的另一禁忌证:胸主动脉壁广泛受累。

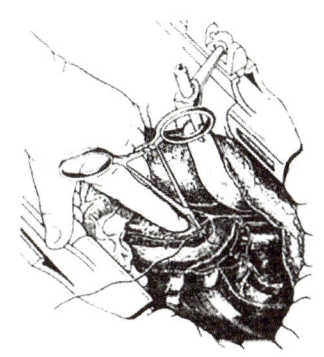

图6-5-11　主动脉弓上的纵隔胸膜和深筋已被游离,结扎发自胸主动脉的第一肋间动脉,以扩大主动脉弓上三角区,结扎切断去交叉动脉

食管右侧的解离由于位置较深且有奇静脉弓的存在,往往较困难,也比较危险,如果广泛切除右侧的纵隔胸膜,有时可能撕破奇静脉弓。为了避免发生意外情况,食管右侧的解离应于胸膜下紧贴食管进行。

食管被完全解离之后,轻轻向外侧牵拉,分离并切断两迷走神经干,这时"越弓"的条件已成熟,于贲门部切断食管,闭合上切端,将食管连同肿瘤一起经主动脉弓后方、自弓上三角区拉出,这时"越弓"便告结束(图6-5-12)。

于肿瘤上缘上方尽可能高处切断食管,于主动脉弓的左侧或上方行食管—胃吻合。当胃较短时,可将其置于主动脉弓右侧的食管床内,这样可减少胃上提的距离。吻合完毕之后,将胃固定于周围的组织上,以防止对吻合口产生继发性牵拉(图6-5-13)。

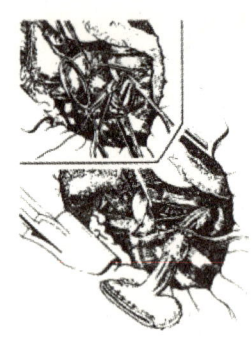

图6-5-12　食管—主动脉弓去交叉。充分游离主动脉弓,必要时可以切除奇静脉弓

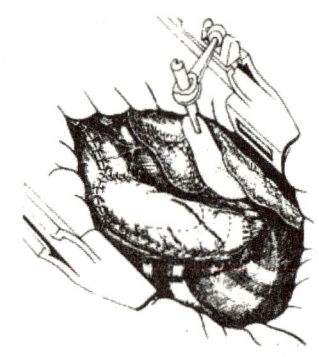

图6-5-13　食管切除及吻合结束,食管—胃胸腔顶部吻合

(五)引流和关闭胸腔

胸腔引流和关闭与经左胸切除食管后食管胃主动脉弓下吻合术中的方法相同。

(六)其他可选用的方法

1. 改良"越弓"法

循脊柱前广泛游离主动脉弓,结扎、切断1～2根肋间动脉,置主动脉弓牵引带,这样可降低"越弓"的难度。

2. 改变左胸切口的位置

经左胸第5肋床和第8肋床的双重胸部切口施术。这种方法由于操作较麻烦,对病人的损伤较大,应用者较少,多以左胸—膈—腹联合切口取代。

经上腹正中加左胸切口施术。病人呈右侧45°卧位,经上腹正中切口完成胃、十二指肠及胰腺的解离和幽门成形术。再经左侧第5肋床或第6肋床作胸部切口入肋,切开膈肌。完成肿瘤及食管的解离和食管—胃吻合。这种体位和切口,对于"越弓"较困难,多用于身体较弱和呼吸功能不全的病人,但对肺功能的影响是否较其他方法小,尚无定论。

三、经左胸食管癌切除食管—胃颈部吻合

上段食管癌,经左胸食管癌切除,颈部食管—胃吻合手术,病人的体位、颈部及左胸切口操作方法,步骤已如前述。对胸腔入口以上的颈段食管癌,可先作颈部切口探查。经探查肿瘤能够切除,再开胸游离胸段食管及胃。对主动脉弓上胸内段食管癌,先进行开胸探查。颈部食管胃吻合,胃需要作较胸内主动脉弓上吻合更广泛的游离。胃大小弯要全部游离接近幽门,以便胃能提到颈部与食管吻合。如先作开胸探查,胸腔切开后,在主动脉弓上切开纵隔胸膜探查肿瘤。如经探查肿瘤可以切除,再依照前法进行主动脉弓下食管及胃的游离。完成食管及胃的游离以后,撤去胸腔撑开器,将胸腔切口暂用肋骨拉拢器关闭,用无菌纱布垫覆盖,作颈部切口游离颈段食管。如颈段食管已经游离,术者可用右手食指自颈部切口伸入向下分离,左手食指由胸腔顶向上分离食管两手指会合后,食管即达到全部游离。继续扩大食管周围间隙。在胃底的最高位缝合两针,缝线打结,两针缝线用黑白不同颜色标出胃的前后位置,以免胃由胸腔盲目拉出时造成扭转。将两针缝线由颈部切口送出,借助左手在胸腔内向上推进和牵引线向上牵拉,将胃底部拉出颈部切口,用组织钳夹持牵引(图6-5-14a)。在肿瘤上方5 cm处,用大直角钳钳夹切断食管,移去食管切除部分,进行食管—胃吻合。由于胃在颈部切口暴露较少,因此不宜做围巾式吻合。在食管后壁距断端1.5 cm处,用细丝线将食管肌层和胃浆肌层,作横排3～4针间断缝合(图6-5-14b)。在距后壁缝线1.5 cm处,胃做3 cm长的横切口。去除食管切端的直角钳,如前法作食管—胃后半周全层缝合,放置胃减压管及十二指肠营养管,亦如前法前半周全层缝合,先在中间缝合一针作为牵引(图6-5-14c)。全层缝合完毕,在距吻合线1.5 cm,作3～4针食管肌层和胃浆肌层缝合吻合口(图6-5-14d)。吻合完毕后,手术人员洗手,嘱巡回人员清点纱布垫,将胃纳入食管床内,胃与周围组织作数针缝合固定,逐层缝合颈部切口。在颈部切口下部放一橡皮引流条,该引流条一般术后48小时拔去。颈部切口缝合完毕,暂用无菌纱布覆盖进行关胸操作,将胸腔扩大撑开后,清除胸腔积血,将胃放置妥善后,胃底与胸腔顶缝合固定数针,胃不再缝缩。将十二指肠营养管前端的糖球,通过幽门推送入十二指肠,依照前法缝合膈肌,放置胸腔引流管,逐层缝合胸壁切口。

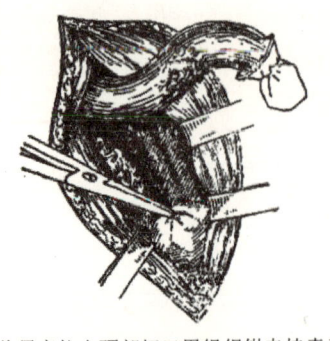
(a) 将胃底拉出颈部切口用组织钳夹持牵引

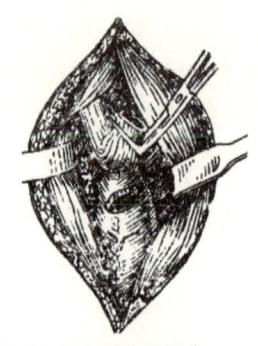
(b) 食管后肌层与胃浆肌层作3~4针间断缝合

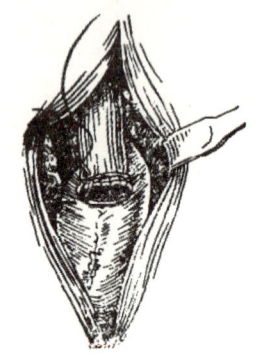
(c) 食管胃后半周全层缝合完毕作前半周全层缝合

(d) 食管肌层和胃浆肌层间断缝合包盖吻合口

图 6-5-14 颈部食管—胃吻合

四、经右胸食管癌切除,胸内或颈部食管—胃吻合术

(一)手术的优点缺点及适应证

1. 优点

(1)经右胸切口施术,解离食管的优点是可以结扎切除的奇静脉弓,能够真正"打开"纵隔,充分显露整个胸段食管进行彻底的纵隔清扫和施行胸腔顶部吻合。

(2)食管的解离和吻合较经左胸切口施术更为方便。

2. 缺点

(1)手术过程中需变换病人的体位,从而延长了手术时间。

(2)难以充分显露胸主动脉,一旦发生胸主动脉撕裂出血等意外情况,很难处理。

(3)胃的提升较左侧困难,发生胃扭转的危险性较大。

(4)对于晚期食管癌,往往难决定手术的先后顺序:如果先行探查胸廓切开术,肿瘤可切除时,则只能通过颈部吻合重建消化道;如果先完成腹部操作,变换体位剖胸探查后发现肿瘤不能切除,这时须施行姑息性切除术或包括胃管成形术的胸、腹双切口探查术,这也同样具有较高的危险性和死亡率。

(5) 食管癌采用右侧开胸切除病变,进行胸内吻合或颈胸吻合术,若无主动脉遮挡,游离食管较为方便,手术可分为上、下两组同时进行,缩短时间。步骤如下所述。

(6) 体位和切口如前面章节所述,病人取平卧位,右侧胸部垫高30°,右上肢外展,若颈部切口在左侧。

(7) 头转向右侧,若颈部切口在右侧。头转向左侧胸部切口沿第4肋间或第5肋间进胸或切除肋骨从肋床进胸。

(8) 入胸后,助手将肺向前方推开,掀露后纵隔。剪开纵隔胸膜,经探查决定肿瘤能切除时,先结扎切断奇静脉,沿肿瘤周围作锐性分离,并逐一结扎食管的营养血管,气管分叉下,食管旁及心包旁的淋巴结均清除。胸段食管全部游离之后,食管下段于膈上平面切断,食管上残端包一胶皮套结扎,食管下残端用硫酸汞或碘酒消毒缝扎,从裂孔推到腹腔。若作颈部吻合,从胸顶用手指将颈下部食管充分游离,减少从颈部解剖食管的操作。若在胸内吻合,于拟定切除的平面处夹一支气钳,从钳下切除带病变的食管。腹部作正中切口,探查腹腔。如决定能继续手术时,切断肝韧带,将肝左叶向右翻转,开始游离切断胃大弯血管,在分离胃短动脉时,因位置较深显露不好,易损伤脾脏,可先将贲门断端结扎线经膈裂孔向腹腔牵拉,有助于胃小弯及胃底的解剖游离。胃大小弯游离之后,切开十二指肠右上方腹膜,使胃有充分的长度提到高处。术者用手指扩张膈裂孔,大约能容纳4个手指,最后经膈裂孔将胃上提到胸腔,与胃在脚内或在顶部吻合。其吻合方法与经左胸颈部吻合法相似。最后将胃缝合固定在胸顶出口的胸膜上,以防颈部吻合口发生瘘时污染胸腔。多余的胃送入腹腔,右胸安放闭式引流管,分别缝合颈、胸、腹的切口(图6-5-15)。

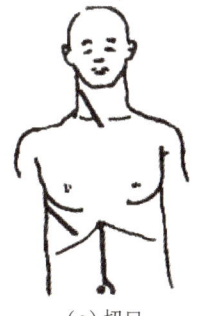 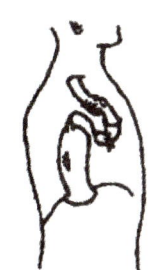

(a) 切口　　(b) 胃由扩大的膈裂孔上提到胸内

图 6-5-15　经右胸食管癌切除颈部食管胃吻合术

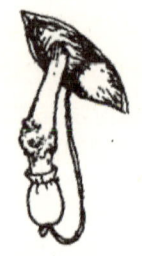 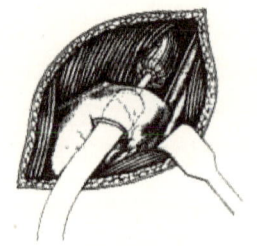

(c) 食管由颈部切口牵出　　　(d) 胃食管颈部吻合

续图 6-5-15　经右胸食管癌切除颈部食管胃吻合术

第六节　结肠代食管术

1911 年 Kelling 报告用结肠移植代食管手术，近年此手术已被广泛采用。其优点是：① 有足够的长度可以移植至任何高度与食管或咽部作吻合；② 结肠系膜长，血管弓发育比较恒定、完全，单独的结肠动脉可供给从升结肠到降结肠的全部血运；③ 结肠抗酸性强，不易发生消化性结肠炎；④ 原胃不动，保存胃的正常消化功能。其缺点是：① 由于结肠本身疾病及肠道细菌污染较重，术前必须作必要的检查和准备，因而增加病人的负担；② 手术较繁杂，手术后并发症及死亡率高，比用胃代食管手术危险性大得多。因此，有必要严格掌握手术的适应证。

一、结肠的应用解剖

成人结肠长约 150 cm，分为盲肠、升结肠，横结肠、降结肠、乙状结肠及直肠等。根据 Beek 的研究，升结肠平均长度为 22.5 cm，横结肠约 44 cm，降结肠为 22 cm。结肠的血液供应分为两部分，右半结肠、横结肠由肠系膜上动脉供血，左半结肠由肠系膜下动脉供血（图 6-6-1a）。

图 6-6-1 为结肠的血管分布及不同的移植方式。

（一）肠系膜动脉的具体分支

（1）结肠中动脉为肠系膜上动脉的第 1 分支，在稍偏右侧进入结肠系膜内供应横结肠的血运，其血动力学压力、血流量均比左、右两结肠动脉为大，甚至当左、右两侧动脉的血流被阻断之后，结肠中动脉也能迅速予以补偿。但平均有 5% 的人无结肠中动脉，其分布范围不甚恒定。主干常分为 2 支，2 支以上或多干者占 8.6%。

（2）右结肠动脉为肠系膜上动脉的第 2 分支，供应结肠肝曲和升结肠上半部的血运。有时可起源于结肠中动脉或回结肠动脉，解剖发现缺如者占 12.6%，多干变异者占 9.4%，常呈网状多支发出，血管较脆弱，其边缘血管也不紧靠结肠。

（3）回结肠动脉供应部分结肠、盲肠及回肠的血液。

（二）肠系膜下动脉的具体分支

（1）左结肠动脉为肠系膜下动脉的第1分支，主干分出后在4～8 cm处分为升、降两支。升支粗大，紧靠降结肠上升达结肠脾曲，与结肠中动脉于脾曲处吻合，形成粗大的边缘吻合弓，降支向下与乙状结肠动脉吻合。左结肠动脉的主干、动脉分支和分布形态均保持恒定。

（2）乙状结肠动脉有1～6个分支，呈扇状分布于乙状结肠，有时乙状结肠动脉可直接起源于左结肠动脉。

一般认为，结肠脾曲处的血管系由结肠中动脉左支与左结肠动脉升支吻合而成，Drummoud将其定名为边缘动脉。结肠边缘血管由回盲部起，沿升、横、降结肠边缘，直至乙状结肠及直肠上端，成为各结肠动脉间的吻合链。只要边缘血管无缺如或狭窄，则结肠左、中、右动脉的任何一支都可提供从升结肠至降结肠的全部血运，边缘动脉弓可粗可细，吻合弓处动脉可为单干，多于网状，大约5%的病例边缘动脉的连续性不佳，这种情况常见于右结肠动脉与回结肠动脉的血管弓处。

二、移植肠段和血管的选择

在结肠移植代食管的临床应用中，移植肠段和营养血管的选择是手术成功的关键，这取决于手术者的习惯和对肠段及营养血管的解剖结构、生理功能的认识。

目前，国内采用结肠移植代食管有3种方法：

（1）以结肠中动脉供血，取用横结肠右半部加部分或全部升结肠甚至部分回肠末端作移植肠段，行顺蠕动方向吻合（图6-6-1d）。这一术式的优点是结肠长度充分，食管可与回肠吻合口径接近，回盲瓣可能有助于防止反流。但结肠中动脉不够恒定，变异较多，而右结肠动脉到达升结肠往往要经过2～3级血管弓，血管分布范围小，其起始部主干分支变异大使血运不畅。再者，此种术式，在结肠的延续性中失去了功能活跃的升结肠，可能会使结肠的功能发生紊乱。

（2）以结肠中动脉供血，取用横结肠，可以包括部分升结肠或部分降结肠，进行吻合（图6-6-1b）。这一术式中，横结肠的游离比较方便，其口径也比升结肠小。但由于结肠中动脉部分常偏于右侧，因此逆蠕动移植比较方便，顺蠕动移植较困难，术后常有反逆和呃臭气现象，进食时吞咽功能欠佳。

(3) 以结肠左动脉供血,取用横结肠,可以包括部分升结肠或部分降结肠,顺蠕动移植(图6-6-1c),这是目前临床应用最多的术式。

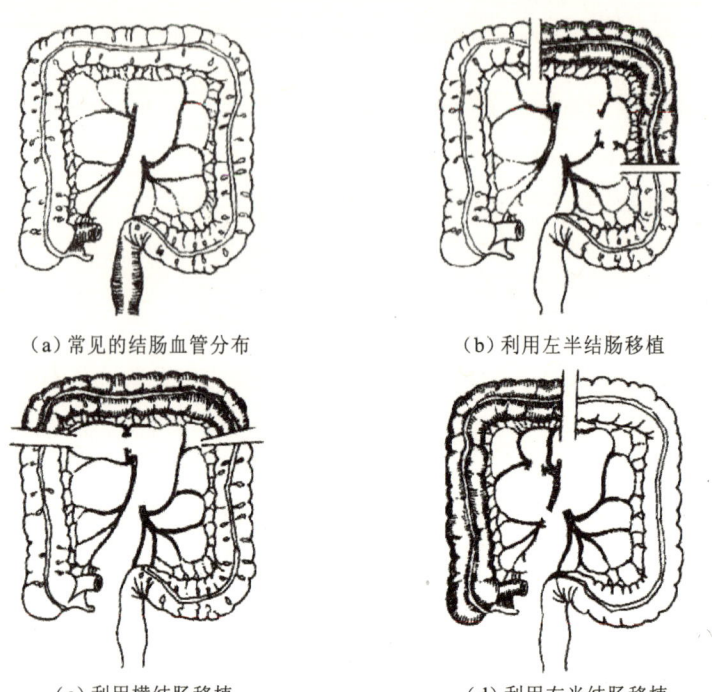

(a) 常见的结肠血管分布　　(b) 利用左半结肠移植

(c) 利用横结肠移植　　(d) 利用右半结肠移植

图6-6-1　结肠的血管分布及不同的移植方法

结肠左动脉为肠系膜下动脉的第1分支,血流量大,其分出的升支粗大,与结肠中动脉主干的口径相近。横结肠系膜长,边缘血管弓发育较好,单一、恒定,紧贴肠段,不呈网状结构,脾曲处边缘血管紧挨结肠,有利于肠段伸展。

无论平卧位采用正中切口还是右侧卧位采用左侧胸腹联合切口,手术操作均较方便,肠段多作顺蠕动移植,吻合口张力较逆蠕动者低,有利于吻合口愈合,符合生理要求,无反逆和呃臭气现象。

三、结肠代食管手术的适应证

(1) 颈段和胸中、上段食管癌。

(2) 喉癌和下咽癌侵及食管,需作全喉及食管切除者。

(3) 用空肠或胃代食管失败或发生吻合口瘘者。

(4) 吻合口复发,需要再次手术者。

(5) 胃部有病变或过去作过胃大部切除者。

(6) 胃或贲门癌做全胃切除用移植结肠段代替胃者。

(7) 梗阻的晚期食管癌或食管良性疾病,为解决进食问题,作结肠、食管分流术者。

四、移植结肠段的路径(图 6-6-2)

结肠移植的常用路径有胸骨前皮下、胸骨后及食管床 3 种。

1. 胸骨前皮下路径(图 6-6-2a)

胸骨前皮下隧道,适用于患有食管恶性病变、心肺功能不全或全身情况较差的老年病例。该手术操作简便,涉及层次浅,不影响呼吸和循环功能,术后便于局部观察。一旦移植肠发生坏死或感染,在处理上也比较容易,但外观不理想。

制作皮下隧道时,要做到隧道宽度至少为 8 cm,保持正中位,上、下开口通畅。防止分离到深部肌层、以致损伤血管,应严密止血,切口中段侧方可加 1~2 个切口引流减张。防止皮下积血。

2. 食管床路径(图 6-6-2b)

结肠段经原食管床路径,符合生理要求,路程最短,且结肠与食管通道成一直线,适合食管病变切除而不能以胃建食管的病例。尤其对采用左胸腹联合切口。移植横结肠及左结肠动脉供血的病例,手术操作较为方便。为了防止结肠坏死或感染,应多采用食管、结肠颈部吻合。

3. 胸骨后路径(图 6-6-2c)

胸骨后路径移植是现在常用的手术方式,适用下咽癌、食管颈段、胸上中段病变或梗阻的晚期食管癌。手术沿胸骨后、前纵隔路径游离,避免分破纵隔胸膜。上、下两端是在直视下的手指分离,中段借助金属鱼头钝性分离器游离,或用卵圆钳分离,通道宽度以 7~9 cm 为宜,对于个别病例,可锯开胸骨,直视下制作隧道,以保证纵隔胸膜的完整性和结肠的血供。

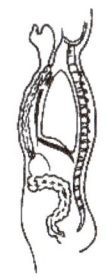
(a)胸骨前皮下路径

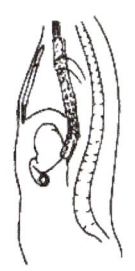
(b)食管床路径

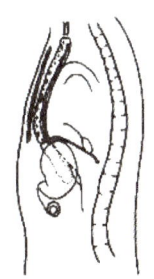
(c)胸骨后路径

图 6-6-2 结肠代食管路径

五、术前准备

一般的术前准备同食管癌术前准备。但应重点做好下列结肠的准备。

(1) 充分了解患者是否有结肠疾病史,行钡剂灌肠或纤维结肠镜检查以明确结肠无病变。

(2) 术前3天进少渣流食,常规用温盐水或肥皂水灌肠每天1次,术前1日晚宜进食流质排除结肠内粪便,以防术后发生粪石梗阻。

(3) 术前3天给肠道消毒剂,如新霉素1g,每日3次;甲硝唑(灭滴灵)0.4g,每日3次。静脉补充液体及电解质。肌注维生素K。

六、手术方法

手术操作包括胸颈部食管的游离、食管结肠吻合术及腹部结肠段的选择、游离,结肠与结肠和结肠与胃的吻合。胸部操作可选用左第6肋间后外侧切口及左颈斜切口,手术由一组手术人员完成。另一方法是手术分两组进行:患者取仰卧位前组游离食管,并从左颈部斜切口拉出;后组进行腹部操作。不管哪种方法,食管的检查、游离均同食管切除术。

现重点介绍胸骨后结肠移植食管重建术(图6-6-3)。

仰卧位手术时,手术人员分为胸颈及腹部两组,分工进行操作。前组开胸游离食管和切断,待结肠送到颈部后,作食管结肠吻合;后组主要是在腹部操作,包括结肠胃吻合及结肠—结肠吻合,其手术步骤如下。

开腹后先将结肠拉到切口外并展开,观察肠管有无疾病及血管的分布情况,决定结肠的移植方式。若结肠脾曲血管弓发育完整即利用左半结肠。先沿横结肠边缘切断胃结肠韧带、脾结肠韧带及剪开降结肠的后腹膜,将结肠充分游离至肠系膜根部,并注意勿损伤血管弓。测量所需肠管的长度,用一条2～3mm粗的电线从肠系膜根部经胸骨后到颈部吻合处,以此长度从肠系膜根部沿边缘血管弓测定切断结肠的部位,一般使结肠宁长勿短。从移植肠段切断端送入胃管及十二指肠营养管,一半留在外边,断端用丝线作暂时缝扎,并用胶皮套包裹,结扎一粗丝线作为牵引之用。与此同时,胸颈部手术组已将胸段食管游离完,并从颈部切口拉出。两组人员再分别从上、下作胸骨后隧道,上端切开附着在胸骨柄上缘的颈深筋膜,用手指紧贴胸骨后面向下及两侧分离,下端切断附着在剑突上的膈肌,用手指紧贴胸骨后面向上及两侧分离,推开左右胸膜,其宽度大约为5cm。若上、下两手指不能相接触,可用卵圆钳夹纱布球作钝性分离,分离时注意勿撕破左右胸膜造成气胸。前纵隔为疏松结缔组织间隙,比较宽阔,结肠不会受压,但在胸腔入口处,胸锁关节与食管之间较窄小,用手指向两侧分离,一般通过结肠是无问题的。但有胸锁关节肥大者,需作部分胸锁关节切除,扩大胸腔入口,以防止压迫结肠发生坏死。胸骨后隧道完成后,移植结肠从胃后经小网膜切口通过,牵拉牵引线将结肠经胸骨后隧道上提到颈。向上拉结肠时,边牵拉边推送,并注意结肠方向勿扭曲,勿使血管弓承受过大的张力,以保证移植肠段的血运,到达颈部后要仔细观察肠段断端的颜色及小动脉有无搏动,如发现血运不好,要将肠管退回,肠管摆顺后再上拉。作食管结肠对端吻合时,一般采用两层间断缝合,大体与肠肠吻合相似。在吻合过程中,从吻合口将已放入结肠管内的胃管及十二指肠营养管留在外边的一半从鼻孔拉出,因结肠比食管粗,食管可多套入结肠管内以防瘘的发生。如移植肠管过长则食物存留,常会引起食后呕吐,所以颈部吻合后,腹组要向下拉直肠管再切断结肠,于胃小弯处作结肠胃吻合。用环形钳从吻合口伸到移植肠管内,拉出胃管及十二指肠营养管分别送到胃及十二指肠内。移植肠管越往下拉直,血管蒂越松弛,供血越好。一般需要切除移植肠管多余部分约 10 cm 才便于作结肠结肠吻合,吻合结束,要严格缝合肠系膜切口以防发生术后内疝。

上述操作全部结束后,分别缝合颈、胸、腹切口,在颈部切口上方放胶片引流,并由腹部切口上方放到前纵隔 1～2 条胶管引流,注意有无气胸,必要时放置胸腔引流管。

图 6-6-3 为胸骨后结肠移植食管重建术。

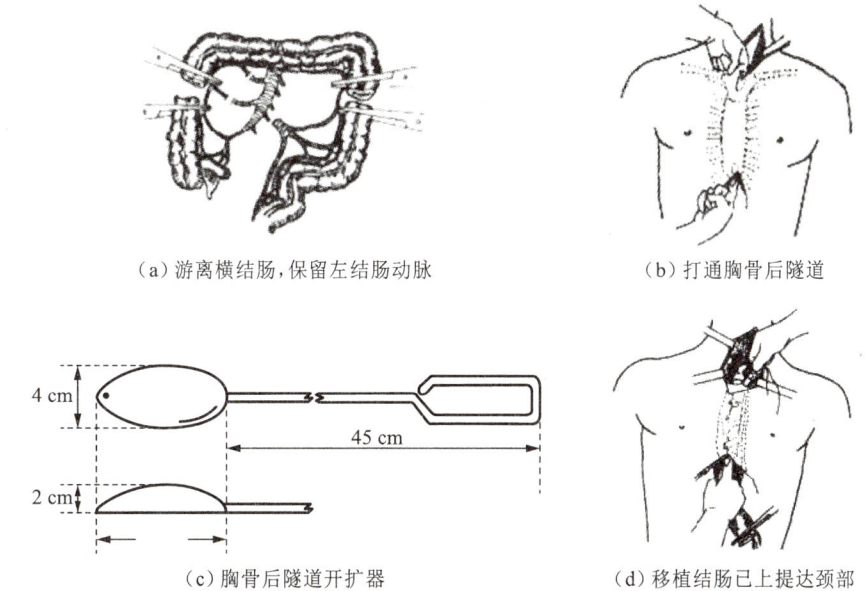

(a) 游离横结肠,保留左结肠动脉　　(b) 打通胸骨后隧道

(c) 胸骨后隧道开扩器　　(d) 移植结肠已上提达颈部

图 6-6-3　胸骨后结肠移植食管重建术

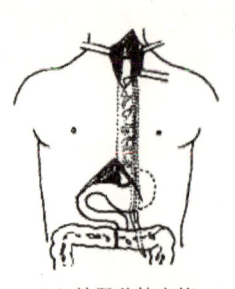
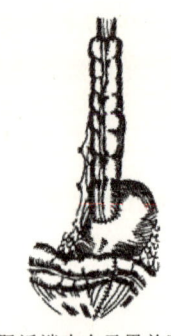

(e) 结肠移植完毕　　　　　　(f) 结肠近端吻合于胃前壁小弯侧中点

续图 6-6-3　胸骨后结肠移植食管重建术

第七节　空肠代食管术

用空肠代替食管历史悠久,1907 年 Roux 和 Herzen 首次用空肠代食管治疗 1 例食管性狭窄病例取得成功。

这一术式能得到临床应用,是因为空肠有血管弓,血运丰富,可以替代食管上提到颈部作食管、空肠吻合,也可以替代胃。空肠是唯一的无先天性疾病而可供移植的器官。空肠肠腔的污染机会较结肠少,但其耐酸性差,不能耐受胃酸的侵蚀,术后容易发生吻合口溃疡。空肠的血管弓短并且细小,距肠管边缘较远,解剖变异较多,因此难以提供长段空肠移植时所需要的血管弓。空肠屈曲较多,伸展性差,高位移植可导致末段肠管坏死,所以空肠移植代食管手术的临床应用受到一定程度的限制。但对不能用胃或结肠替代食管的病例仍可采用。

近年来,由于显微血管外科的发展,国内外均有报告,用一段游离的空肠作血管吻合移植来治疗高位食管缺损,或移植带血管蒂的空肠段,其高位端肠系膜血管再与相邻部位血管吻合,以加强其末端的血运,扩大了空肠代食管的手术适应证。

一、空肠的应用解剖

空肠位于腹上部偏右,上自十二指肠空肠曲、十二指肠悬韧带,下端移行于回肠,故空肠与回肠之间并无明显界线,都为腹膜所包裹,于腹腔内可自由活动。

空肠肠管较回肠稍宽而厚,肠系膜血管弓较大而稀,脂肪沉积不如回肠多,手术时可根据肠管粗细和厚薄、肠系膜血管弓的多少和大小判定。空肠动脉弓的级数大致有如下规律:将全部空、回肠均分成 4 段,近侧 1/4 段只有

1级动脉弓,中间2/4段依然有2级和3级动脉弓,远侧1/4段只有4级甚至5级动脉弓。空肠的血液供应来自肠系膜上动脉,向左分出4～5支血管到达空肠,在小肠系膜内形成动脉弓。血管弓动脉初出肠系膜上动脉分出时较长,在距肠管3～4 cm处分支互相吻合,构成肠管的第1层血管弓。从此弓再分支,各支再互相吻合形成第2层弓,从此弓分出许多小血管进入肠管。

空肠的系膜血管,形成1级或2级血管弓到达肠壁的终支较长,数目相对少而口径粗,愈靠近肠壁,其血管弓的结构愈密集复杂。空肠肠管边缘不像结肠那样有明显的边缘血管弓。空肠动脉弓细小分支直接进入肠壁,供应相应肠管血运,在肠壁内吻合不够丰富。所以,若要移植高位较长一段空肠,至少要分断3～4个血管弓的供血支,而只能保留1条血管弓的供血支。因此,供给全肠段的血管支较细,供血量常常不够充足(图6-7-1)。

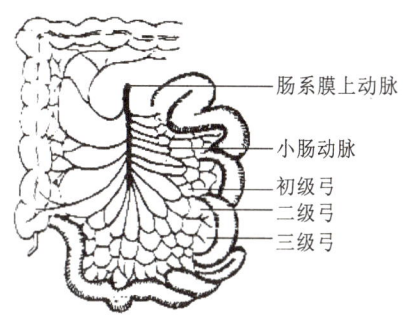

图 6-7-1 小肠的血液供应

二、空肠代食管手术的适应证

(1) 颈、胸段食管病变切除后的食管重建,可采用带蒂空肠移植术。

(2) 全胃及大部分食管缺损或狭窄,尤其是结肠代替食管失败或结肠本身病变、结肠肠管变异等,可采用空肠部分带蒂、远端肠系膜血管吻合术。

(3) 因各种原因造成颈段及下咽部局限性食管缺损、狭窄,或胸中、上段食管及上半胃次全切除后直接吻合有困难者,可采用游离空肠或空肠片加肠系膜血管吻合术。

三、空肠移植手术方法

空肠移植代食管,目前临床应用较多的有3种方法,根据需要,移植肠管可从胸骨前、胸骨后或食管床置入,下面分别予以介绍。

(一) 短段空肠胸内移植术

病人取平卧位,左侧胸腹部垫高30°,经第6肋间或第7肋间胸腹联合切口,游离食管下段、贲门,包括肿瘤,清扫胸腹腔肿大的淋巴结,游离胃,结扎及切断胃左、胃短及胃网膜左动脉。保留胃右及胃网膜右动脉。按肿瘤大小和部位决定上方切断食管的部位,胃大部分切除,胃断端作小弯侧关闭,于大弯侧留置3～4 cm不予关闭,以备与空肠移植段的断端作端端吻合。

以十二指肠悬韧带为标志,提出空肠上段,并确定移植肠段的范围和营养血管的供血状态,用纱布条测量食管切缘至胃残端的长度,即移植空肠段的长度。

游离肠系膜,保留供血动、静脉支和空肠边缘血管吻合网,结扎切断其余的血管支,于距十二指肠悬韧带 15 cm 处切断空肠,经横结肠后提至胸内,与食管作端端吻合。

食管、空肠吻合分 2 层,内层用细丝线作食管全层与空肠全层间断缝合,再用空肠浆肌层包埋吻合口。按移植空肠段的长度切断远端空肠,与胃大弯侧行端端吻合,在吻合口前壁外层可将吻合口两侧的胃壁行纵行对拢缝合,将此吻合口包埋于胃壁之中,可以防止胃内容物反流至移植空肠段,减少术后反流性食管炎和空肠炎的发生(图 6-7-2)。

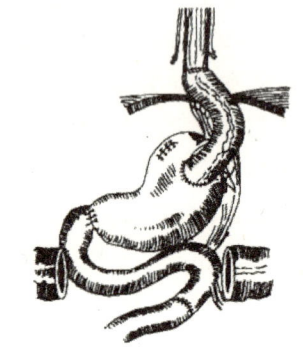

图 6-7-2　空肠间位移植术

(二) 长段空肠移植,颈部食管—空肠吻合术

由于长段空肠血运不好,此方法目前临床应用较少。病人取仰卧位,头转向右侧,取上腹部正中切口进腹,找到十二指肠悬韧带后上提空肠,检查其血管分布及肠管本身有无异常情况,在悬韧带 10 cm 处切断空肠,保留空肠动脉第 1 支。自第 2 支起在其血管环的近侧切断,注意保全其血管交通环,继续分断以下 3~4 支即可。

剪开其血管环表面的浆膜,有助于血管吻合环和相对空肠段的伸展,到获得足够的肠段,估计能上提到颈根部为止。在左颈部胸锁乳突肌前缘作斜切口,逐层进入,暴露并游离出顶段食管。尽量用手指分离达下纵隔,在可能达到的最低平面切断食管,缝合关闭其远端或视病变性质和病人全身情况进行切除、拔脱或者旷置。

食管近侧断端准备作食管、空肠吻合术。分离作胸骨后隧道。空肠段的上口用丝线缝合用牵引线经胸骨后隧道上提至颈部切口,与食管近侧断端作端端吻合或端侧吻合。在颈部吻合口处放置橡皮引流条,缝合颈部切口。

在上腹部适当部位切断空肠,移植空肠段的下端与胃前壁近胃底部作端侧吻合。将空肠远侧段的切口与最初切断的空肠断端作端端吻合,闭合肠系膜间空隙,安放引流管后逐层关腹(图 6-7-3)。

为了加强移植肠管术端的血运,文献报告可采用空肠部分带蒂、远端小血管吻合的长段空肠移植术。1950 年,Ahgpocoh 曾提出用部分空肠带蒂、远端空肠吻接血管的术式来进行修复,但未能得到推广。目前由于显微外科技术的发展,这一术式才有可能开展,手术可分2组同时进行。腹部组取腹部正中切口进入腹腔后,在十二指肠悬韧带下方6 cm处切开肠系膜。暴露肠系膜动、静脉通往肠段的第1直支到第4直支或第5直支,解剖和观察此段肠系膜血管弓。这段第4～5支血管,可滋养40～50 cm的空肠组织,视需要可结扎和切断其第1～3支。保留第1直立和第2直支血管,以备吻接于颈部或胸部血管。保留第4直支。作为空肠近端段的滋养血管逐步结扎和切断肠系膜的侧方分支,而保留通向空肠的最后一级动、静脉弓,以拉直肠袢。如肠段长度仍嫌不足,可切断和结扎第4直支而使第5直支作为空肠近端段的滋养血管。待颈部手术区准备完毕后,即将空肠在十二指肠悬韧带下6 cm处及作为血管营养的第1直支、或第5直支的下方将空肠分别截断,随即在胸部膈肌前打一隧道,经胸骨后的前纵隔上达到胸骨柄上方,从而和颈部切口打通。空肠移植段即经此隧道而到达颈部。随即作空肠的端端吻合,以恢复肠道通畅。

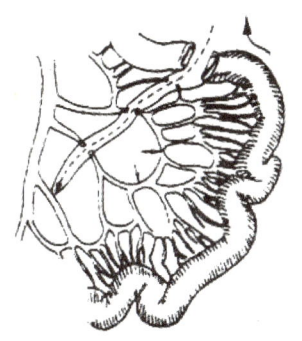 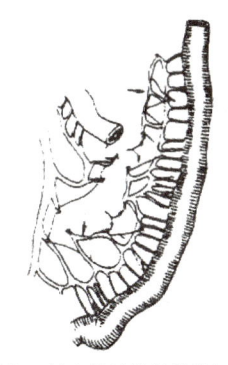

(a) 保留1支空肠的动静脉,切断第2、3、4支空肠血管　(b) 二级血管弓做放射状切开

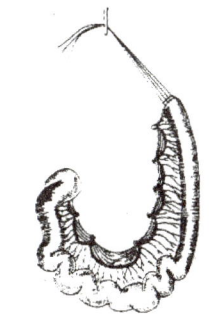 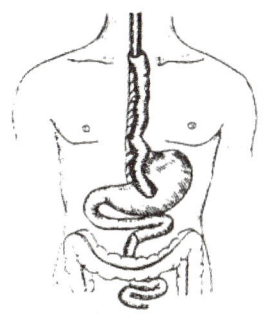

(c) 移植空肠段游离完毕　(d) 颈部食管空肠吻合,腹部空肠胃吻合,空肠空肠吻合完毕

图6-7-3　空肠代食管手术

颈部组手术主要在于选择受区的动静脉血管和暴露食管的上端残口,一般以甲状腺上动脉和颈外静脉为最好的选择。但在修复胸部食管缺损时,也

可以胸廓内动静脉作为吻接的血管。肠系膜血管则依具体需要而选择第1直支或第2直支作为吻合动、静脉,这样加强了远端肠段的血运,防止其发生坏死。

将空肠段上口与食管上残断端作端端吻合或端侧吻合,放置橡皮引流条后,缝合颈部切口,腹部组将移植空肠段的下口与胃体小弯部下方切口作端侧吻合,放置腹腔引流管,然后逐层关腹。

(三)空肠游离作血管吻合移植术

空肠游离作血管吻合移植术是指用一段肠管连同血管移植至新的部位,以替代食管的缺损。

由于显微外科技术的发展,空肠游离移植再造食管的方法成为可能。这种方法 Seidenher 做得最早,他在1959年首先报告1例颈段食管癌切除后,应用一段空肠作游离移植获得成功。

此术式的优点在于,空肠肠腔口径较小,与食管口径相似,适宜于作端端吻合;肠系膜动脉多在2 mm左右,与颈部或其他受区的血管口径大致相同,吻合易于成功。缺点在于需要具备显微外科技术,吻合具有一定的失败率(16%)。术后发音质量差,在颈段食管病变较长(接近胸骨上切迹)时下端吻合困难,如劈胸骨则将增加手术并发症的发生机会,不能切除未发现的食管多发病灶。因此,手术应严格掌握适应证。

具体手术操作方法如下:

行气管切开,全麻,分颈胸、腹部2组同时进行。

颈胸组按常规行胸锁乳突肌前缘切口,游离食管肿瘤。确定食管肿瘤可以切除后,腹部组作腹正中切口或旁正中切口,于十二指肠悬韧带下方10 cm处暴露肠系膜动脉、静脉通往肠段的第7~4血管支。选择一段空肠及营养血管支较多较粗大的肠段,一般在距十二指肠韧带下方20~30 cm处取肠,按颈部实际需要移植空肠的长度外加5 cm长,即为取下空肠段的长度。颈部食管肿瘤切除后,选择受区动、静脉血管的供吻合小血管。

最后清理出1条小动脉和2条小静脉,以甲状腺上动脉或颈横动脉中任选一支和颈外静脉为最佳。但还要视其体情况而选择其他血管,如甲状腺下动脉、颌下动脉以及面静脉、甲状腺中静脉或颈中静脉等。必要时,可选用对侧的动、静脉,或作静脉移植来增加血管长度。

血管吻合方法以端端吻合较为常用。如口径相差过大,不相适应,也可采用端侧吻合法。将小动脉作显微外科血管吻合技术的最后修整,以准备小血管吻合。

腹部组切取、游离空肠段。先切断相应支的空肠动脉,将小动脉作显微外科血管吻合技术的修整,要求切缘略斜,断面平整。1分钟后切断并行的静脉支及近空肠端的动、静脉,均用微型无损伤血管钳钳夹。用无损伤肠钳钳夹移植的空肠段,并予以切断。因空肠系膜呈扇形,肠管弯曲不能伸直,因此制备肠管的长度应以伸展后肠系膜的长度为准,肠管过长时应予切除,以防肠袢扭曲,并立即作空肠—空肠对端吻合。

把切取的空肠交颈胸组作移植用。先在移植空肠与食管上、下端各作4针固定缝合,然后在显微外科镜下作空肠静脉与颈外静脉端端吻合,用10号显微外科缝线间断缝合,一般10针左右。再用同法吻合空肠动脉与甲状腺上动脉或颈横动脉,若有可能,再吻合1支空肠静脉。

此时移植空肠的血运立即恢复,颜色转红,动脉支吻合口两端有血管搏动,可见肠蠕动。如果颜色尚暗和肠蠕动较差,可用立体灯光加热,同时检查吻合口血管是否畅通,发现并纠正不畅通的因素,必要时重新吻合(图6-7-4)。

离体肠段可用0.5%新洁尔灭溶液及新霉素溶液作肠腔清洗,但注意不要将肠系膜血管蒂浸泡在上述溶液内,以免造成刺激性损伤。为了把移植空肠段缺血时间缩短,离体肠段的肠腔可不作灌洗处理,而立即交给颈胸组作小血管吻合为好。

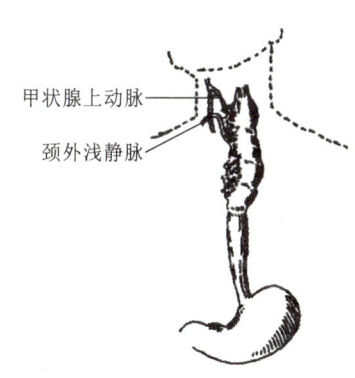

图6-7-4 游离空肠段微血管吻合移植术

为防止静脉内小血栓形成,也可采用在空肠动脉切断后、静脉切断前用微细导管插入移植空肠动脉支内,以生理盐水肝素液灌洗,用量一般为20～50 mL。然后再阻断静脉并予切断,此时移植肠管的微血管网内已不含血液而代之以生理盐水肝素溶液,能防止血管内细小血栓形成。

空肠游离移植手术后应按照显微血管外科手术常规给予抗凝药物7～10天。

第八节 非开胸食管切除术

一、非开胸食管内翻拔脱术

(一)适应证

(1)较局限的早期贲门癌。

(2) 食管原位或早期癌、下咽部癌。

(3) 颈段食管及贲门部良性狭窄性病变。

(二) 手术步骤(图6-8-1)

(1) 体位及切口：仰卧位，取左颈部斜行切口及腹部正中切口(图6-8-1a)。

(2) 手术分颈部组和腹部组：如为颈段或下咽部癌，颈部组人员先施行手术。切开颈部，探查确定肿瘤可以切除后，腹部组再开腹。可按常规方法游离胃，如胃的长度不足或血运欠理想，可改做结肠或空肠代替食管术。切开腹段食管周围的腹膜，游离出腹段食管，绕一布带向下牵引，于中线位将膈食管裂孔的肌层剪开少许，用手指钝性向两侧扩大裂孔显露心后间隙。胃的游离应达到十二指肠球部，大弯侧尽量少留网膜，以免上移颈部时发生困难。

(3) 颈段食管游离好后，在病变上方将食管纵行切开一小口插入子弹头式食管拔脱器，沿食管腔进至贲门部，用双粗线将食管牢固地绑扎在剥脱器上，在贲门处用一把Kocher钳离断食管，分别用酒精擦拭。贲门处行粗丝线全层间断"8"字缝合几针，再间断将肌层加固缝合予以封闭。

(4) 拔脱器前端利用结扎线绑一长约50 cm，直径4 cm用副肾素浸泡过的宫纱，术者双手持拔脱器把柄轻稳用力向颈部牵拉，腹组人员帮助理顺宫纱，使食管翻入腔内由颈部拉出的同时(图6-8-1b)，宫纱也一同进入纵隔食管床内。在拟做吻合的食管处上一心耳钳，切断肿瘤段食管，移除标本。纵隔食管床内的宫纱起止血和扩张作用，一般留置5~10分钟即可。

(5) 将游离好的胃或结肠最高点拟做吻合处缝4~5针标记线，并与宫纱下端绑扎在一起，术者由颈部向上牵拉宫纱，助手显露腹腔，摆顺胃或结肠的位置，并轻柔向上推送，使胃或结肠提至颈部与食管或咽部作吻合。胃与食管吻合可用吻合器，也可用手缝。咽部吻合只能手缝，第一层应黏膜对黏膜缝合，第二层为胃浆肌层对咽部肌层。

(6) 若癌瘤在贲门部或食管下端，应先开腹探查，确定肿瘤可以切除，胃能满足上移至颈部高位吻合的需要，采取下行拔脱切除食管。在胃周围垫好纱布垫，在肿瘤下缘胃壁上切一小口，吸净胃内容物，或上一肠钳暂时夹闭胃体部，以免胃内容物溢出污染腹腔。将拔脱器经食管腔向上送至颈部，固定后切断食管，绑好宫纱，向下将食管经胃壁切口处拔出(图6-8-1c)，宫纱被一并带入纵隔食管床内，以压迫止血，切除贲门部肿瘤，封闭切缘，将胃绑在宫纱下端，随宫纱牵拉至颈部，在颈部行食管胃端侧吻合。

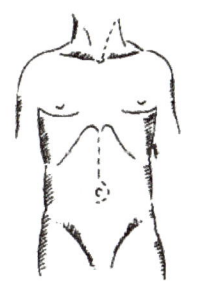 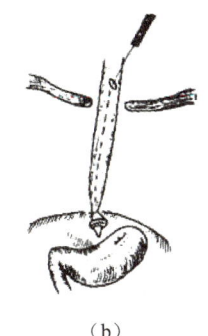 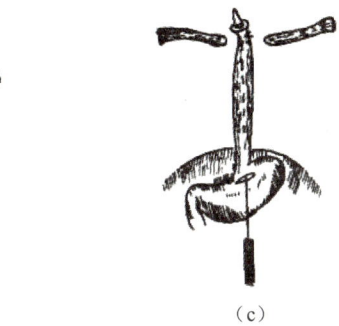

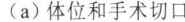

（a）体位和手术切口　　　　　（b）　　　　　　　　　（c）

图 6-8-1　非开胸食管内翻拔脱术

（三）术中注意要点

（1）放入拔脱器时，一定要轻柔、缓慢，防止因暴力穿透食管或纵隔胸膜或捅破大血管，造成大出血、气胸及纵隔污染。拔脱器通过食管腔较困难处为第二个生理狭窄区（主动脉和气管分叉处）。

（2）拔脱时用力要均匀，牵拉要慢，以防拉断或撕破食管。

（3）用以压迫止血的宫纱粗细要适度，过细起不到止血和适当扩张作用，过粗进入纵隔困难，且易造成纵隔内重要组织结构的损伤。

（4）无论用胃或结肠替代食管。在通过纵隔食管床上移至颈部时，需注意不可用力牵拉或扭转，以防拉伤或血运障碍，导致吻合口瘘或坏死。

（5）当术中发现替代食管的胃或结肠血运差，应及时寻找原因，予以解除，对找不到原因，血运不能改善的宁可改做颈部食管外置和腹部胃造瘘，也不可勉强吻合口。

二、胸腔内食管内黏膜拉脱术

正常食管和胃肠道其他部位不同之处为：① 食管有一层坚韧不易撕破的复层鳞状上皮细胞；② 有相当厚度和松动的、无脂肪的黏膜下层；③ 有能膨胀的肌层，却无拘紧的浆膜层。胸腔内食管内黏膜拉脱术正是利用以上特点而行的颈段和食管末端或贲门切除后消化道重建的方法，这个手术和从裂孔切除食管末端癌相似，不需开胸，不同之处是这个方法仅仅是黏膜层而不是全层食管拉出。食管黏膜层切除后，还保留食管肌层成为能膨胀的隧道，胃或肠管通过这个隧道拉到颈部作吻合术。

手术方法胸腔内食管内黏膜拉脱术只适用于很局限的肿瘤，包括以下几个步骤。

(1) 黏膜剥脱：不论食管上端或是食管下端癌都不需要开胸。病人取仰卧位，颈、腹分别切口，同时进行，若为贲门癌或胃底癌，即需作长的上腹正中切口。切开膈肌顶以扩大膈裂孔，垂直向上游离约 5 cm，达心包后面。向下拉食管，食管双侧纵隔胸膜用纱球轻轻推开，避免破进胸膜腔。如此，食管下段、贲门、胃以及肿瘤完全从腹腔游离出来，这样就能够摸到肿瘤边缘以上约 8～12 cm 正常食管的长度。从腹腔开始做黏膜剥离，抓住胃的近端和肿瘤部分并拉住，在肿瘤以下约 5 cm 的食管前壁做横切口，露出苍白的黏膜层，用食指尖从肌层切口轻轻插入，进到黏膜下层，向头侧分离。探查的手指经松软的黏膜下层摸到鼻胃管，作为引导，此时手指环绕黏膜管作全周剥离，但要保持肌层的完整。

(2) 胃壁距肿瘤边缘 5 cm 切断，黏膜管与瘤部相连，上端手指盲目分离达上纵隔，剩余的胃作为代替食管用，在胃底部吻合。

(3) 食管并器官拉出：经颈部切口操作，病人头转向右侧，在胸锁乳突肌前缘的切口解剖出颈段食管，绕以带子牵拉。在颈部低位环行切断食管肌层，肌层远端两侧缝合牵引线牵拉张开，食指进入黏膜下层向远端分离达胸腔中部，与从腹腔向上分离处沟通。于颈部将剥脱的黏膜管缝扎在鼻胃管上，切断黏膜管。然后再从腹腔病变处上方切口将鼻胃管从黏膜管中拉出，继续向下拉即将全部黏膜管拉出。拆除黏膜鼻胃管固定线，黏膜管与鼻胃管脱离，再将代替食管器官缝扎在鼻胃管尖端。一手从颈部向上拉，一手推送，并用鼠齿钳拉住肌层管下缘，以免回缩。食管代替器官进入肌层管内，经纵隔上达颈部与食管作吻合术。如肿瘤侵犯喉部及颈段食管，即将喉切除，气管外置。中段食管癌必须经右胸腔作黏膜拉出。如肌管痉挛收缩，可用手指从两端伸入扩张（图 6-8-2）。

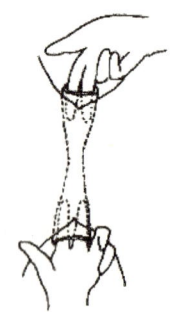 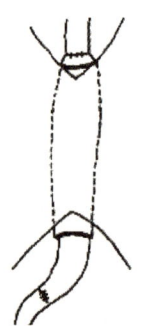

(a) 从颈腹两端作口，剥出食管黏膜管　　(b) 以胃代食管，使其通过食管肌层隧道管，至颈部行食管胃吻合

图 6-8-2　胸腔内食管内黏膜拉脱术

（4）结果：Saidi 从 1986～1993 年对食管癌和近端胃癌作胸内食管内黏膜拉出术 180 例，死亡 27 例（15%），其中大部分死于肺及心血管并发症，有 5 例死于吻合口瘘、伤口感染并发脓毒血症。贲门癌及食管下段癌不开胸用胃大弯作胃管 59 例，中段食管癌加右侧开胸用全胃 62 例，颈段食管癌不开胸用全胃 13 例，胃近端癌全胃切除用左半结肠代全胃 46 例。术中出血平均 600 mL。

（5）生存率：根据能计算的 68 例，生存 1 年为 58%，2 年为 25%，3 年为 10%。

三、疗效评价

综上所述不开胸食管摘除术，是利用食管位于后纵隔内解剖上的特点将胸段食管病变作钝性解剖，或用翻转拔脱的技术，摘除食管。实践证明，这是一种切实可行的方法，有下列优点：

（1）不开胸创伤小，病人术后恢复顺利，年老体弱，心肺功能差者，易于耐受此手术。

（2）不放置胸腔引流管，术后无开胸术及胸腔引流产生之痛苦，有利于病人早期康复。

（3）不开胸时胸腔无感染机会，胸内及肺并发症明显减少。

（4）能作全食管切除，合乎肿瘤治疗原则。

（5）把食管胃或食管结肠吻合置于颈部，不引起致命的胸内食管胃吻合口瘘的并发症。

但是，亦有学者持有不同看法，一些学者认为此技术违反某些基本原则，例如暴露不好，无止血机会，不能摘除局部淋巴结及侵蚀病变，从而使这些病例错过根治手术机会。不开胸无机会摘除胸内肿大淋巴结，而且由于拔脱术挤压操作是否增加肿瘤的扩散尚无定论。

因此，其适应证和手术方法应该在实践中进一步总结和改进。

第九节　食管癌术后并发症

一、吻合口瘘

吻合口瘘是食管切除、食管重建术后最多见和死亡率较高的并发症。在食管癌和贲门癌切除术后，吻合口瘘这一并发症已成为极其严重的问题，也是术后死亡的主要原因之一。国内外近年部分文献报道中吻合口瘘的发生率为 3%～5%，死亡率在 50% 左右。

（一）发生率及发生原因

吻合口瘘的发生原因比较复杂，一般来说与年龄、全身情况、吻合时操作技术的熟练程度、吻合方式、损伤食管或胃壁血运程度、术后消化道梗阻、呕吐、胸胃扩张、剧烈咳嗽、胸内或食管腔内感染等许多因素有关。概括有以下几点。

（1）食管胃吻合时，胃游离不充分，或既往有腹部手术史，胃周围有粘连，游离胃有困难，勉强吻合后吻合口张力大，术后吻合口被撕裂开。

（2）食管穿孔多为缝线切割，食管残端留得过长，以及游离食管时损伤食管的营养血管等。

（3）胃壁坏死穿孔常是游离胃时捏挤过重或撕拉胃壁，损伤胃壁血管，胃壁黏膜下血管网及胃的动脉解剖变异，被切断后可能造成胃壁缺血。个别病例由于在食管胃吻合后将胃壁与纵隔胸膜缝合悬吊或闭合膈肌时误伤胃的主要营养血管。

（4）缝合不全。作食管胃吻合时，有一侧或一处以上缝合不全，缝线疏密不均，过紧过稀，滑结脱落，黏膜对合不佳，尤其是缝合第二排、第三排吻合口缝线时，漏缝食管黏膜，以及吻合后用胃壁包套吻合口不足等。

（5）术后处理不当，如胃肠减压管不通畅，造成胸胃过度膨胀；胃管或十二指肠营养管误缝于吻合口外，术后强力拔管撕破吻合口；过早进食等。术后胃胀也可以使胃扭转，引起幽门梗阻而招致吻合口瘘。

（6）吻合口周围感染。术后发生脓胸，脓液浸泡吻合口，或缝线感染溃烂，在吻合口部位形成脓肿，继之穿破形成吻合口瘘。

（7）其他因素如食管胃吻合器失灵，术中未予发现，引起吻合口瘘；蛔虫钻孔穿破吻合口；病人贫血，营养极差及术后应用肾上腺皮质激素等，引起吻合口愈合不良而形成吻合口瘘。

严格地说，以上所列举的吻合口瘘的成因中，食管壁穿孔和胃壁坏死穿孔不应算是吻合口瘘，但在临床工作中，若非二次开胸进行修补，很难将其与吻合口瘘进行区分，因其临床表现与吻合口瘘并无不同之处。吻合口瘘的发生时间早晚与发生原因有一定的关系。

（二）分类

1. 根据瘘发生的时间不同分为以下三种

（1）早期瘘：术后5天内出现者，其发生多因手术时操作不当，吻合口封闭不严或吻合器械失灵未及时发现，术中即有瘘口存在，以及食管或胃壁大块死等。瘘口大者术后 12～24 小时即有症状;瘘口小者可持续到术后 48～72 小时,才出现吻合口瘘的典型症状。早期瘘占吻合口瘘的 10%。

(2)中期瘘:术后 6～14 天之间出现,其主要发生原因系食管或胃壁小的坏死穿孔,缝线感染,以及气胸、脓胸或大量胸腔积液未得到及时处理等,也与组织愈合能力低下有关,中期瘘占吻合口瘘的 80%。

(3)晚期瘘:术后 2 周以上发生者,常系局部缝线慢性感染,形成吻合口周围小的脓肿,引起继发性吻合口瘘。这种瘘口较小,临床上表现为长期持续性弛张热。X 线及物理检查常不易确诊。治疗上亦较困难。当吻合口被腐蚀穿破有小脓气腔形成时,经口服亚甲蓝或碘油方可明确诊断。晚期瘘的发生约占 10%。此种按时间的分期并非十分准确,因为可能已发生瘘而发现较晚。

2. 根据其部位不同又可以分为以下三种

(1)颈部吻合口瘘:颈部吻合口瘘,无论是食管胃吻合、食管结肠吻合、食管空肠吻合,均不致对病人的生命造成威胁。其主要表现为颈部皮下感染、蜂窝组织炎,局部红肿、压痛或有轻度皮下气肿,很少有全身中毒症状。一般诊断不难,戳开切口可有含气脓液或食物残渣流出,偶可见瘘口所在。颈部吻合口瘘的处理不难,一般经拆开部分缝线充分引流后,多可在 2 周左右愈合,不需特殊处理。如有较广泛的移植肠管坏死,则需切除其坏死部分才能控制感染,然后再设法连接代食管的缺损部分。

(2)胸内吻合口瘘:胸内吻合口瘘一旦发生,食物及消化液流入胸腔,造成脓胸,引起严重的全身中毒症状,消化液的大量丢失,导致水电解质代谢障碍、酸碱平衡失调、肾功能衰竭(氮质血症)。若病情得不到及时有效的控制,患者最终因中毒休克、全身衰竭而死亡。

胸内吻合口瘘患者多有严重的中毒症状,表现为发热、心率增快、胸闷、胸痛、呼吸困难,严重者可产生中毒性休克及突然死亡。体格检查及胸片可见胸内积液或液气胸。胸腔穿刺可抽出混浊臭味液体,有的可能含有少量漂浮的黏液或食物。口服美蓝溶液后进行胸穿,穿刺液呈蓝色可确诊。晚期胸内吻合口瘘可表现为吻合口附近的局限性脓肿或纵隔脓肿。临床主要表现为持续性发热或胸背痛及吞咽不畅。X 线检查可见吻合口周围有块状影或纵隔阴影增宽,或吻合口附近包裹性积液或气液面,或有较重胸膜反应表现。

(3)腹部吻合口瘘:多见于经腹贲门癌切除,食管胃或空肠、结肠吻合术,吻合口位于膈下者。治疗原则应根据瘘口大小、是否局限化、腹膜炎严重程度及患者全身情况而定。瘘口小且周围粘连,消化液漏出不多者,应行双套管引流术,同时在瘘口周围放置大网膜。瘘口较大,发现较早,病人一般情况良好,余胃能行再吻合时,可根据情况选择吻合口切除再吻合术。

(三) 症状和体征

1. 临床上吻合口瘘有以下几种表现

(1) 体温增高:食管胃吻合术后体温升高,在术后1周以内多为手术反应,若无其他征象,很难考虑有吻合口瘘的可能性。若有吻合口瘘发生,除体温升高以外,还应有其他症状与体征。晚期瘘者亦常表现为持续性低热,一般降温药物效果多不明显。

(2) 全身中毒症状:常常表现为脉搏增快、细弱无力、呼吸急促、面色潮红、口干舌燥、烦躁不安、尿少、腹胀及白细胞增多等。

(3) 胸闷疼痛:患侧胸部闷痛,呼吸时加重。有时向肩背及上腹部放射。

(4) 呼吸困难:吻合口瘘的出现均伴有气胸,一开始就表现为呼吸困难、咳嗽、咳痰无力。重症者可以出现口唇及指端发绀,甚至呼吸衰竭征象。气胸很少为张力性。

(5) 循环系统症状:患者常表现为脉快,或有心律不齐,或有端坐呼吸和血压下降等心力衰竭,重症者很快出现休克,以至死亡。

2. 诊断

(1) 症状和体征:胸内液气胸较重时,多有纵隔向健侧移位,胸壁薄者患侧胸壁皮肤有压痛,叩诊上胸部有鼓音,下胸部浊音,语颤消失。听诊呼吸音减弱或消失。

(2) 胸部 X 线检查:吻合口瘘出现的早晚不同,故 X 线表现有所差异。一般在 7 天内出现吻合口瘘者,因胸腔内尚未形成广泛粘连,肺被压迫萎陷,则可见多个液气平面,亦可为一个大的脓腔,肺被压迫萎陷,纵隔移向健侧。患者胸部普遍密度增加,肺纹理不易辨认。有些晚期瘘病人的胸片仅出现纵隔阴影增宽,无明显液平面。

(3) 胸膜腔穿刺:穿刺可抽出带粪臭味的混浊液体及气体,其臭味甚重,全室均可闻到,更有甚者病人呼出气体也带有同样的臭味。有经验的临床医师凭借其臭味即可初步判断有吻合口瘘可能性。有些患者由于吻合口瘘较大或胃壁坏死穿孔,胸液常呈胃液状或混有食物残渣,则诊断即可明确。

(4) 口服亚甲蓝(美蓝):口服亚甲蓝后观察胸腔穿刺液,或胸腔引流液中是否出现蓝色,这是诊断吻合口瘘的常用方法。但是有些瘘口小者,不一定一次口服美蓝,即使胸液变蓝色,往往需要口服 2~3 次后方可出现。

(5) 口服碘油检查:常用于晚期瘘。患者症状可能不十分明显,液平面位于纵隔内,或呈多囊状液平面,胸腔穿刺较困难。此种情况,口服美蓝无法判定是否有瘘发生,可口服碘油在 X 线下透视,以观察碘油是否溢出。此法还可确定瘘孔的大小与方向,对进一步采取治疗方法也有参考价值。有的吻合口瘘在术后 20 余天才出现,此时胸片往往表现正常。如为主动脉弓上食管胃吻合口瘘,吻合口可直接破溃到胸部切口后上端。

(四)治疗

根据病情发展情况,吻合口瘘的部位,瘘孔的大小,作及时适当的处理。颈部吻合口瘘容易处理,瘘口小者局部切开引流,勤换敷料,局部加压包扎,仍可从口进食。或用小口径塑料管或硅胶管从瘘孔处放入胃内,采取静脉外营养法(如滴入配制的十二指肠液或要素合剂,以及口服氨基酸等)维持营养,多可自行愈合。对瘘口大者,尤其是部分胃壁坏死者,可用颈部食管外置及空肠造瘘术。延期行食管结肠重建术。对胸内吻合口瘘的处理,可依据病情,迅速决定是否二次开胸探查或保守治疗。

1. 保守疗法

必须做到以下三点。

(1)控制感染,充分引流,应用大量广谱抗生素,保证闭式引流管的通畅,要经常冲洗更换引流管,以免食物残渣阻塞。已分隔的脓腔可作多管引流,或在后背接近吻合口部位另作"开窗引流",即从切口后端打开切口各层组织,直接进入吻合口部位。

(2)维持营养甚为重要,可通过静脉输血或血浆、输氨基酸等,及静脉外输液,或空肠造瘘进行管饲。吻合口瘘与游离胸腔不通而是直接通至切口外者,可用盐水纱布填塞吻合口部位,继续由口进食。尽早从口进食以维持较好营养,有利于瘘口愈合。近年采用中心静脉管供给高营养液亦获得较好结果。

(3)纠正水电解质紊乱,防止其他并发症的发生。

患者经行胸腔闭式引流后,如脓液不多,空肠管饲情况良好,患者处于正氮平衡状态,体质会逐渐改善,经 1~2 个月,吻合口瘘即可愈合,治愈率可达 50%~60%。相反,患者如管饲频频引起腹泻,食物不易吸收,甚至空肠内食物反流入胃和胸腔,由引流管排出,或胸腔引流量大,一般情况差,空肠造瘘管口周围糜烂感染等,此时吻合口瘘难以愈合,最终极度衰竭死亡。

2. 再次手术治疗

对早、中期发生的吻合瘘,如果患者情况允许且发现及时,胸腔感染不重者,可行二次开胸探查,对吻合口能修补者则修补,这种做法多用于吻合时缝合不当或吻合器失灵的早期瘘。不适合修补者力争切除吻合口部位的组织,重新行食管胃吻合术。如上述两种方法难以实施,则由原切口前端向腹部延长(左侧开胸者)作胸腹联合切口,利用左半结肠行食管原位移植术,但需术前作结肠准备工作。如术中发现患者病情危重,不能继续手术,则可拆除吻合口将食管行颈部外置,胸胃外置,或胃残端封闭还纳腹腔,及空肠造瘘术,或在还纳腹腔内胃壁上作造瘘也可,待病情好转后,行结肠代食管术。至于个别病较重者,亦可仅行吻合口插管引流及空肠造瘘术。

吻合口瘘二次开胸手术的适应证:① 患者一般情况较好;② 吻合口瘘发生时间短,胸腔感染轻;③ 胸胃的长度能再次行高位吻合(原主动脉弓下吻合则改为弓上吻合,原弓上吻合则改为颈部吻合);④ 估计瘘口大,胸腔引流量多,或疑有胃壁坏死和穿孔(碘油造影从吻合口处漏出),保守疗法难以愈合者。然而,由于绝大多数病人为中、晚期吻合口瘘,临床上又未能及时诊断,失去二次手术时机,则只有采取保守疗法。

(五)预防

吻合口瘘的原因是多方面的,很难提出整套行之有效的预防措施来达到降低吻合口瘘发生率的目的。但以下几点预防意见值得重视。

(1)严格选择病例,充分做好术前准备。中、晚期癌,营养较差。有的梗阻严重,瘤体有感染坏死,其上端食管炎症水肿,组织脆弱是影响吻合口愈合的主要因素。因此手术前应严格选择病例,术前改善营养状况。对食管管腔梗阻严重者,应行食管冲洗和应用消炎药物,术中应尽量在无炎症或水肿的食管部位作吻合,或尽量作颈部吻合。颈部吻合虽有一定的吻合口瘘发生率,但瘘的死亡率较低。

(2)注意手术操作和改进吻合方法:临床经验证明,发生吻合口瘘的因素虽然复杂,但主要与手术操作关系密切,所以必须重视下面几个问题:首先要有良好的切口显露,这是保证吻合时顺利操作的首要条件,主动脉弓上吻合可离断切口上 1~2 根后肋。对下段食管癌不宜勉强行主动脉弓下吻合,否则,往往由于主动脉弓的障碍暴露不好,操作困难。其次,手术操作要轻柔仔细,勿损伤吻合部位的血运,胃的游离要足够,确保吻合后无张力。避免过度牵拉地揉搓胃,以免引起胃壁血肿或血栓形成。在缝合膈肌与胸胃时要特别注意保护胃网膜右血管。其三,良好的吻合是手术的关键。选好吻合部位后,胃与食管的切口口径相称,食管套入约 3 cm,可减少吻合口里层的张力。吻合时黏膜对合整齐,避免用力钳夹黏膜。用纱布轻擦吻合口部位,代替直接不断地吸引,以免引起黏膜出血水肿。结扎缝线以两面三黏膜对拢为宜,不要过紧过密,以防切割,影响血运及缝线感染。缝线感染。缝合外层及胃的固定线时,切勿穿透黏膜层,否则易发生穿孔。

为避免吻合口瘘的发生,有人不断提出新的吻合方法,包括食管胃吻合器。任何方法虽可使吻合口瘘发生有所下降,但均不能完全杜绝。

(3) 术后处理:术后及时处理胸腔积液、气胸、脓胸和肺不张等并发症,促使肺尽早复张,特别要注意及时处理吻合口附近的积液和感染。

二、乳糜胸

食管切除术后乳糜胸(chylothorax)是另一重要外科并发症,发生率为0.6%～2.5%,若采取保守治疗,死亡率在50%以上。因此,现代对食管癌术后并发乳糜胸的病人的治疗主张手术治疗为主。

(一)病因与病理生理

1. 病因

乳糜胸系来自胸导管瘘口或其主要分支破裂处的大量淋巴液在胸膜腔内潴留而形成。各种胸部手术(包括食管、肺、纵隔、心脏、主动脉及胸交感神经链等部)都有可能损伤胸导管及其分支而在术中未能发现,术后便并发乳糜胸。胸导管与食管解剖关系密切,在施行食管中、上段癌或其他食管恶性肿瘤切除术时,最容易损伤胸导管或其主要分支,术后容易发生乳糜胸,属于手术后创伤性乳糜胸。

2. 胸导管的大体解剖

胸导管起始于腹后壁的乳糜池,沿脊柱上行,经膈肌的主动脉裂孔再上行进入后纵隔内,全长30～40 cm,是人体最粗大的淋巴管,直径在0.2～0.3 cm。全身的淋巴管汇合成两个主干,在右侧的称为右淋巴导管,左侧的称为胸导管,分别开口于左、右无名静脉。胸导管收集下肢、腹部、左半胸、左上肢和头颈部左侧的淋巴。胸导管进入胸腔后,先位于脊柱的右前方,不久走行于脊柱的左前方,经主动脉及左锁骨下动脉的后方至左侧颈根部,继而呈弓状斜向外侧而汇入左侧静脉角。

胸导管为肌性管腔,管壁组织分3层,但不如静脉清楚,内膜由内皮细胞、薄层结缔组织及不明显的内弹性膜形成。在T_6以上,胸导管内有瓣膜;在注入左侧静脉角处的胸导管内有成对的瓣膜,可防止静脉血向胸导管内反流。食物与体液经人体吸收后进入乳糜系统形成淋巴;胸导管本身有自发性及节律性的收缩功能,每隔数秒钟左右将其内的乳糜液注入左锁骨下静脉。

胸导管与淋巴系统之间有很多交通支,通过肋间淋巴结、纵隔淋巴结、气管支气管淋巴结及连接这些淋巴结的淋巴管形成侧支循环。胸导管还与肋间静脉、腰静脉及奇静脉之间有吻合支。因此,结扎胸导管不会引起淋巴淤积。

3. 乳糜胸的病理生理

食管切除术后乳糜胸是一种严重手术并发症,其保守治疗的死亡率很高。近些年来,由于对乳糜胸的病理生理的研究及其诊断和治疗方面的认识不断提高,胸部手术后乳糜胸的手术死亡率已从50%下降到10%左右。在左侧上胸部进行手术时,特别是分离食管癌与主动脉弓的浸润粘连时,必须高度警惕损伤胸导管的可能,二者之间分离的组织应一一进行结扎或缝扎。胸导管受累时更应如此。在第5~6胸椎平面以下损伤胸导管,乳糜胸常发生于右侧胸腔,在此平面以上损伤胸导管,术后乳糜多见于左侧胸腔。

食管切除术后乳糜胸多出现在术后第4~5天病人开始进餐时,有的病人在术后24小时之内便发生乳糜胸。据有些学者的报道,胸主动脉区、食管或后纵隔区手术后创伤性乳糜胸,发生于术后第7~14天之内。有胸导管瘘时,乳糜液的流量很大,24小时乳糜液的丢失量在2000~3000 mL。

胸部手术后乳糜胸发生,引起一系列的病理生理改变:

(1)大量乳糜液在胸腔内潴留不但导致病人的心肺功能发生严重紊乱,还会引起代谢、营养和免疫系统功能的严重障碍和缺陷;

(2)蓄积在胸腔内的乳糜液使术侧胸腔内的压力增加,压迫肺与纵隔,使纵隔向对侧移位或引起纵隔摆动;

(3)乳糜液中含有大量蛋白质、脂溶性维生素、脂肪、胆固醇、糖、酶、电解质、各种淋巴细胞和抗体等。乳糜液的成分与血浆相似,90%是水,8%为同体成分;75%的脂肪在最后经胸导管注入血液循环。如果食管切除术后乳糜胸得不到及时治疗,则由于大量水分、营养物质、电解质、各种淋巴细胞和抗体等的不断丢失,使病人的免疫功能在短期内降低,加之全身消耗及衰竭而死亡。

4. 乳糜胸的诊断和鉴别诊断

(1)将胸液涂片后在显微镜下进行检查,可见清亮而呈碱性的脂肪滴;或用苏丹Ⅲ染色后在显微镜下观察,胸液中有脂肪滴,乳糜实验阳性,可以诊断为乳糜胸。

(2)将典型的乳糜液5 mL装入试管内加少许乙醚进行震荡,乳白色"牛乳"状颜色旋即消失,胸液转变为澄清液。

(3)乳糜液在显微镜下检测,可见其含有大量淋巴细胞。

(4)胸液培养无细菌生长。

(5)淋巴管造影可以显示胸导管损伤而发生乳糜漏的准确位置,亦能发现胸导管的解剖异常或畸形。但由于这项检查方法比较费时,而且容易失败,因此在临床上很少采用。一般对胸液标本进行化验便能确诊。

乳糜液的漏出量和性状常与病人所进饮食的性质及量有比较密切的关系,在诊断术后乳糜胸时应加以注意。

假性乳糜胸腔积液多见于胸部恶性肿瘤和胸部感染。因其胸液内含有卵磷脂—蛋白复合物,所以外观呈乳状。但所含脂肪极少或微量,这种胸液用苏丹Ⅲ染色后在显微镜下检查,看不到脂肪滴。

乳状胸腔积液也可继发于结核病和类风湿性关节炎病人。胆固醇性胸腔积液也可见于这两种疾病,因其胸液中含有高浓度的胆固醇结晶,胸液外观呈乳状。

如果假性乳糜胸、胆固醇性乳糜胸与食管切除术后的乳糜胸的鉴别诊断仍有困难,可嘱病人服用 6 号绿染料着色的脂肪餐。进食后约 1 小时,若发现胸液绿染,提示为术后乳糜胸,有助于鉴别诊断。

对胆固醇性胸液,通过测定胸液中的胆固醇和甘油三酯的水平,便能作出鉴别诊断:乳糜液中胆固醇与甘油三酯之比 < 1,但非乳糜液中胆固醇与甘油三酯之比 > 1。此外,如果检查证实胸液中甘油三酯的水平高于 110 mg/mL,这种胸液 99% 为乳糜液而非胆固醇性胸液。测定胸液(乳糜液)在胸腔内的漏出速率,也是诊断乳糜胸的一个有意义的指征。如体重为 70 公斤的成人在接受胸部手术后损伤胸导管,每天乳糜液在胸腔内的潴留量或速率超过 400~500 mL,平均为 700~1200 mL日;幼儿和儿童乳糜液在胸腔内的漏出速率则按比例减少,取决于其体表面积。

5. 治疗

食管切除术后乳糜胸,至今尚无理想的治疗手段。目前常用的方法为保守治疗、外科手术治疗及放射治疗。其中外科手术治疗最为有效和可靠。

(1) 保守治疗食管切除术后乳糜胸的保守治疗要保证有效的胸腔闭式引流及肺充分膨胀,尽可能使胸膜壁层与脏层发生粘连,缩小胸膜残腔,以便达到封闭胸导管瘘口或其分支瘘口。保守治疗中,除了禁食、服用含有中链甘油酯的饮食之外,还要常规进行静脉高营养,纠正因大量乳糜液丢失而造成的水电解质紊乱与营养不良,使乳糜的产生与漏出减少,如果术后乳糜胸的保守治疗无效,就应该进行积极的外科手术治疗。乳糜胸保守治疗时间的长短及何时施行手术治疗,尚无较客观的标准。Williams 和 Burford(1964)及 Selle 等(1971)建议术后乳糜胸的保守治疗最长期限应该规定为 14 天。若保守治疗 14 天无效,就应该进行手术治疗。经保守治疗后,近 50% 的胸导管瘘可以自然愈合,另有约 50% 的病例需要手术治疗。术后乳糜胸的病人,在 14 天内每天的胸液量在 500 mL 以上,就有手术治疗指征,除非病人有剖胸手术禁忌证。如果病人的肺被纤维组织包裹,而且因胸膜粘连,虽经胸腔闭式引流,但肺已无法膨胀,这类术后乳糜胸病人也需要手术治疗。

（2）外科手术治疗:现在认为食管切除术后病人一旦发生乳糜胸,每天 24 小时的乳糜液丢失在 1000 mL 以上,无减少趋势者要尽早采取手术治疗,继续"观察"是不可取的、有害的。食管癌病人在接受肿瘤食管切除术后并发乳糜胸的,其术前全身营养状况大多数都比较差,而且胸导管损伤的部位常在主干,侧支循环在术中被破坏,胸导管瘘口自行愈合的机会不多。

乳糜胸的现代治疗手段是胸导管结扎术。这种治疗方法是 Lampson 等于 1948 年倡导的。Lampson 等的治疗经验表明,乳糜胸的病人在接受胸导管结扎术后,其死亡率由 50% 下降到 15%。而在此之前,外伤性或创伤性乳糜胸的死亡率为 45%,而非创伤性乳糜病人的死亡率为 100%。

1948 年以前,术后乳糜胸的主要治疗手段为胸腔穿刺抽出胸液或采用胸腔闭式引流术及病人进食低脂肪饮食。现在,对术后乳糜胸的病例,最有效的治疗措施则是采用外科治疗。常用的外科手术有:① 直接结扎胸导管;② 胸导管大块结扎术;③ 胸—腹膜短路术;④ 胸膜切除术;⑤ 脏层胸膜剥脱术,用于肺被纤维组织包裹而不能复张者;⑥ 用纤维蛋白黏合剂(fibrin glue)黏合胸导管瘘口。这种方法对某些乳糜胸病例有效。上述治疗术后乳糜胸的方法可以单独应用,也可以用两种以上的方法结合应用,主要视病人的病情及具体情况而定,术者可以灵活掌握。

目前,在临床工作中处理胸部术后乳糜胸的主要外科方法为直接结扎胸导管和胸导管大块结扎术。

① 手术切口的选择,要遵循以下两条基本原则:a. 原剖胸切口为标准后外侧切口的病人,不论其乳糜胸发生于单侧或双侧胸腔,亦不论其发生于左侧或右侧胸腔,手术一概经原剖胸切口进胸。b. 原剖胸切口为胸骨正中劈开切口或左侧前外侧切口者,应选择右侧标准剖胸切口进胸。必要时,亦可以考虑选择左侧标准剖胸切口,经第 6 肋间或第 6 肋床进胸。

直接结扎胸导管或胸导管大块结扎术的具体操作方法如下:术前 2～3 小时,可以经胃管向胃腔内注入橄榄油 100～200 mL。橄榄油被消化道吸收后,使胸导管被乳状乳糜液充盈,术中容易辨认、解剖与结扎。若无橄榄油,也可以用牛奶代替,或不用任何高脂肪饮食。

② 进胸后,用吸引器吸除胸腔内的胸液及乳糜液,同时清除脏层胸膜与

壁层胸膜表面的纤维素沉淀物,沿胸导管的解剖位置和走行方向详细、耐心检查(食管切术后乳糜胸要显露食管床并仔细观察乳糜液漏出的部位),往往在胸导管损伤瘘口处有乳状液体或清亮透明液体不断流出。

③ 在找到胸导管瘘口后,在其瘘口上、下两端用粗丝线双重缝扎两道,只要缝扎的位置正确,胸导管瘘口处的乳糜漏出液立即停止。再用干净纱布擦干瘘口处后观察10分钟,证实瘘口处及胸导管的其他部位无乳糜液漏出,即可用常规方法关胸。

④ 假如术中找不到明显的胸导管损伤漏口或有可疑之处,就应该在膈上结扎胸导管。75%左右的病人其胸导管在$T_8 \sim T_{12}$水平为单根结构,所以在右侧或左侧膈上5 cm处左右结扎胸导管最为便利和可靠。胸导管在无变异的情况下,位于右侧膈肌脚上方和椎体表面的降主动脉与奇静脉之间。在这一部位结扎胸导管,便称为低位结扎胸导管术。

⑤ 切断下肺韧带,并将主动脉前方的纵隔胸膜分离到下肺静脉下缘水平,然后在$T_8 \sim T_{12}$椎体前方的胸导管区将胸导管及其周围组织进行分离后用粗丝线予以双重结扎。大块结扎胸导管时要紧靠椎体,注意不能损伤主动脉与奇静脉。

⑥ 一些学者认为治疗术后乳糜胸的最好方法是在术中找到胸导管瘘口的确切部位,并用非吸收缝线与补片关闭瘘口,使瘘口邻近的组织挤压在两块补片之间。如有可能,尽可能使胸导管的主要部分或主干保持通畅。Jose和Miller介绍的膈上胸导管结扎术也是在膈上奇静脉和主动脉之间大块结扎胸导管,再将两块补片用非吸收缝线缝合、挤压在胸导管的下端。奇静脉和主动脉之间的所有组织都要予以大块结扎。为使胸膜腔粘连闭合,可切除壁层胸膜。

(3)放射治疗:多用于恶性乳糜胸的治疗。

综上所述,治疗食管切除术后乳糜胸的最为有效的手段仍然是外科手术。

三、术后出血

食管贲门癌切除术后出血主要有三种:

(一)上消化道出血

食管贲门癌切除术后上消化道出血是较为常见的并发症,其发生率为1%~5%,死亡率亦较高。常见的有吻合口出血、胃出血、十二指肠出血等。另有极少见的胃主动脉瘘等极度危险的大出血。

1. 发生原因

(1) 吻合口出血：① 术后早期出血，是由于吻合口胃端黏膜下血管结扎止血不可靠，缝合过稀，结扎线松脱，组织水肿致缝合时黏膜撕裂，手术时病人血压较低，或使用钳夹。因出血未被发现，术中未予以处理所引起；② 术后延迟性出血原因较复杂，一般认为是吻合口黏膜缺血、坏死或吻合口裂开所致；另一种说法则认为是吻合口感染，黏膜下脓肿腐蚀血管所致，多在术后一周左右发生。吻合口炎症、溃疡也是延迟性出血的常见原因。

(2) 急性胃炎出血：其原因尚不完全明确，可能与十二指肠液反流入胃，破坏了胃黏膜屏障作用，氢离子弥散作用，而使胃黏膜糜烂引起出血。这种出血多于术后早期发生。

(3) 贲门癌切除后，胃残端黏膜下止血不彻底，遗漏小血管未予结扎，缝合过稀，结扎线松脱而致胃出血。

(4) 吻合口张力过大，故有胃壁血运障碍，胃壁坏死穿孔而致术后胃出血。

(5) 胃内遗漏病灶，多发性胃黏膜表浅溃疡、黏膜皱襞小息肉或小血管瘤，因手术检查不易发现，术中又因局部浆膜未见异常，即使手术时探查有时也不易发现。

(6) 应激性溃疡。

2. 临床表现

(1) 胃肠减压管持续吸出胃内容物为血性或鲜血。若同时有呕血者，说明出血速度较快，出血量较大，应密切观察脉搏、血压等生命体征变化。出血早期血红蛋白未必下降，因此不能依赖于血红蛋白的指标作为观察出血的标准。出血早期，血液浓度没有改变，所以血红蛋白无明显变化。当补充血容量后，血液被稀释，此时血红蛋白下降与出血量呈正比。

(2) 胃管拔出后反复呕血或黑便，均提示出血速度快、量较大。有些病人临床上无急性呕血表现，而是持续性柏油样粪便，应注意观察，此类病人出血较慢，多能自行停止。由于麻醉及手术创伤，术中有无血容量绝对或相对不足等因素的影响，使术后胃出血量难以估计，主要依据生命体征进行综合分析。

3. 诊断

食管癌贲门癌切除术后一般 24 小时内吸出胃液开始转清或呈黄绿色。如有出血 2～3 天后胃液转为血性且量较大，需要输血 400 mL 以上者，即可诊断为术后胃大量出血。与手术操作有关的出血多发生在术后 1～3 天内，迟发性出血也可发生在术后 3 周左右。

出血原因应根据病史、出血发生时间、出血速度,以及结合化验检查、纤维内镜检查等,进行综合分析。

(1) 化验检查:主要为红细胞计数、血红蛋白(血色素)、血细胞比容(红细胞压积)等。

(2) 纤维内镜检查:对食管胃吻合后出血有重要诊断价值,可以明确性质、部位,同时还可以做一些有效的治疗。应于出血早期进行,以增加其中阳性检出率。但应注意对术后不久的吻合口有一定的危险性,注气不宜过多,操作必须轻柔。

(3) 估计失血量。

4. 处理

术后上消化道出血的处理原则与以一般上消化道出血相同,在严密观察下先行保守治疗无效时,再考虑手术治疗。

(1) 保守治疗:① 抗休克治疗:首先要补充血容量,可在中心静脉压监护下补足血容量。对老年患者应给予吸氧,烦躁、焦虑者可给予镇静剂,有肝病史者可给予维生素 K,大量输血者应给予葡萄糖酸钙,以对抗枸橼酸钠的毒性作用。② 止血:经胃管注入冷盐水去甲肾上腺素液。动物实验表明,去甲肾上腺素注入胃内,可迅速由门静脉系统吸收,使内脏血管收缩,从而达到止血目的。静脉给予止血药物:垂体后叶素 20U 加入 5% 葡萄糖液 100～200 mL 中静脉滴注,对小动脉性出血效果良好,但有高血压、冠心病者应慎用。此外应适当使用促进血液凝固的药物,如卡巴克洛(安络血)、酚磺乙胺(止血敏)、6-氨基己酸、立止血、维生素 K 等,以及 H_2 受体拮抗剂。③ 抗生素的应用:食管癌贲门癌术后,机体抵抗力降低,易发生继发性感染,特别是吻合口周围感染更为重要,应给予广谱抗生素,防止感染出血。④ 饮食:出血停止 2～3 天后,可给予营养丰富易消化的流质饮食,特别是高蛋白等高营养食物,维生素等亦尤为重要。

(2) 手术治疗:对术后胃出血的手术指征,目前尚无统一标准,一般经保守治疗多可达到止血目的,但对短期内发生休克、出血凶猛、保守治疗无效者,应迅速果断手术止血,否则将延误抢救时机。

(二) 胸腔内出血

食管癌和贲门癌切除术后胸腔内出血比较少见。只要在术中仔细严格止血,关胸前反复检查有无出血点,术后胸腔内出血是可以避免的。

1. 病因

(1) 食管床出血:胸段食管癌行全胸段食管切除,创面大,纵隔清扫淋巴结范围广,小血管遗漏未结扎,或结扎线松脱,术中病人因血压低以及暂时性凝血,出血停止。术后血容量恢复,凝血块脱落,而继发出血。

(2) 肋间血管出血:经肋骨床进胸,切除肋骨时损伤肋间血管,或扩大切口时损伤肋间血管,术中用胸廓撑开器拉开胸廓,出血暂时停止,而于术后继发出血。

(3) 引流口出血:手术结束时放置胸腔引流管,损伤了肋间血管,由于引流管支撑作用,血管在无压力情况下向胸腔内出血。

(4) 粘连的胸膜面剥离后未彻底止血。关胸后,因胸内负压恢复,可继续渗血。

2. 诊断

少量出血(引流量略多,但引流通畅,胸腔内无积血),以及中等量出血(500～1000 mL之间),可出现急性出血性休克症状。如面色苍白、口干、脉搏快、血压不稳定、脉压差减小;胸片示术侧胸腔阴影,纵隔移位。持续性出血,病情可逐渐恶化。胸导管引流量每小时超过 100 mL,引流液血红蛋白浓度超过 60 g/L,提示为胸内持续出血。

3. 处理

大量出血应立刻再行手术处理。凡是术后胸腔引流量每小时超过 100～150 mL,引流液血红蛋白测定在 50～60 g/L 以上,经输血后贫血症状无改善,或暂时改善而又出现休克者,均应探查止血。经积极术前准备输血,血压维持在 12/8 kPa(90/60 mmHg)左右,可再次开胸寻找出血点,如有活动性渗血,可在创面上仔细缝扎,或用电凝止血,经反复检查确认无出血之后再予关胸。

有人积极主张再次早期开胸止血,认为手术治疗并未较非手术治疗增加死亡率,反而避免了在血胸的基础上发生脓胸。

4. 预防措施

(1) 手术时严格要求,仔细止血。关胸前认真检查有无活动性出血点,若发现出血点,应给予相应处理。

(2) 出血点贯穿缝扎可避免结扎线松脱而再出血。创面有活动性渗血,可用电凝止血。

(三) 腹腔内出血

食管贲门癌手术不仅开胸,而且部分操作需要在腹腔进行,涉及腹腔诸多脏器。由于自胸进行腹腔操作位置较深,显露不清楚,止血不彻底或操作不当,均会引起术后腹腔内出血。发病率虽低,但多需再次手术止血,应予以重视。

1. 病因

（1）分离胃结肠韧带时，由于网膜组织大块结扎，结扎不牢固或结扎线松脱，以及遗漏血管未被结扎，术中因低血压或凝血块堵塞，出血暂时停止，而手术后继发出血。

（2）手术中清扫腹腔动脉周围淋巴结，胃左动脉残端留置过短，结扎线松脱而致出血。

（3）分离脾胃韧带时致脾包膜脱落，或脾脏挫伤，包膜下血肿，术后脾包膜破裂出血。

（4）经胸缝膈肌时，刺破腹腔膈面血管而致术后腹腔内出血者。

（5）手术创面大量渗血，腹腔内感染侵蚀血管破裂而致出血。

2. 诊断

主要表现为脉搏细弱，血压下降，面色苍白。大血管出血则可以短时期内呈现休克。术后低血压可见于很多情况，因此腹腔出血的诊断并非容易。在无术后胃出血、胸腔出血的情况下，血压逐渐下降，脉搏细快，进行性休克，腹部膨隆，压痛（有时可能出现反跳痛），腹腔穿刺抽出血液，即可明确诊断。

3. 处理

腹腔出血一旦明确诊断，应立即考虑手术止血。一方面积极做好术前准备，如输血、输液、纠正休克；另一方面尽可能及早剖腹探查止血。有些学者认为保守治疗即使血止，血块在腹内日后机化，也将引起腹腔广泛粘连。因此，仍以尽早手术为宜。

4. 预防措施

腹腔出血是可以预防的，措施包括：术中操作轻柔细致，止血彻底；大束结扎时组织不宜过多；结扎主要血管时，应贯穿缝扎或双重结扎，以防滑脱。关胸及关腹前应全面认真细致检查，发现活动出血及器官损伤，应及时予以处理；剥离创面大时，可放置腹腔引流，术后应注意观察有无活动性出血。

四、肺部并发症

食管癌病人多数年龄较大，常合并有肺气肿、慢性支气管炎或慢性阻塞性肺病（COPD）等夹杂病，加之许多病人有吸烟嗜好及食管癌切除术本身的一些特点（如手术时间较长，手术创伤较大，术中术侧肺容易受到挤压与挫伤等），因而肺部并发症的发病率较高。食管切除后肺部并发症以肺不张、肺炎、肺脓肿、肺水肿和哮喘等较为常见。肺部并发症是食管癌术后患者死亡的一大因素,必须高度重视。

(一)原因

(1)术前患者可能就合并有慢性呼吸道疾病,或患者年老体弱、呼吸功能欠佳。

(2)开胸手术创伤大、时间长、尤其需颈部吻合者,刺激气管使分泌物增加,以及手术需切开膈肌和肋间肌,破坏了呼吸肌等。

(3)麻醉时气管内插管刺激,术中吸痰不彻底。

(4)术后因胸腔胃的压迫,限制了肺完全膨胀,减少肺活量。

(5)伤口的疼痛,影响了呼吸运动和有效排痰。

(6)有时合并喉头水肿或痉挛,尤其是颈部操作时,因骚扰喉部较重所致。

(7)术后由于痰液堵塞气管、支气管导致肺不张,易并发肺炎、肺化脓症。

(二)临床表现和诊断

肺部并发症的种类较多,其中较常见者为气管炎、肺炎、肺不张,肺化脓症有肺栓塞等,以肺炎为多见。它们的临床症状均相似,主要表现为咳嗽吐痰、痰量增多、体温增高、呼吸短促、肺部出现啰音,严重者可有紫绀。如发生较早,常与术后反应相混淆,不易及时诊断。术后病人均应早期在床边拍胸部X线片。如系体积小的肺不张,且发生在术侧,常不易察觉,对此应仔细观察,并及时协助排痰。

(三)治疗

食管重建术后呼吸道的护理尤为重要。合并有肺部并发症时,护理和有效治疗就显得更为重要。主要是痰多可鼓励患者咳嗽、协助排痰,包括雾化吸入,口服或营养管内注入祛痰剂,必要时支气管镜吸痰或作气管切开;喉头水肿或喉头痉挛经保守治疗不能缓解,应尽早作气管切开;大剂量广谱抗生素应用,防止肺化脓症发生;肾上腺皮质激素短期、突击剂量,长期应用有致吻合口愈合障碍之嫌,应尽量避免;对于广泛小支气管哮喘史术后有发作者,应给予解痉药物;持续胃肠减压,可以减少因胸胃过度膨胀而压迫肺组织,病情十分严重时可考虑使用人工呼吸机。

(四)预防

为了进一步减少肺部并发症的发生,以下的预防措施值得重视。

1. 术前准备

加强营养,改善一般情况。认真做好肺部检查,对食管癌手术患者术前进行详细的肺功能检查：

（1）肺活量（vital capacity，VC）：反映肺容积，表示肺腔最大扩张和最大收缩的呼吸幅度。VC 降低主要是由限制性通气障碍引起。慢性梗阻性肺部疾患（chronic obstructive pulmonary disease，COPD）患者呼吸功能严重障碍时，VC 可轻度下降。

（2）最大通气量（maximum ventilation volume，MVV）：反映肺的通气功能。气道阻力增高，如 COPD，是 MVV 下降的主要原因。呼吸肌功能不全、限制性肺疾病，也可使 MVV 下降。

（3）最大呼气流量（peak expiratory flow，PEF）：反映肺的最大通气功能。气道气流阻塞，呼吸肌力减弱，PEF 下降。

（4）最大呼气中段时间（maximal mid-expiratory time，MET）：实测/预计值＞1.35 即为延长。延长表明气道阻塞，随 COPD 的严重程度而递增，是诊断小气道气流阻塞的敏感、准确而简便的肺功能指标。

（5）用力肺活量第 1 秒率（forced expiratory volumein one second，FEV_1）：第 1 秒时间用力肺活量，反映肺的通气功能。

（6）用力肺活量第 1 秒率实测值/预计值（forced vital capacity，FVC）%（FEV_1/FVC%）：① 轻度障碍，70%～80%；② 中度障碍 40%～60%；③ 重度障碍，＜40%。

（7）弥散功能：肺泡单位弥散量 TLcocVA。实测值/预计值 80%～100% 为正常。

（8）残气量（residual voIume，RV）：实测值/预计值 80%～120% 为正常；实测值/预计值 121%～160% 为轻度肺气肿或肺泡过度充气；实测值/预计值 161%～200% 为中度肺气肿或肺泡过度充气；实测值/预计值 200% 为重度肺气肿或肺泡过度充气。

食管癌患者多为老人，其肺功能下降多为小气道功能受损，即阻塞性通气功能障碍，故以 FEV_1、FEV_1/FVC%、MET、RV 作为评价开胸手术后风险性指标较好。FEV_1 和 MVV 可反映患者呼吸力学的综合情况，为反映通气效果的一个非特异性指标，FEV_1＞2 L，表明一般胸腹手术风险很小；FEV_1 为 1.5～2 L，表明一般胸腹手术风险很小；FEV_1 为 1～1.5 L，手术风险增加；FEV_1＜0.8 L，出现重并发症的可能性较大；FEV_1＜0.5 L，属手术禁忌。MVV%（实测值/预计值）＞60%，手术安全性较高；MVV%（实测值/预计值）＜40%，胸腔手术一般属禁忌。

阻塞性肺病对手术病人是一个重要的危险因素，阻塞的程度与术后并发症的发生和手术风险程度直接相关,而限制性肺病患者由于呼气功能和气道自洁机制较好,其手术耐受性要强于阻塞性肺病患者。

血气分析:可作为其他肺功能检查的辅助判断批示。其重要作用在于评价手术前后病人肺功能的变化,可作为行机械通气及脱机的判断指标。PaO_2 9.33 kPa(70 mmHg)要考虑手术范围,如 8.00~9.33 kPa(60~70 mmHg)有轻度风险,6.67~8.00 kPa(50~60 mmHg)要严格考虑,<6.67 kPa(50 mmHg)多为手术禁忌。

对已有呼吸道慢性疾病的患者,术前 3 天或更长时间,开始投用抗生素及解痉、祛痰剂,必要时每天行雾化吸入,劝其戒烟。向患者说明术后咳嗽的重要性,教会如何咳嗽,解除病人术后对咳嗽怕疼、怕刀口裂开的思想顾虑。合理选用麻醉药。

2. 手术操作

食管切除术不论从何侧进胸,手术操作是防止或减少肺部并发症的一个重要环节。术时注意保护肺组织,轻柔操作,防止粗暴牵拉或挤压肺组织。肺与胸腔粘连时,要认真仔细分离,一旦肺被损伤,应及时缝合修补。肿瘤位于食管胸中段时,往往与肺门或对侧胸膜粘连,在操作上更应轻巧,尽量减少对肺门神经丛的刺激或损伤,并应防止损伤喉返神经。肿瘤切除吻合时,严格无菌操作,用棉垫将肺包盖好,并吸净食管和胃的内容物。膈肌以后外侧弧形切口切开,避免全部切断膈神经分支,因为保存膈肌运动功能有利于术后咳嗽排痰。麻醉医师对萎陷的肺组织要间断复张,随时吸出呼吸道分泌物,以保持呼吸道通畅,防止缺氧。手术结束前后,更应彻底地吸痰。胸腔引流管安放在腋后线膈上两肋间处,以防术后膈肌上升顶撞引流管产生疼痛,限制呼吸和咳嗽排痰,并能充分引流,排出胸内积液积气,促进肺扩张。

3. 术后处理

食管癌开胸手术为一大手术,手术创伤大,手术时间长。术前肺功能异常者,术后应给予短期呼吸机支持,一般为 6~12 小时即所谓"over night",以利于麻醉恢复,改善通气量和肺不张,防止肺间质水肿,纠正低氧血症,帮助病人度过危险期。其原因是:① 由于麻醉药物的残余效应,导致病人意识状态波动很大,有些麻醉药物会引起病人术后烦躁,对呼吸循环不稳定的病人非常不利。② 手术创伤和疼痛的打击,使病人在术后 12 小时不能获得满意的休息。充分的镇痛和镇静都需要机械通气的保证。③ 术后 FRC(functional residual capacity)降低,导致低通气、低氧血症和肺不张。循环呼吸功能不稳定的患者以术后早期的低氧血症、肺不张常不能耐受。对手术创伤小、术前心肺功能较好者,应早期拔管,给予鼻导管和面罩吸氧。

如患者痰较多而黏稠,不易排出,且主动排痰能力差,应行气管插管。气管插管的指征:① 上呼吸道梗阻。② 气道保护性机制受损:防止误吸和分泌物潴留。③ 清除气道分泌物。④ 为机械通气提供通道。若为短期机械通气,可行无创通气(鼻罩或口鼻面罩)。

术后前3天,密切观察病人并给予半卧位,有利于呼吸、咳嗽排痰,及胸腔内液气体引流;还可以预防胃内容物反流而误吸入气管,发生窒息或吸入性肺炎,并随时改变体位,防止坠积性肺炎的发生。持续胃肠减压,防止胃扩张压迫肺组织。对呼吸道分泌物多的患者,医护人员要积极鼓励或协助咳嗽排痰。适当应用止痛剂减轻病人术后疼痛,敢于咳嗽。合理应用抗生素,是预防和治疗肺部感染的一个重要手段。对术中污染较重者,可采用静脉输入或肌肉注射广谱抗生素。对已作气管切开者,亦可采用气管内间断滴入抗生素。对有严重呼吸困难、缺氧及紫绀经用气管切开仍无好转者,可立即使用人工呼吸器。成年患者的呼吸生理指标符合以下任何一项,均须开始机械通气治疗:① 自主呼吸次数(RR)高于正常3倍或低于正常1/3;② 潮气量(VT)低于正常的1/3;③ 生理死腔通气量/潮气量(VD/VT)>60%;④ 肺活量(VC)<15 mL/kg;⑤ PaO_2>6.67 kPa(50 mmHg)(慢阻肺除外),并有继续升高的趋势,或出现精神症状;⑥ PaO_2<正常的1/3,或肺泡动脉氧分压差>6.67 kPa(50 mmHg)(吸空气者),或<40.0 kPa(300 mmHg)(吸氧气者);⑦ 最大吸气负压<2.23 kPa(16.8 mmHg)。

脱离呼吸机的生理指征是:① 最大吸气>2.00 kPa(15 mmHg),或舒张压变化>1.33 kPa(10 mmHg);② 脉率>110次/分钟或增加20次/分钟以上;③ RR>30次/分钟,或增加10次/分钟以上;④ VT<300 mL;⑤ 出现严重心律不齐;⑥ $PaCO_2$<8.00 kPa(60 mmHg)(吸氧条件下);⑦ $PaCO_2$<7.33 kPa(55 mmHg);⑧ pH<7.25~7.30。

实践证明,如果按照以上预防措施进行处理,食管切除后肺部并发症的发生率以及死亡率将会进一步降低。

五、感染

(一)切口感染

食管切除是一种污染类手术,手术时胸膜腔及刀口往往受到不同程度的污染。常见于术者忽视无菌操作原则,刀口受到明显的污染而未加处理,刀口缝合时留有死腔、器械及缝线消毒不严格。也偶有因皮肤切口部位误用去甲肾上腺素作封闭而致术后广泛缺血坏死感染(正确的是使用肾上腺素稀释液作封闭)。处理主要为伤口充分敞开引流,勤换药,全身应用抗生素,必要时脓液作细菌培养加药敏试验指导用药。一般情况可望较快愈合。

(二) 单纯性脓胸

所谓单纯性脓胸不包括术后吻合口瘘所引起之脓胸。食管癌和贲门癌手术虽然波及胸腹两腔,但术后发生化脓性腹膜炎者较脓胸者少见,这可能与腹腔中的操作损伤和污染不如胸腔严重,以及腹腔抵抗力大于胸膜有关。

1. 发生率及发生原因

随着抗生素的广泛应用及手术操作上的不断改进,近年来单纯性脓胸的发生率已有明显的降低。但在食管癌和贲门癌切除术后并发症中仍居第二位。

食管癌和贲门癌切除术中、术后感染来源是多方面的,如食管中段癌行主动脉弓上吻合的操作比较困难,手术时间长,食管胃开放式吻合污染胸腔的机会多。其次患者年老体弱,抵抗力较差,以及与术后胸内积液及气胸、肺萎陷等处理不及时亦有关。

2. 临床表现与诊断

食管癌和贲门癌切除术后体温一般在3～4天开始下降,至1周左右恢复正常。同时,因开胸引起的气短症状亦逐渐减轻,胸腔内积存的液体和气体经胸腔闭式引流36～48小时后基本排除,肺组织完全复张。但术后早期并发单纯性脓胸者,多在引流管拔除后1～2天体温又升高,脉快,气短;有的发生呼吸窘迫现象。因脓液量的多少,可出现不同程度胸腔积液的体征X线所见。此时相当于脓胸渗出期,如行胸膜穿刺,则可抽出淡血性稍混浊液体。如果脓胸发展到纤维素期,胸液则逐渐变成黄白色而浓稠。有的患者术后长期持续发热,拖延至术后1～2周,经反复胸腔穿刺才证实为脓胸。对脓液做常规细菌培养及敏感试验,不仅有助于诊断(尤其对渗出期者),而且更有利于选择有效的抗生素。然而,由于有的患者手术前后应用了大量抗生素,即使细菌培养阴性亦不能否定诊断。此外,在脓胸证实后,应立即口服美蓝以鉴别有无吻合口瘘的存在。同时还应确定脓胸是弥漫性还是局限性,是单侧还是双侧,以便采取相应的治疗措施。

3. 治疗

(1) 胸腔闭式引流是行之有效的方法,尤其对弥漫性脓胸,更应及早地进行插管引流,管腔宁粗勿细,以利通畅。经常行X射线胸部检查,随时调整胸管位置,使其保持在脓腔的最低位。对局限性脓胸,有人主张行间断性胸穿。作者认为胸腔闭式引流仍是较好的手段,既可减少病人因多次胸穿的痛苦,又可避免脓液较稠时堵塞针头,还可每日观察脓液的引流量。局限性脓胸的定位可借助X射线或超声仪。

(2) 抗生素应用:脓胸一经确诊,即应尽早作细菌培养及药敏试验,做到有的放矢。

(3) 全身支持疗法:应给患者高蛋白、高热量、易消化食物,必要时口服助消化药物及静脉补充营养。

4. 预防

食管胃吻合属于污染手术,为了预防术后脓胸的发生,应注意以下三方面。

(1) 术前准备:食管高度狭窄长期不能进正常饮食者,往往有脱水或营养不良现象,为此应注意术前增强体质,纠正水和电解质紊乱,增强抵抗力,必要时予以输血。对有明显梗阻的患者,除术前每日冲洗食管作准备外,术日晨置胃管时应彻底冲洗,防止术中切开食管或胃壁后,其内容物溢入胸腔内。

(2) 手术操作:手术全过程要注意无菌操作。术者对洗手、准备皮肤以及手术器械及敷料的无菌要求是必不可少的。而且术中操作要轻柔细致,尽量以锐性剥离减少组织损伤,切断食管前用食管钳在吻合口上方暂时钳闭食管,在胃壁切开前应以无菌纱垫遮盖胸腔,切开后间断吸引其内容物,减少对胸腔的污染。其次,食管胃吻合完毕及时更换手术器械,手术者洗手或更换手套,再进行无菌操作部分。在膈肌切口关闭后,以温生理盐水冲洗胸腔,也可向胸腔内放入适量抗生素。但最好的抗生素代替不了严格的无菌操作。

(3) 术后处理:术后应经常挤压胸腔引流保持其通畅。术后多鼓励或协助患者咳嗽排痰,促进肺尽快扩张,减少胸内积存的液体和气体,这不仅有利于防止脓胸,也对防止肺部并发症有好处。引流管拔除后及出院前,应行胸部透视,一旦发现有积液,应及时抽出,以免一般性积液,久之变为脓胸。对胸腔内仅有少许积液(肋膈角模糊阴影),可在B超定位下进行穿刺。否则不必要或过多地进行胸腔穿刺,过多穿刺亦是造成术后胸腔感染的一个原因。

六、心血管并发症

患有高血压或动脉硬化性心脏病的病人,在患食管癌或贲门癌时,只要心血管病不十分严重,仍可以耐受外科手术治疗,术后也不一定引起心血管并发症。但有的病人术后早期出现症状,如心律不齐、心动过缓或过速等,重症者出现心源性休克。另有一些患者术前无心血管病史,也可出现心血管并发症。

(一)发生原因

食管切除术后心血管并发症的发生率在国外较高,而国内发生率则较低。心血管并发症的发生原因主要是由于手术创伤大、术中长时间低血压、麻醉药物刺激、失血、缺氧、输血输液不足,输液过快、过多,以及电解质紊乱等。有些患者术前系隐性冠心病,心电图及其他心脏检查均未查出,而术后早期出现症状,严重者可致心肌梗死、心脏骤停死亡。

(二)诊断

心脏病患者行非心脏手术前,对心脏病病变的性质、严重程度、术中可能遇到的情况,应有充分的了解及估计,制定处理方案。术前应常规拍胸片、做心电图、动脉血气分析,了解心率、心律、心脏大小及肺充血程度和血液的酸碱状态,以及氧、二氧化碳分压情况,便于术中、术后比较。出现问题及时处理。

(三)治疗

必须强调术前准备和对危险性有一个客观的评价。心脏病患者行食管癌手术后,应与心脏内科医师共同商定合理的处理方案,必要时应将患者置于监护病房,密切观察与治疗。

(四)预防

对术前已查出有高血压或高血压心脏病的患者应及时给予降压药物,注意饮食,适量活动,有心律不齐者可选择适当药物内服。有些学者主张对老年食管癌和贲门癌患者术前常规给予洋地黄,以预防术后出现心力衰竭。目前有西地兰类药物,术后如发现心力衰竭可以快速洋地黄化,因此,术前给予洋地黄似无必要。

关于血管方面的并发症,如血栓性静脉炎,常因局部静脉反复输液所引起,如每次输液选择不同部位,静脉插管不要维持过长时间,常可避免发生这种并发症,出现此种并发症只要及时处理,多数不会带来严重危害,较严重的血管并发症如肺栓塞,发生在较大的肺动脉,可以猝死;脑血管意外出现肢体偏瘫、昏迷等。Vantrappen(1974)认为,肺栓塞和心肌梗死在食管胃吻合术恢复期造成死亡者并不少见。

七、膈疝

食管癌及贲门癌术后膈疝在胸外科临床工作中常能遇到。据国内文献报道,其发病率在0.28%~0.84%之间。但实际发病率估计高于这些统计数字,因为有的病人在发生术后膈疝后临床症状不重或无症状而未到医院就诊,而有的病人在发病后未得到正确的诊断和治疗而死于急性肠梗阻。

(一) 发生率及发生原因

食管癌切除、食管—胃胸内或颈部吻合术后并发膈疝的最主要的原因,是由于在缝合膈肌切口、固定胃及重建食管裂孔时膈肌切口缝合不牢固,膈肌与胸胃之间的缝合过于疏松或缝线结扎不紧而脱落,或膈肌与胸胃之间的缝合深度不够等手术技术操作不良所致。有时,膈肌切口愈合不良,亦能导致术后膈疝。此外,术后病人因剧烈咳嗽与腹压增加也是诱发膈疝的因素之一。

为预防食管癌切除术后并发膈疝,术中在缝合膈切口、固定胸胃时要注意胸胃与膈疝切口前端三角区的缝合固定。缝针与缝线要穿过胃壁浆膜肌层,膈疝切缘要缝合1 cm左右,缝合间距要保持在0.5~0.6 cm,以不通过食指尖为限。在缝合结束后,要用手指仔细触诊一遍膈疝切口与胸胃的缝合固定处,尤其要注意膈肌切口的前端缝合、固定是否牢固,必要时补充加强缝合。

(二) 临床表现和诊断

术后膈疝的临床症状表现不一,主要决定于裂孔大小,腹腔脏器进入胸腔的多少及有无并发肠梗阻、肠扭转或肠坏死。主要临床症状为术后突然发作性阵发性腹痛(隐痛或绞痛),有的无排气,无排便,恶心,呕吐,肠坏死时可呕血,常误诊为单纯性肠梗阻,或认为切口疼痛。疝孔大者腹腔脏器大量进入胸腔,压迫心、肺,引起呼吸困难、气短、缺氧、心慌、紫绀等呼吸、循环系统症状。疝孔不大者,疝入胸腔的内容物不多或逐渐地增加,则临床症状较轻,而且出现较晚,此时如再有胸部并发症,则消化道症状常被忽略掩盖,延误了诊断。

如疝内容物不多,常无明显体征,如大部分结肠或小肠进入胸腔。则手术侧叩诊呈浊音,如肠胀气则为鼓音。听诊呼吸音减弱,有时可在胸部听到肠鸣音。

X线检查可见胸内有单一或多数大小不等液气平面,可见"空圈"(即肠袢影)。这种X线下所见,在未行胸腔穿刺情况下,液平面或"空圈"的形状及位置时有改变。腹部X线透视或拍片,可见肠腔充气及大小不等液平面。钡灌肠检查可发现横结肠或结肠脾曲疝入胸内。X线检查是诊断膈疝的主要依据。

(三) 治疗

术后膈疝一经确诊应立即手术。术后早期(2~3周内)发生的膈疝,经短时间准备,从原切口进胸,进行修补,手术操作简单,效果满意;对远期(半年以上）发生的膈疝因肠袢粘连,则以胸腹联合切口显露较好。近期膈疝如无肠切除用肠吻合术,如患者条件极差则行肠造瘘术,尽快结束手术。远期膈疝,由于粘连较重,在操作上应细心剥离,防止操作肠壁。膈肌切缘的瘢痕组织应彻底切除后再缝合加固,防愈合不良。

（四）预防

重建膈裂孔的设计和妥善缝合很重要,缝合前,将胃大弯侧血管弓稍向纵隔内旋转,以解决因血管弓靠前缝合膈肌左右切缘与胃的固定缝线甚为重要。缝针不宜过粗,缝胃时既不穿透黏膜,又不因过浅而切割胃壁浆肌层,采用"8"字或褥式缝合膈肌切缘。术中充分游离胃结肠韧带,防止胃上提后将结肠带入胸内发生膈疝。

八、喉返神经损伤

食管切除术中,喉返神经的损伤多发生在一侧,造成一侧声带瘫痪。术后,病人除有说话时声音嘶哑之外,术后早期进食时常因误吸而有呛咳。同时,病人因声门关闭不全而影响病人进行有效咳嗽与排痰,增加了发生肺部感染性并发症的发病率。但一侧喉返神经损伤很少直接造成病人死亡。

据文献报道,左侧喉返神经损伤的发病率较右侧高1倍,单侧损伤的发生率较双侧损伤高1倍,单侧喉返神经损伤后,患侧声带不能外展,居近中线位。吸气时患侧构状软骨超越中线,位于健侧前方,发音时由于健侧喉内收肌的代偿作用,声门仍可紧闭,但健侧构状软骨位于患侧前方,患侧构会厌襞向下、内塌陷。一侧喉返神经损伤及声带瘫痪在检查时除有上述改变及声音嘶哑、误吸之外,病人多无其他不适症状。若术中两侧喉返神经损伤,则病人有窒息的危险。

（一）喉返神经的解剖

左右喉返神经之径路不同,右侧喉返神经于右锁骨下动脉之前自右侧迷走神经干分出,绕此动脉之下后方,沿气管食管向上进入喉部。上行中较左侧喉返神经稍离气管,到达甲状腺腺体时,则位于甲状腺被膜之后方,但仍沿气管食管沟上行。左侧喉返神经是在左侧迷走神经进入胸腔后,越过主动脉弓横行部之前方时,才自迷走神经干分出。其分出部位之高低各不一致,分出后经动脉韧带之外侧绕过主动脉弓上升,再斜过颈总动脉后侧,达气管食管沟内上行。有报告称双侧喉返神经并不常在气管食管沟内,特别是右侧。左、右喉返神经在气管食管沟内者仅占37%,神经可在沟的前方,离气管的距离可远至1 cm左右。

双侧喉返神经在上行过程中分出 3～6 小支：① 心下支；② 气管支；③ 咽支；④ 食管支，分布于食管胸上段和颈部食管的黏膜和肌层；⑤ 喉下神经。当喉返神经受压或遭受损伤时，外展肌最早出现麻痹，其次为声带张肌、内收肌麻痹，但 3 组肌肉也可同时受累，也可一部分受累，如外展肌麻痹后，内收肌可以幸免，Evoy 称喉返神经损伤时，依损伤神经纤维数及其性质可产生各种喉部障碍，如神经全部受损，将导致同侧除杓状肌以外的全部喉内肌功能丧失，使声带麻痹在中间位，以后声带逐渐移至旁正中位或中线，若神经为永久性损伤则声带不再移位。William 进一步提出，喉返神经在喉外可以分出多个小支，因而损伤了一个或多个小支，以致单一的喉肌，或肌群的功能受到影响。喉上神经的内支变有分支进入杓间肌，解剖证明，喉肌是受双重神经支配的。

喉返神经上行甲状腺两叶的背部，在上行中与甲状腺下动脉关系密切：常在甲状腺下动脉之后方上行，占 61.5%，位于甲状腺下动脉之前占 13.75%，在分支间者占 24.8%。喉返神经除两侧分支数目不一致外，在喉外甲状腺区分支的高低位置并不一定，神经与血管分支相互交错，或神经主干被动脉盘绕，因此，在此危险区结扎甲状腺下动脉时易误伤喉返神经（6.5%～10%）。手术时必须靠近颈总动脉，远离腺体的背面，分离结扎甲状腺下动脉主干。在局麻下施行手术，可随时重复检查患者的发音功能。故有人主张在颈部手术时常规暴露喉返神经，术后声带麻痹的发生率大为降低。

（二）喉返神经损伤的原因

（1）在解剖、游离食管中段癌或其他食管恶性肿瘤时，如过度牵拉迷走神经，或进行非开胸食管内翻拔脱术时，由于食管的游离系在非直视下进行，也会直接或间接损伤喉返神经，左侧喉返神经损伤的几率更大。

（2）食管癌的原发部位愈高，术中喉返神经损伤的可能性就愈大。

（3）食管癌向食管壁浸润的范围越深，或癌肿直接侵犯食管周围组织结构者，因术中分离肿瘤的范围较广，故很容易损伤喉返神经，尤其是在主动脉弓下缘附近游离肿瘤时。

（4）气管食管沟处淋巴结群、颈深部淋巴结群（均在喉返神经走行途中）、主动脉弓下淋巴结群以及上纵隔淋巴结群（分别位于左、右喉返神经的起始部）等四组淋巴结群容易发生食管癌转移，而且这四组淋巴结群与喉返神经的解剖关系密切。因此，在手术治疗食管癌时清扫这些淋巴结，有可能直接损伤喉返神经。

（5）经颈、胸（右）、腹三切口行食管癌切除术及食管—胃右颈部端侧吻合术时，在游离颈段食管的过程中如技术操作不当，可能会损伤位于气管食管沟中的喉返神经。

（6）左、右喉返神经的走行解剖差异很大，右侧喉返神经的个体差异更大。但左侧喉返神经由于走行行程而变异较小，因此在术中损伤的机会比右侧喉返神经高得多。

（三）喉返神经损伤的防治

1. 预防

要降低食管癌切除术中喉返神经损伤的发病率，关键在于预防。主要的预防措施有以下几方面。

（1）熟练掌握喉返神经的解剖特点。

（2）在主动脉弓下游离肿瘤食管和在右侧胸顶部游离肿瘤食管时，要紧贴食管进行，即在食管外膜以外的疏松结缔组织中进行分离。如有可能，应显露左、右喉返神经，以避免术中损伤该神经。如肿瘤已经侵及食管外膜及其周围组织或结构，在切除受累组织的前提下，亦应靠近食管分离肿瘤。但肿瘤外侵严重，为切除肿瘤，喉返神经的损伤往往难以避免。

（3）游离颈段食管时，宜首先在胸顶及胸腔入口处用手指紧贴食管外膜或肿瘤周围间隙进行钝性分离，一直分离到食管的预定切断部位上缘约 5 cm 以上，之后再做颈部斜切口将已经游离的肿瘤食管从该切口引出，完成肿瘤食管的切除及消化道的重建。利用这种方法分离肿瘤食管，喉返神经损伤的机会便能减少。

（4）施行食管—胃颈部端侧吻合术时，要注意避免使用暴力牵拉食管而损伤位于气管食管沟中的喉返神经。

（5）如在术中彻底清扫（切除）上述四组淋巴结时，要注意颈部右侧喉返神经的变异及胸内左侧喉返神经走行长的特点，尽可能在淋巴结包膜下清扫淋巴结，这也是预防喉返神经损伤的重要措施。

2. 喉返神经损伤的治疗方法

（1）如果术中发现一侧喉返神经被切断，可采用喉返神经端端吻合术。这是最常用而有效的治疗方法。但术中发现喉返神经损伤的病例少见，大部分病例是术后因病人声音嘶哑并经间接喉镜检查后才确诊为喉返神经损伤，同时可以排除因气管内插管而造成的声带损伤。

（2）喉返神经的远侧断端与迷走神经的内侧的喉返支进行吻合。

食管癌切除术后发现喉返神经损伤的病人通常不考虑施行外科手术治疗，而是予以观察。在一般情况下，病人在术后 6 个月左右的时间内，由于健侧声带的代偿作用，喉返神经损伤而引起的临床症状都会有所改善甚至恢复。

九、反流性食管炎

(一)病因

反流性食管炎的发生率不高,临床上多见于贲门癌切除术后。发生的时间早晚不一,有的在进食后不久则可出现反流症状,有的在术后晚些时候才出现。发病的原因虽然是多方面的,但吻合方法是最重要的因素。

(二)临床表现

反酸、胸骨后疼痛、烧灼感、进食时疼痛,严重时腐蚀吻合口及食管黏膜充血水肿,甚至溃疡形成,造成患者进食困难、呕吐,甚至呕血,重者可使患者极度衰竭终至死亡。

(三)诊断

食管 X 射线钡剂透视在反流早期可见胃内钡剂向吻合反流入食管腔内,在反流较重的情况下由于吻合口严重水肿,钡餐通过吻合口缓慢或受阻。胃镜观察可见明显的胃食管反流现象,吻合口及食管黏膜水肿充血、糜烂甚至溃疡形成。24 小时食管腔内 pH 监测是诊断反流性食管炎最敏感和特异的方法,它可以了解食管径内 pH 的动态变化,阳性检出率在 90% 以上。其阳性指标:① pH<4 的发作次数<50 次。② pH<4 的总时间占监测总时间的百分比:立位<6%,卧位<2%。③ pH<4 超过 5 分钟的发作次数<3 次。④ 酸反流持续时间<9 分钟。

(四)治疗

反流性食管炎的治疗包括非药物治疗、药物治疗和手术治疗。各种治疗目的是:减轻或消除胃食管反流的症状;预防和治疗严重并发症;防止胃食管反流复发。

1. 非药物治疗

这是反流性食管炎诊断后的首选治疗,包括生活方式的改变,避免因体位引起的反流,忌食高脂肪餐、巧克力、咖啡、糖果等,戒烟和停止过量饮酒。餐后保持直立位,睡前 2~3 分钟内勿进食。研究证实胃食管反流后,胃内容物接触食管的最长时间发生在夜间,因此患者睡眠时可用背部垫枕的方法使躯干抬高 45°,主要目的是促进食管的重力廓清运动。平时不扎弹力腰带和不穿紧身衣服。少吃多餐,大约每天 6~8 次,避免胃扩张,超重者应减轻体重。

2. 药物治疗

如经第一阶段治疗后(非药物治疗)症状不缓解,应进入下一阶段治疗(药物治疗)。由于反流性食管炎的发展较慢,绝大多数患者经内科治疗后可获得满意的效果。其主要目的是：① 减少胃食管反流；② 降低反流液的酸度；③ 增强抗反流屏障的力量和食管清除能力；④ 保护食管黏膜，减少胃内容物接触食管黏膜；⑤ 增强胃排空和幽门括约肌的张力。禁用抗胆碱能药物，因为此类药物降低食管下括约肌的张力，减少食管蠕动，妨碍胃的排空。

常用的药物有抗酸剂、抗酸分泌剂、促胃动力药、黏膜覆盖药。

3. 手术治疗

术后胃食管反流绝大多数经内科治疗后缓解，少数病人症状剧烈，严重影响了日常生活，需再次手术治疗，而食管癌术后的病人一般不再采取手术治疗。

十、胸胃功能性排空障碍

胸胃功能性排空障碍，系指食管癌贲门癌切除后，胸胃运动功能失常，引起大量胃内容物潴留，但无器质性梗阻。胸胃潴留严重者无胃蠕动，称之胸胃无张力症，其发病率为1%～2%。实验观察术后近期病人，胸胃排空（150分钟不到5%）较正常人（150分钟56.2%）明显延迟。

（一）病因

（1）迷走神经干切断，据 Keol 研究得知：由于支配胃底及上部的迷走神经切断，限制了胃的膨胀，因而使胃容纳食物量减少，加速了流体食物的排空；由于切断支配胃下部及胃体胃窦部的迷走神经，使胃蠕动减弱，研磨食物的能力降低，因此固体食物排空延迟。若是迷走神经干切断，则兼上述两者效应，因而可以延长不易消化食物在胃内的滞留时间。

（2）胃在腹腔借助脾胃韧带及胃结肠韧带等结构，与周围器官附着；而游离后的胃失去了附着，胃壁在一定程度上也失去了张力。

（3）位于膈下的胃窦部与胸腔胃的静息压没有差别，亦与正常人的胃内压无差别。这是因为胃窦部仍然承受腹部的压力。并把此压力传导到胸腔胃内，使之维持一定的正压。正压的胸胃在负压的胸腔内，两者之间的压力梯度易使胃体膨胀，产生胸闷、气短等症状。

（4）与精神因素亦有关。严重的思想顾虑，可导致已被扰乱了的胃肠道功能恢复缓慢。

（二）临床表现

一般症状出现时间都在去除胃减压管2～3天之后，在进食流质改为半流质时。病人表现为胸闷、上腹饱胀、呃逆、嗳气，继而出现呕吐，呕吐物有酸臭味。查体可见术侧呼吸音低，叩诊为浊音。

（三）诊断与鉴别诊断

主要依据上述临床表现，结合 X 线及放射性核素（同位素）检查，即可明确诊断。但必须与胸腔积气积液相鉴别，后者胸透时胸胃轮廓不清，插入胃管无气体及液体流出。胃机械性梗阻者，胸部及上腹部疼痛较重，有时为绞痛，查体可以听到肠鸣音增强或有气过水声，症状也较胃功能性排空障碍严重。

X 线检查：可见松弛而扩张的胃，内有液平面，无蠕动波，严重者可占据整个胸腔。钡餐透视可见钡剂在胃内潴留，部分病人潴留时间可长达 72 小时以上。

（四）处理

1. 禁食

由于进食后可刺激胃液分泌，增加胃内物潴留，促使胃黏膜水肿，加重饱胀、呕吐等症状，甚至压迫心脏，引起心慌、气短，所以近期胃功能性排空障碍时应禁食。

2. 胃减压

经鼻管吸引胃内减压，以利于减少胃内容物潴留，从而减轻胃黏膜水肿，恢复胃壁肌肉张力，减轻呕吐、胸闷等症状。减压吸出胃液量与排空障碍程度有关，可根据减压量多少，初步估计胃排空障碍的恢复情况。由于长期放置胃管，可给病人带来痛苦，并可产生鼻咽部及肺部并发症。因此，对长期胃减压者，应权衡利弊，考虑行空肠造瘘逆行减压术。

3. 维持水与电解质平衡

由于长期丢失胃液，可导致水分丢失及电解质紊乱，处理不当就会发生低钠、低钾及代谢性碱中毒，进而损害肾功能，出现氮质血症。因此，对胃排空障碍病人应经常检查血生化，以作为补液参考，同时还应结合胃液丢失量、尿量、尿比重，血浓缩程度综合分析。补液应根据电解质紊乱特点，有所侧重，力求平衡。

4. 维持营养

提高血浆蛋白浓度，防止低蛋白血症，是非常重要的。应予适量多次输血、血浆、白蛋白，以增加机体抵抗力。

5. 其他治疗

对功能性排空障碍，可应用新斯的明治疗，以增加张力，有利于胃排空。

（五）预防措施

胃功能性排空障碍主要因为迷走神经切断及胃解剖位置发生改变引起。

有人主张常规行幽门切开成形术;也有人主张采用胃管代替食管,以防止胸胃扩张引起胸闷、心慌等症状。

十一、急性胸胃扩张

急性胸胃扩张常见于食管胃弓上吻合者,其发病率为1%左右,死亡率因发现早晚而差异较大。如早期发现,及时治疗,症状可很快消失;若发现较晚,胃壁已经发生广泛性坏死,则救治困难。山东省省立医院报告3例,其中2例死亡,死亡率为66%。

(一)病因病理

常见原因为迷走神经切断后,胃张力低下。其次为游离未超过幽门,手术操作不仔细,胃壁挫伤严重,胃血循环障碍,术后未做胃减压或胃管拔除过早,由于大量空气吞入,唾液及胃液潴留在胸胃内,使胃迅速扩张,并形成恶性循环,可引起急性胃扩张。扩张的胃几乎占据整个胸腔。胃内充满气体、咖啡样或黑色恶性臭液体,胃壁菲薄而脆,黏膜皱襞消失,有时可伴有多个小溃疡,严重时胃扩张可以发生破裂穿孔。胸胃扩张后压迫肺,可使肺膨胀受限,病人表现缺氧。压迫心脏,心率增快,严重时可导致心肺功能衰竭。

胃液每日分泌量约2500 mL,加上唾液量,胃扩张病人每日可丢失液体达数千毫升,每升中含钠50 mmol、氯105 mmol、钾8 mmol,故同时可以丢失大量电解质,最后发生低氯、低钾、严重脱水、碱中毒等,甚至发生休克以及代谢性酸中毒而致死。

(二)临床表现

本病的突出表现为胸部胀痛、呼吸急促、烦躁不安、心慌等。有时可伴有呕吐,呕吐后胸闷、胸痛可减轻。呕吐物常为咖啡样液体,甚至呈黑暗色,常有恶臭味。本病发展迅速,可很快出现脱水、毒血症及全身衰竭症状,如不及时抢救,可在数天内死亡。此外,在病情发展过程中,可因过度胃膨胀而发生胃破裂,产生液气胸,甚至发展成脓胸,出现中毒性休克。

检查可见病人躁动,四肢出冷汗,脉搏快而弱,血压下降,患侧胸腔叩诊呈浊音,呼吸音低,心脏向对侧移位,插入胃管即有大量液、气体自管中逸出。实验室检查,可有血红蛋白及血细胞比容(红细胞压积)升高,并有低氯、低钾及碱中毒,尿素氮升高。休克时,血容量不足,可出现代谢性酸中毒。病人尿少,尿色深而比重高。

(三)诊断

本病多发生于手术后3~4天,但从手术时至术后3周均可发生,突出症状为突然心慌,气急,胸胀痛,烦躁不安,甚至血压下降而致休克。患侧胸部叩诊呈浊音,呼吸音低。X线检查,胸胃极度扩张,可见宽的液平面、纵隔移位等。应与吻合口瘘相鉴别。如疑为急性胃扩张,插胃管后抽出大量液体及气体,症状也随之立刻缓解,诊断即可明确。

(四) 处理

主要包括有效的胃减压,纠正水电解质紊乱及酸碱失衡。恢复有效的血容量,维持营养,纠正低蛋白血症及毒血症。有机械性梗阻时,宜手术治疗。

(五) 预防措施

胃代食管术后,应经常检查胃管是否通畅,胃减压管堵塞时,可用生理盐水冲通。保证胃减压管通畅、有效,是预防本病发生的良好方法。

十二、胸胃机械性梗阻

胃代食管术后并发胸胃机械性梗阻比较常见,其发病率为0.53%～1.82%,死亡率为25%～50%。本病多发生于食管胃主动脉弓上吻合或颈部吻合病人,多需再次手术处理。早期诊断、及时处理,方可取得较好效果。

第七章 食管癌的放射治疗

第一节 肿瘤放射治疗基础知识

一、临床放射物理基础知识

（一）常用放射治疗设备及应用范围

1. X线治疗机

X线治疗机：是利用X线球管产生的X线进行治疗。

X线治疗机类型（表7-1-1）。

2. ^{60}钴远距离治疗机

^{60}钴远距离治疗机利用放射性核素^{60}钴产生的γ射线进行放射治疗。

（1）固定式^{60}钴治疗机。

（2）旋转式^{60}钴治疗机。

3. 医用加速器

利用加速器产生的高能X射线/高能电子束（β线）进行放射治疗。

表7-1-1 线治疗机类型

类　型	管电压	半价层	应用范围
接触治疗机	10～60 kV	Al	皮肤表面，面积小或体腔表面病变
浅层X线治疗机	60～120 kV	Al	皮肤表面，面积大的病变
中层X线治疗机	120～180 kV	Cu	皮下浅层组织肿瘤或表浅淋巴结
深层X线治疗机	180～400 kV	Cu+Al	体表下2～5 cm处的肿瘤、淋巴结

（1）电子感应加速器。

（2）电子回旋加速器。

(3) 电子直线加速器。

4. 近距离放射治疗机（后装治疗机）

手工、半机械后装治疗机：属低剂量治疗机，治疗时间长。

远距离控制的后装治疗机：属高剂量治疗机，治疗时间短。

5. 模拟定位机

（1）X线模拟定位机：以X线球管代替 ^{60} 钴机源或加速器射线源，采用类似治疗机结构、尺寸和功能的X线机。其完成下述功能：① 靶区、重要器官的定位；② 确定靶区及重要器官的运动范围；③ 勾画射野、定位和摆位参考标记；④ 确认治疗方案；⑤ 检查射野挡块的形状和位置；⑥ 拍射野定位片或证实片。

（2）CT模拟定位机（CT Simulation）：为适应立体定向放射治疗的精确定位，目前推出CT模拟定位机。主要是借助于CT影像快速准确地实施人体靶区定位，从而提高模拟定位的精度。

6. TPS治疗计划系统（Treatment Planning System）

利用电子计算机进行放疗计划的设计和比较，优选最佳治疗方案。同时进行剂量计算、治疗方案贮存和治疗单打印。其由三部分组成：

（1）资料输入设备如扫描仪等。

（2）专用计算机。

（3）资料输出设备如显示器、打印机。目前由于三维TPS的发展，推动立体定向放射治疗。

（二）几种射线的物理特征

1. 深部X线

皮肤剂量高，深部剂量低。适用皮肤、表浅肿瘤治疗。

2. 加速器高能X线（^{60}钴机γ线和 2～4 MV 高能X线相似）

以最大剂量点深度将等剂量曲线划分成剂量建成区和指数吸收区两部分。高能X线其能量建成区的剂量变化非常明显，一般将肿瘤放在最大剂量点之后。单野照射，肿瘤区域剂量分布不均匀。优点是肿瘤组织前正常组织剂量低，缺点是肿瘤组织后正常组织剂量稍高。高能X线特点：① 穿透力强；② 皮肤反应轻；③ 脂肪、肌肉和骨骼三种组织的吸收剂量相近；④ 旁向散射小。

3. 加速器高能电子束（β线）

高能电子束的剂量曲线由三部分组成：① 剂量建成区；② 剂量跌落区；③ X射线污染区。电子线射程与能量成正比。从表面到一定深度，剂量分布均匀。剂量建成区域窄。很快到达100%。电子线达到一定组织深度后,剂量突然下降。肿瘤迭在80%区域内。病变后正常组织受照剂量低,因而受到保护。适用表浅、偏心肿瘤,常用单野照射。

4. 高线性能量传递(高 LET)射线

深部 X 线、^{60}钴—γ 线、加速器高能 X 线、高能电子束的物理特点是在组织中沿着次级粒子经迹上的线性能量传递(简称 LET)较小,称低 LET 射线,其生物学特点是生物效应的大小主要依赖于细胞的含氧情况、细胞生长周期、及对乏氧细胞和 G_0 期细胞作用较小。高线性能量传递(高 LET)射线是指快中子、质子、π负介子以及氦、碳、氮、氧、氖等重粒子,当粒子束射入介质时,在介质表面能量损失较慢而随着深度的增加,粒子运动速度减慢粒子能量损失逐渐增加。在接近射程末端时粒子能量很小而运动速度很慢、能量损失急剧增加形成电离吸收峰即 Bragg 峰:其生物学特点是:① 生物效应的大小对细胞的含氧情况、细胞生长周期的依赖性很小;② 高 LET 射线对细胞的亚致死损伤的修复比低 LET 射线的低。

(三)肿瘤放射治疗方式

1. 内照射

用放射性同位素,经血液被某些组织器官选择性地吸收而进行放射治疗。如碘$^{-131}$治疗甲状腺癌、磷$^{-32}$治疗癌性胸水。

2. 外照射

可分为远距离照射和近距离照射两种:

(1)远距离照射:放射源距患者一定距离集中照射患者某一部位。特点:放射线必须通过皮肤、正常组织才能达到肿瘤。肿瘤剂量受到周围正常组织耐受量的限制,肿瘤组织剂量均匀。

(2)近距离照射:将密封的放射源直接放入被治疗的组织、器官及管道内或表面等部位进行照射。特点:治疗距离在 0.5～5.0 cm 之间。肿瘤组织剂量高,周围组织剂量低,肿瘤组织剂量分布差。后装放射治疗是指先将治疗容器(施源器)置于治疗部位,然后将放射源送入容器内进行放射治疗。优点:① 治疗位置准确、牢固;② 避免工作人员受辐射;③ 放射源活动度高。

(四)临床剂量学四原则

肿瘤放射治疗计划设计应遵循下列原则:

(1)肿瘤剂量要求准确(<5%)。

(2)肿瘤区剂量要求均匀(<5%),治疗肿瘤区域内,剂量变化梯度不能

超过90%的剂量分布。

（3）尽量降低照射正常组织受量。

（4）保护肿瘤周围重要器官，使其接受的剂量不超过其耐受量的范围。

二、食管癌放疗的原理和原则

在食管癌的治疗中放疗是一种较有效的局部治疗手段，介于手术与化疗之间，除单独使用外。更多与手术、化疗配合，提高肿瘤综合治疗的效果。如前所述，食管正常细胞和肿瘤细胞不同，肿瘤细胞的不同个体对放射的敏感性均不相同，这一问题成为放疗效果的关键。放射敏感性主要取决于射线作用于细胞引起DNA双键断裂数量，双键断裂的数量越多，对肿瘤细胞杀伤越大，肿瘤彻底死亡。而我们目前所使用的加速器产生的高能X线，^{60}钴产生的γ线，都只能引起肿瘤细胞DNA单键断裂，而单键断裂有可能使肿瘤细胞修复，即临床上所谓的肿瘤复发。通过分子生物学技术，可以预测正常细胞和肿瘤细胞的放射敏感性，以提高临床放疗效果。测定DNA损伤和修复过程中关键性蛋白质的功能，改变其活性，可开辟肿瘤治疗的新途径，对于食管癌原发灶常采用手术或/和放疗的结合方法，二者配合可提高治愈率，位于肿瘤四周亚临床灶大部分可以用放疗解决，适当部位也可手术治疗，一些远处转移的亚临床灶可根据情况用药物、手术或放疗解决。关于手术与放疗时间关系，目前仍以术前放疗为主，术前放疗可以消灭原发肿瘤附近的亚临床灶并使原发肿瘤缩小，降低肿瘤细胞的活力，使增殖活跃的瘤细胞受到抑制甚至破杀灭。通过放疗对肿瘤细胞DNA损伤，使瘤细胞异常生长受到限制，使肿瘤灶趋于稳定，便于手术切除，同时，可使手术范围缩小，减少对机体的创伤，降低局部种植率和因手术挤压造成血行播散。合适的术前放疗并不增加术后并发症。

食管癌大多数为分化中等的鳞癌。对放射线有一定的敏感性。早期癌灶由于肿瘤小，供血好，照射野小，所以疗效好，副反应轻；晚期病人由于肿瘤大，供血差，肿瘤中乏氧细胞百分比增加。肿瘤外侵，甚至侵及邻近组织和器官，患者因进食困难，营养情况差，放射野大，所以照射反应也大，再加上淋巴和远处转移增多，很难治愈，往往只能达到姑息治疗的目的。

食管周围有气管、肺、脊髓等重要组织，因此，在设计放射野时，尽量避开这些组织，若放射线量超过这些组织耐受量，有可能引起严重的放射性脊髓炎或放射性肺炎。有条件的单位尽可能利用模拟机定位，及TPS（放射治疗计划系统）设计治疗方案。最好每位患者拍摄模拟定位片，以备治疗中检查和核对。

三、食管癌放疗的适应证和禁忌证

从历史的发展看,20世纪40年代以前外科及放疗的技术水平很低,效率也都差。20世纪50年代以手术治疗为主。进入20世纪60年代放疗与手术效果均比以前有所提高。1964年天坛医院放疗科及胸外科对可以进行手术但因其他原因未行手术而进行放疗的130例进行分析。该组五年生存率为19%,与同期手术结果相比较,疗效相似。上胸段及中段食管癌治疗的生存率稍高于手术治疗,而下段稍逊于手术。

目前,颈段及上胸段食管癌的治疗,因手术难度较大,主要靠放疗。胸中段手术与放疗效果相近,两种手段都可选用。但是手术对患者的心肺功能要求较高,手术适应证较严。胸下段手术治疗略优于放疗,故应首先选择手术。尤其是同时侵及食管下段及贲门的病变,更应以手术为宜。至于某一单位、某一患者,究竟应采取哪种方法,应依某单位的具体条件和患者的情况多方面考虑,而不应强求一致。归纳起来大致有以下几条。

(1) 病变位于颈段及胸上段,手术难度较大,单纯放疗疗效高于手术,首选放疗且疗效较好。

(2) 中段食管癌,可选手术,也可选放疗,但可手术者首选手术。

(3) 下段食管癌,单纯放疗疗效差,能手术者首选手术。

(4) 病变5 cm以内疗效好,一般7 cm以内可以做根治性放疗。

(5) 无远处转移。

(6) 一般情况较好,能进半流质或软食者。

(7) 形态:蕈伞型最敏感,髓质型、溃疡型敏感性差且易穿孔,缩窄型最抗拒。

食管癌放疗的适应证是比较宽的。除了食管穿孔形成食管瘘,远处脏器转移,明显的恶液质,严重的心、肝、肾、肺等疾患之外,都可试行放射治疗。锁骨上区淋巴结转移、喉返神经麻痹、纵隔炎、较深的食管溃疡、严重的梗阻、病变较长等都不应视为绝对禁忌证,可以试行姑息治疗。

第二节 食管癌的单一放射治疗

食管癌的放射治疗的方法可以分为:单一的放射治疗和结合手术和化疗的放射治疗。放射治疗的方式有体外照射和腔内照射。

一、单一外照射

(一) 单一外照射的适应证和禁忌证

根治性放射治疗目的是希望局部肿瘤得到控制,获得较好的效果和长期生存,放射治疗后不能因放射所致的并发症而影响生存质量。因此要求放射治疗定位精确。肿瘤剂量分布均匀,正常组织受量少,照射技术重复性好。适应证:一般情况好,病变比较短,食管病变处狭窄不明显,无明显的外侵。无锁骨上和腹腔淋巴结转移,无严重并发症。禁忌证:食管穿孔,恶病质,已有明显症状且多处转移,有活动性出血者。

姑息性放射治疗目的:减轻痛苦(如骨转移止痛治疗),缓解进食困难,延长寿命;禁忌证:已有食管穿孔、恶病质等。

(二)照射野的设计

方法有等中心和非等中心照射。

(1) 中下段食管癌等中心、非等中心照射:食管癌放疗常采用3野照射技术,射野长度一般比病灶两端各长3 cm。宽度为4～7 cm,通常宽度取5～6 cm。近几年部分学者依据CT（或MRI)检查结果并通过TPS系统设计验证食管癌三野照射(SSD或SAD)的等剂量曲线分布情况。结果发现原来依据食管X线钡餐片来定位,往往不能使外侵和周围淋巴结转移灶得到合理照射,出现剂量不足或不均甚至漏照等现象,这可能是造成食管癌局部未控和复发率较高的原因。因此部分学者认为食管癌射野宽度应依据X线钡餐片和CT（或MRI)的检查结果,综合考虑来确定,上海医科大学肿瘤医院施学辉推荐:食管癌前野宽7～8 cm,后斜野宽6～7 cm,应改为根据肿瘤实际侵犯范围设计放射野的大小。

当肿瘤直径≥5.0 cm和/或肿瘤左右前后不对称浸润和/或纵隔有淋巴结转移时,应采用非等中心前后对穿野照射,待剂量DT36～40Gy以后再做CT扫描,根据肿瘤缩小情况采用分野的照射技术。

(2) 上段食管癌:多采用两前斜野等中心照射,两前斜野宽4.5～5.0 cm,机架角50°～60°,30°楔形块,90%等剂量曲线,径线为5.0 cm × 4.0 cm、6.4 cm × 4.4 cm,脊髓受量分别为21.6%、32.5%,剂量分布好,脊髓受量低。

(三)照射剂量

食管癌放疗剂量及时间剂量因子目前意见各异。表7-2-1是文献报道(随机研究资料)放疗剂量与生存率的关系。

表7-2-1 放疗剂量与生存率的关系

放疗剂量	生存率%		
	1年	3年	5年
50 Gy/5 w	55.6～64	22～24	8～16.7
70 Gy/7 w	47.9～79	24～28	9～17.2

因此有人认为DT50～70 Gy放疗效果一样,目前放疗界公认食管癌对放射敏感性存在明显的差异,大家一致认可采用根治量为DT60～70 Gy/6～7 w,姑息量为DT50 Gy/5 w。

（四）分次放疗

1. 常规分割（CF）

每天一次,每次1.8～2.0 Gy,每周五次。食管癌单纯常规剂量分次方案放疗的5年生存率至今仍然只是接近20%。

2. 超分割（HF）

推荐方法是80.5 Gy/70次/7周,1.15 Gy/次,2次/日。

3. 加速超分割（AHF）

加速超分割的目的是抑制快增殖肿瘤细胞的再群体化,推荐方案为每天3次各1.67 Gy、两次照射间隔时间（Ti）≥4小时,总剂量50 Gy/30/次/12天。然而,在实践中因急性反应的限制,必须在治疗期间休息或降低剂量。

4. 后程加速超分割（LAHF）

这是近年内临床验证最频繁的新方案,推荐方案前程为常规分次30 Gy/3周至41.4 Gy/4.6周,中位值40 Gy/4周,后程每天2次,每次1.25～1.60 Gy,续加25.6～30.0 Gy,Ti4～6小时至≥8小时。

常规分割放疗后的5年生存率令人失望。随着放射生物和肿瘤细胞动力学基础与临床的研究,提出并采用加速分割或后程加速超分割治疗,见表7-2-2。

表7-2-2 后程加速超分割放射治疗食管癌的6个临床实验资料

作者姓名	1年生存率(%)		3年生存率(%)	
	后超组	常规组	后超组	常规组
施学辉等	72.0	47.6	41.9	19.0
韩春等	84.0	62.0	48.0	22.0
郭继泉等	81.0	47.6	57.1	19.0
周道安等	56.1	57.5	29.3	22.5
牛印怀等	64.3	39.3	39.3	10.7
杨长滨等	77.4	53.3	45.2	20.0

5. 不均等分割

从动物实验资料得知,动物癌细胞一次大剂量照射700 cGy后,肿瘤氧合细胞有 95% 被致死,且大剂量照射后有利于肿瘤细胞周期的同步化。大剂量照射后小剂量放疗的依据是氧合细胞在低剂量范围内能修复亚致死损伤,而乏氧细胞因氧不足,即使在低剂量范围内也难以修复亚致死损伤。目的是使肿瘤细胞的致死损伤和乏氧细胞的再氧合,以及细胞周期的同步化交替出现。同时使正常细胞有充分修复的时间,以提高正常组织对放射的耐受性,并对肿瘤细胞有更大的杀伤力。国内已用该方法治疗了鼻咽癌、食管癌。结果提示近期疗效优于常规分割方法,能使肿瘤迅速缩小和消退,且无严重的放射反应。推荐方案每次 500 cGy,每周五照射;休息两天后,每次 125 cGy,每周一至周四照射,总肿瘤量为 6500 cGy/6.5 周。

（五）预后因素与疗效的关系

（1）病期早晚:病期越早,疗效越好,早期食管癌单纯放疗的 5 年生存率可达 64%。

（2）病变部位:颈部,胸上段,中段较下段疗效好。

（3）病变长度:病变越短,疗效越好。

（4）辐射剂量:顺利完成根治剂量者疗效较好。

（5）远处转移:无远处转移者疗效好。

（6）病理分型:鳞癌效果好,其他疗效差。

（7）治疗方式:后程超分割较其他治疗方式好;外照射合并腔内治疗较单一外照射疗效好。

（8）近期疗效:疗效越好,预后越好。

二、腔内放射治疗

（一）概述

近距离放射治疗(Brachytherapy,简称近距离治疗)就是指把放射源(封装的放射性核素)经人体腔道放在肿瘤体附近或插植于肿瘤体内,或放置于肿瘤体表面实施照射的一类放射治疗手段的总称。它最突出的特点是近源处剂量很高,以后剂量陡然下降。利用此特点将放射源置于食管腔内,其作用过程是:放射线"由内向外"先对病灶造成大剂量的照射,而在正常组织处剂量陡降,从而能很好地保护正常组织。

外照射剂量偏低,瘤体较大,造成局部未控与复发是放疗失败的主要原因。腔内配合外照射治疗食管癌通过增强生物有效剂量,使局部控制率有所提高。由于腔内照射距离短,局部受量大,剂量衰减递增快,周围组织剂量低,特别是癌瘤外侵明显,体积较大时,单纯腔内放射治疗达不到杀灭肿瘤细胞的有效剂量。

日本 Hishikawa 35 例食管癌尸检资料表明：外照射合并腔内放疗,局部复发率为 7/16（44%）,而单一外照射为 93%～100%。医科院肿瘤医院苗延浚报道 203 例食管癌单一腔内放射治疗 1 年、3 年、5 年生存率分别为 38.2%、13.1%、8.4%,肯定了腔内放射治疗的效果,但发生急性放射性食管炎占 66%（134/203）。远期放射性食管损伤为放射性食管狭窄占 11.8%（23/203）。

（二）腔内或管内照射特点

（1）局部表面高剂量,然后剂量陡然下降,有利于保护周缘正常组织及器官。

（2）剂量不均匀,近放射源处很高,提高对肿瘤杀伤力。

（3）一次连续照射,减少正常组织并发症。

（4）治疗疗程短,方便患者节省资金。

（5）肿瘤深部剂量不足,主要用于辅助或姑息治疗。

（三）食管癌腔内放疗的适应证和禁忌证

1. 适应证

（1）常规外照射后局部仍有病变残留。

（2）放疗后局部复发,配合中小剂量腔内放疗。

（3）术后吻合口癌复发或残留。

（4）颈段食管癌难以避开脊髓与外照射配合治疗。

（5）严重梗阻,进食困难,为缓解症状做姑息性腔内治疗。

（6）肿瘤必须局限,体积小,常用于外照射后。

2. 禁忌证

（1）恶病质的病人、严重心血管疾病患者。

（2）食管瘘患者。

（3）有严重的胸背及下咽疼痛者。

（4）食管肿瘤出血的患者。

（5）伴有高热、白细胞升高等炎症表现的,应先做抗炎退热处理。

（四）治疗前的准备

（1）常规检查病人,包括体温、脉搏、血压、血常规等。

（2）了解诊断学上的依据,X 线吞钡摄片、食管拉网或食管镜及病理结果。

（3）向病人说明治疗过程,解除病人的思想顾虑。

(4) 鼻咽黏膜麻醉,常采用 1% 丁卡因(地卡因)及 3% 的麻黄素。

(5) 治疗前口服 2% 利多卡因 5 mL 或 1% 普鲁卡因 10 mL。

(五) 腔内治疗方法

临床上置放施源器有以下几种方法。

(1) 通过食管纤维镜将施源器导入。

(2) X 线透视下,经鼻将施源器导入。

(3) 先徒手置器,然后在 X 线透视下调节位置。此方法简单,经济实用。首先口咽、鼻道用 2% 麻黄素及 2% 丁卡因(地卡因)麻醉后,将已消毒并加入假源的软管施源器涂上少许消毒的液状石蜡(石蜡油),通过鼻腔徐徐送入鼻咽,当软管顶端到达咽后壁时,有一定的阻力。有一部分病人由于鼻咽顶与后鼻成角较小的关系,软管不能继续被送入,只需将软管拔出,用手指将软管前段稍用力弯曲,顺着咽后壁弯曲的方向进入口咽、喉咽,经过喉咽扩咽部时有一部分病人会有短暂呛咳,此时暂停下送,可嘱病人连续不断地做吞咽动作,但需禁止说话,以防误入气管。软管进入食管入口后,在病人的吞咽动作下,不断将软管送到病灶的下端,固定好软管,拔出假源,插入定位缆,在模拟机下,根据骨性标志及气管分叉,定出上下界和治疗长度,摄片并在 X 线透视下校对。对于部分较晚期病人,软管被肿物阻挡不能前进,不要再继续用力送入软管,可先治疗病灶上段,经过一两次治疗后病灶缩小,再治疗下段病灶。

(六) 治疗剂量和方案

(1) 治疗区应包括肿瘤段上 2 cm、下 2 cm,全长一次不宜超过 10 cm,过长的食管肿瘤应分段进行。

(2) 参考点在顺势中心外 1 cm 处。

(3) 每次治疗剂量 500～1000 cGy。

(4) 治疗间隔 1～2 周。

(5) 总剂量。

① 对于饮水都困难的病人第一次 500 cGy,已能使大部分病人很快改善症状,而能进食半流质或面类饮食。放疗吸收剂量(D)为 2000～3000 cGy。

② 外照射已达 4000～5000 cGy,由于不能避开脊髓的颈段病灶,可给总量 2500～3500 cGy,达到根治量。

③ 外照射已达 6000 cGy 的病灶,再加 1500～2000 cGy 后装治疗量。

④ 术前治疗,常用于偏晚期的食管癌,临床要求迅速控制局部,故时限要短,每次量可略高,总量达 2000～2500 cGy。

（6）术后或放疗后残留复发外照射总量 2000～3000 cGy。

第三节 放疗在综合治疗中的应用

一、术前放射治疗

前瞻性研究认为，食管癌术前放疗可以提高手术切除率，降低术后分期，提高局部控制率，进而改善生存率。

（一）术前放疗依据

术前照射可以使肿瘤缩小和癌灶消失或缩小，使原来不宜手术或不能手术的肿瘤转为能做手术的病例，从而提高肿瘤切除率。同时由于肿瘤缩小和肿瘤四周的亚临床病灶被消灭，可缩小手术范围，减少手术后的功能损害。另外，从动物实验和临床证明，术前照射使肿瘤受到损伤，可以明显降低术后局部种植率和因手术操作所引起的血行播散。有计划地适当照射量的术前放射治疗，并不增加手术困难，也不增加手术死亡率和术后并发症。食管癌经过临床及 X 线检查，在认为适于做开胸探查的病人中，至少有 10% 以上的病例。因肿瘤外侵粘连而不能切除。而且根治术后早期死亡的病例中纵隔淋巴结复发占大多数，为了提高切除率和降低纵隔复发率，对中晚期病人进行术前放疗是适宜的。

（二）术前放疗的评价

食管癌术前放疗的价值，中国医学科学院肿瘤医院经过 1012 例回顾性分析的结果是肯定的。术前放疗组比单纯手术组 5 年生存率提高 10.05%（$P<0.01$），10 年生存率提高 7%（$P<0.01$）。食管切缘残癌和淋巴结转移分别降低 4.5%（$P<0.01$），16.3%（$P<0.01$），经统计学分析，有显著性差异。手术死亡率和并发症没有增加。因此，术前放疗可以改善近期效果和提高远期生存率。

（三）术前放疗剂量探讨

术前放疗的目的是消灭肿瘤附近的亚临床灶，使肿瘤缩小，提高切除率，同时降低癌细胞的生命力，使肿瘤周围的小血管、淋巴管闭塞。降低转移，提高生存率。对亚临床病灶的放疗，Fletcher 报道：在 30～40 Gy 时能控制 70%，50 Gy 时达 90% 以上，而淋巴结受到 20～45 Gy 照射后也可萎缩。因此，控制亚临床病灶在 50 Gy 以下即可，提高剂量主要是提高原发肿瘤的控制率，而放疗后行手术治疗时，能够把原发灶切除。因此，术前放疗应以控制亚临床灶而不明显增加手术困难为宜。本组结果发现随着剂量升高手术切除率提高，切缘残癌率减少,淋巴结阳性率下降,并提高了生存率。照射剂量以 40 Gy 最好,并发症和手术死亡率低,照射 30 Gy 与同期单纯手术的疗效和并发症相似。术前放疗剂量偏低,未能为手术提供较多益处。≥50 Gy 生存率与 40 Gy 相近,但并发症与手术死亡率偏高,虽然切除标本的重度反应达 56.4%,无癌残存达 25%,但生存率无明显改善,这说明再增加剂量,主要是提高原发灶控制率,但在一定程度上增加了手术难度。

术前照射的方法:

(1) 常规方法:30~40 Gy/(3~4 周),每周 5 次,放疗结束后 2~4 周手术。

(2) 快速法:每次 3 Gy,1 周内 5 次完毕,1~2 周后手术。

(3) 高剂量法:50~70 Gy/(5~7 周),休息 2~4 周手术。总之,术前放疗可以提高食管癌的切除率而不增加术后并发症及手术死亡率,此点已被多数学者所公认。因为术前放疗仍是局部治疗,食管癌转移淋巴结尚不能完全包括在术前放疗的射野内,除局部原因外,很多病人尚存在着远处转移问题。因此,术前放疗对 5 年生存率的影响,尚未看到明显的效果。

二、食管癌的术后放射治疗

食管癌病人常因病变过长、癌侵及邻近器官、淋巴结转移等原因,迫使手术者仅做探查术;或切除病变主要部分,而邻近器官或大血管壁上有癌残留;或在胸内腹内遗留无法切除的淋巴结;或术后病理报告切端有残留癌灶。另外,有些病人虽然做了根治性切除,术后经过一段时间又出现胸内癌瘤复发或不同部位的淋巴结转移;上述情况均宜考虑补加手术后放射治疗。有些病人接受了根治性手术,也未发现残癌及/或淋巴结转移,术后行预防性照射者国内外只有个别报道。首次报道术后预防性照射的是 Kasia。预防照射量 60 Gy/6 周,5 年生存率由单一外科的 16% 提高到 35%,对颈部及纵隔淋巴结转移有预防作用,但他认为术后放疗对有淋巴结转移者不能改善生存率。国内报道根治性切除术后,手术医生认为肿瘤已切干净,上下残端阴性,没有腹腔淋巴结转移和没有影响术后放疗的严重并发症。根治性切除后 2~4 周开始照射,放射野包括纵隔及胃左区,放疗剂量 DiSO~60 Gy/5~6 周,双锁骨上区 Di50 Gy/5 周。结果表明,食管癌根治术后预防性照射可以明显提高食管癌患者生存率,尤其对肿瘤外侵程度较重及纵隔淋巴结阳性患者生存率的提高有明显好处。Inoue 认为,即使临床上有明显淋巴结受侵,术后放疗也能改善其生存质量及生存率。国内杨宗贻报道了 128 例术后放疗,并与同期未行术后放疗的 61 例进行了对比。食管癌根治术后,一旦临床发现淋巴结转移或原发肿瘤区复发再做放疗(非计划性),只有个别病人能存活 2 年以上。失败的主要原因是:① 复发肿瘤或淋巴结较大,即使给高剂量照射(≥ 60 Gy)也不能达到完全控制;② 照射范围较小,肿瘤转移的范围已超过照射的区域,这类病人术后放疗仅是减轻症状为主。根治术后"预防性"放疗,其结果远比等到临床上出现复发或淋巴结转移后再行放疗结果好。

食管癌根治术后,吻合口癌复发率较低,约 4.3%,但一旦发生吻合口癌复发,则放疗与非放疗对生存有显著影响。放射治疗组手术后 5 年总生存率达 21.7%,而非放射治疗组为 6.7%($P < 0.05$),且非放疗组的患者均在复发后 1 年内死亡;放疗组患者往复发后尚有 28.3% 的 1 年生存率($P < 0.01$)及 5.2% 的 5 年复发后的生存率,比未放射治疗者平均生存长 8 个月。说明放射治疗是治疗吻合口癌复发的有效方法。

综上所述,食管癌根治术后,一旦出现癌复发或转移,再做放疗已无太大意义;如果对手术的彻底性有怀疑而做术后预防性放疗,其结果远比等到复发转移再做放疗好。姑息性手术后,因食管邻近器官有残留而放疗者效果好,因转移淋巴结残存而做术后放疗者效果差。肿瘤未能切除仅行探查术者,手术后进行放疗,可使部分病人得到长期生存。吻合口残存癌中,浸润癌术后放疗有益。术后放疗的方式对某些体弱者,可采取小野局部照射,也可以照射食管床及全纵隔,对锁骨上及腹腔血管处淋巴结(如胃左动脉淋巴结),也可行预防性照射。剂量以 50～60 Gy/5～6 周左右为宜。

三、放疗与化疗同期治疗

近年来报道,顺铂联合 5—氟尿嘧啶化疗联合放疗可以相互增强疗效。但 1985 年美国 RTOG 对放疗、化疗联合使用与单独放疗组生存率有显著差别,但有严重的毒副反应,毒副反应超过患者的耐受能力,严重影响机体免疫功能,可能会阻碍治疗的正常进行,故临床工作中我们应把握适应证。

四、放疗后复发食管癌的再放疗

临床工作中经常会遇到照射野内肿瘤复发、第 2 原发或邻近照射野的第 2 原发肿瘤的根治性放疗问题,这需要了解根治性放疗后较长时间内组织器官的放射性损伤的修复和对再放射的耐受性问题。同一部位的再放疗,特别是根治性放疗后的再放疗通常认为会带来不可逆转的放射损伤而被认为是禁忌的。但近来越来越多的实验研究和临床资料表明许多正常组织对放射损伤是能够修复的,因而对"禁忌论"提出了挑战。尽管如此,放射肿瘤学家仍心有余悸,这主要是因为缺乏第一程放疗的确切数据如放疗的时间、剂量、组织照射后修复放射损伤的时间,等等。是否要进行二次放疗是一个相当复杂的问题,这需要考虑放射敏感组织的耐受情况、剂量分割、第1次放疗距第2次放疗的间隔时间、第1次放疗造成正常组织的变化情况,患者的预期寿命,等等。

王若雨等报道12例复发食管癌行支架置入加腔内放疗的疗效观察提示:大多数患者放疗后未再出现梗阻现象,且生存时间延长。

第八章

食管癌的微创手术治疗

第一节 胸腔镜发展史

1910年,瑞典斯德哥尔摩Serafimer-Lasarettet医院的内科教授Jacobaeus首先利用单筒胸腔镜进行胸腔内的手术操作,他利用这种技术制造人工气胸,使肺脏萎陷来治疗肺结核,亦用来烙断胸膜和肺脏的粘连,10年内报道了121例。从此,拉开了胸腔镜临床应用的序幕。胸腔镜的发展大致分为以下几个阶段。

一、兴起阶段

著名的意大利学者Forlaninni在治疗结核病患者的过程中发现自发性气胸或大量胸腔积液可使伴空洞的肺萎陷,从而达到空洞闭合自愈的目的。受此启发,Forlaninni完成了第一例人工气胸治疗结核性空洞的病人,并获成功。首载于Gazzettadeqh Ospitah杂志上,并迅速转载于其他学术刊物的头版头条。该项技术亦很快在世界各地广泛运用,挽救了不少危重症空洞性肺结核患者,成为肺结核病治疗的一种经典疗法。但是,随着临床病例的增多,发现结核性空洞大多与胸壁存在粘连,即或形成人工气胸亦未能使伴有空洞的肺脏萎陷,该项技术失败率较高。于是,人们在积极探索消灭粘连的方法。1910年著名的瑞典学者斯德哥尔摩Serafimer-lasarettet医院内科教授Jacobaeus首次在局麻下利用X线找到胸壁粘连处,插入胸腔镜,再在腋前线插入加热的电烙器烧灼粘连带,成功完成第一例粘连松解术。并在德国慕尼黑医学杂志上发表,但并未引起医学界的广泛关注。10年后,他与Holmboe等人报告了121例使用胸腔镜完成粘连松解术,认真对其方法、疗效及并发症进行了分析,使这一传统胸腔镜技术成为一种成熟的手术学科。越来越多的医生开始使用该项技术,得到了广泛的认可和运用。开创了传统胸腔镜外科的先河。

二、传统胸腔镜外科的全盛阶段

Jacobaeus 的技术于 1922 年后在欧美大陆迅速推广,然后在非洲、亚洲等地广泛传播,成为风靡全世界治疗结核病最有效的治疗方法。在此期间,对胸腔镜的器械、电灼设备进行了改进。Jacobaeus 的技术迅速在全球得到了推广,传统胸腔镜外科进入全盛阶段。

三、传统胸腔镜外科进入低落阶段

1945 年链霉素及 20 世纪 50 年代雷米封相继问世,结核病特效药物的出现,使结核病的治疗进入新的化疗时代。对 Jacobaeus 的技术重新进行审视。1948 年 Chapman 和 O'Brien 等学者在胸外科杂志上对 1000 例闭合式胸腔内肺松解术进行了 6 个月到 7 年的追踪分析,其中 52% 的病例得到了控制,而 20% 的病例结核病仍然活动,28% 死亡。化疗时代的兴起,人工气胸疗法逐渐被淘汰,从而结束了传统胸腔镜外科的全盛时期。整个胸腔镜外科发展水平处于停滞或倒退阶段。1980 年在法国马赛召开的一次世界胸腔镜国际会议上,传统的胸腔镜只用于胸部疾病的诊断。然而,Bronx 和 Bloomberg 教授分析了胸腔镜的发展历史及其在外科治疗领域的地位后指出,有些技术被放弃或者已经被人们所遗忘,但胸腔镜外科这一古老技术自然会在胸外科领域发挥其应有的作用。这一著名论断被以后的事实证明是完全正确的。

四、传统胸腔镜外科的再发展阶段

20 世纪 90 年代,随着光学技术,尤其是内镜视频技术的发展,给那些热衷于胸腔镜手术的医生增强了信心。1991 年 Nathansorl 和 Lewis 分别报告了电视胸腔镜手术,1993 年在美国召开了国际 VATS 第一届会议。这一时期,胸腔镜临床应用的报道大幅度增多。电视辅助的胸腔镜外科成为胸腔镜外科的第二次全盛时期,即现代胸腔镜外科。高精度光学技术,高清晰度摄像、显像系统,高技术内镜手术器械和先进的麻醉及监护技术,是现代胸腔镜外科的基本条件。由于这一时期具备了现代胸腔镜外科发展的必要条件,胸腔镜外科在世界范围内得到了迅速的发展和普及,其应用范围几乎涉及普通胸外科的各个领域。

电视辅助的胸腔镜外科(VISA)在中国始于 20 世纪 90 年代初,对 VATS 优点的认识经过了一个漫长的过程。在 VATS 引入之后,一些原来需要开胸治疗的疾病,如自发性气胸、肺内的小结节和纵隔肿瘤能用胸腔镜技术完成,而其皮肤切口是开胸切口长度的1/10,同时没有胸壁肌肉的损伤,对肺功能的影响小,住院时间短。截止到1998年底,全国大约有30家以上的医院应用VATS诊断和治疗了上千例病人。

VATS的优点在于:它与传统的胸腔镜比较,手术野暴露充分、视野开阔、影像清晰。图像经放大后可以看清胸内器官的细微结构。手术中助手负责胸腔镜的定位、聚焦,利手术野的显露,术者可以集中精力双手操作。通过手术台两侧的电视监视器,术者、助手、器械护士和麻醉师相互配合,可以完成传统胸腔镜所不能完成的复杂手术操作。它与常规开胸手术比较,VATS用手术切口小,美容效果好。手术不切断大块肌肉和肋间神经干,术侧上肢肌力无明显减弱。无常规开胸手术后因肋间神经受损而引起的支配区麻木、胀痛等后遗症。病人术后生活质量提高。VATS必须在无血情况进行操作,才能保证视野清晰。它要求止血彻底,很少需要输血。这不但减少输血所需的费用,而且免除了输血带来的不良后果。VATS手术创伤小,术后刀口疼痛轻,病人能深呼吸和敢用力咳嗽,肺不张等并发症减少,病人出院早。

21世纪将是微创外科发展的时代,胸腔镜外科的崛起,为胸部微创外科的发展创造了必要的条件。相信随着手术器械的发展和手术技术的提高,胸腔镜外科必将有一个更加美好的未来。

第二节 胸腔镜的基本要求和操作

一、术前准备

术前准备包括仪器设备和手术器械的准备,病人的准备以及参加手术人员的准备。除按胸部手术常规准备之外,需根据电视胸腔镜的特殊需要进行准备。很多电视胸腔镜手术器械不耐高温,只能用环氧乙烷气体、甲醛蒸气、2%戊二醛和1:1 000洗必泰溶液浸泡灭菌。术前在向家属及病人做一般交代的同时,应告知电视胸腔镜随时有改为常规开胸的可能,必须备好常规开胸手术器械。参加电视胸腔镜手术人员要求训练有素,分工明确。通常4人洗手上台(见图8-2-1)。术者负责整个手术的实施,第1助手的主要任务是帮助术者暴露手术野,完成术者一个人难以完成的复杂操作。第2助手负责掌管胸腔镜,根据需要随时调整摄像机的焦距和变换胸腔镜的位置,保证图像清晰、角度适当。器械护士随时注意监视器画面,了解手术情况,为手术提供必需的手术器械。

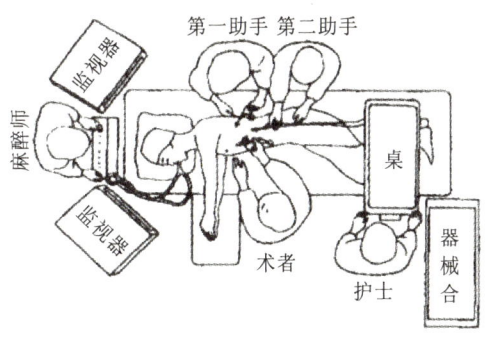

图 8-2-1　胸腔镜手术设备的安置和人员的站位

二、仪器设备

（1）关键设备：包括胸腔镜1台，摄像机1台，冷光源机1个，电视机（监视器）2台，电刀1台，吸引器1个，录像机（或盘式记录器）1台。

（2）手术器械：除常规开胸手术器械与敷料必备之外，根据不同方式的电视胸腔镜可选用如下常用手术器械（图8-2-2、图8-2-3、图8-2-4）：套管穿刺器、不同功能的剪刀、无损伤牵引抓钳、可弯曲扇形牵引器、无创牵引气囊、绝缘鸭嘴钳、各种血管钳和持针器、腔内施夹钳、组织分离器、电灼分离器、胸膜活检钳、穿刺针、推结器、腔内缝纫

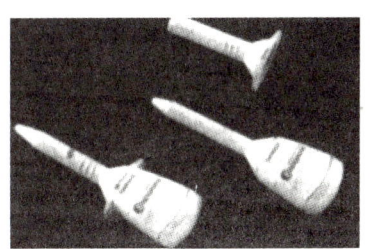

图 8-2-2　胸腔镜穿刺套管

器、腔内圈套导引器、不同弯度的食管吊带导引器、滑石粉喷雾器、腔内直线切割吻合器、直线形缝合器。

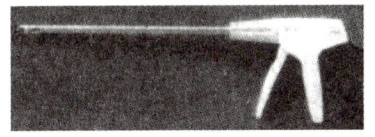

图 8-2-3　内镜钛夹钳

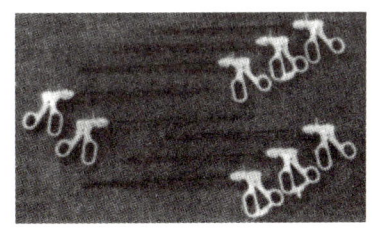

图 8-2-4　各种内镜器械

三、麻醉

通常采用全身麻醉，插双腔支气管插管。也可采用单侧支气管插管或气管插管，一侧支气管气囊堵塞。目的是单侧肺通气，术侧肺萎陷。成人以选用双腔支气管插管更理想。小儿无适当型号的双腔管，可采用单侧支气管插管。

紧急情况下,无合适双腔管时,成人也可用单侧支气管插管。手术结束时,将支气管插管退回到气管内,然后吸痰张肺。

1. 麻醉前

应仔细阅读纤维支气管镜检查报告,了解声带、气管和支气管内有无病变和畸形,仔细双肺听诊。阅读胸片,了解气管的粗细、长度和隆突的角度,便于选择不同型号的双腔管,一般选用左侧支气管型双腔管。

2. 插管前

先试气检查是否漏气,在插管过程中,注意保护气囊,防止病人的牙齿弄破气囊。

3. 插管后

先向支气管内囊注入空气 2～3 mL。如果注入空气超过 4 mL 以上,表示气囊已破裂或支气管气囊在气管内,应立即调整。因双腔支气管插管所确立的安全限度很小,位置不合适会引起术侧肺不萎陷,对侧肺通气不良或两侧不能完全分离,而使电视胸腔镜失败。所以可以应用纤维支气管镜核对支气管插管的正确位置。

4. 支气管插管定位后

立即开始单肺通气,开放术侧支气管插管,因为:① 低氧性肺血管收缩的确立是单肺通气维持血氧浓度的理论基础,为避免吸入性麻醉药物存在于塌陷肺侧,影响 HPV 的作用,应尽早开始单肺通气;② 实际考查病人能否耐受单肺通气,在切开皮肤之前,告诉手术备单肺通气 10～20 分钟后病人的生命体征和血氧饱和度;③ 允许术侧内气体缓慢排出,以便在切开胸膜之后,手术侧肺迅速萎陷,便于手术操作。

5. 翻身侧卧时

常会造成双腔支气管插管移位,因此,要特别小心保护双腔管,由 3 人共同完成病人的翻身,麻醉医生始终负责头部的保护,3 人动作受协调一致。翻身后立即听呼吸音和检查支气管气囊引导气球的压力。

6. 麻醉药的维持

以吸入性麻醉药加适量的肌肉松弛剂和静脉麻醉药完成。

7. 手术过程中

术者用吸引器吸除胸膜腔内积血或电烧产生的烟雾时,麻醉师暂夹闭术侧支气管插管,以防因胸膜腔负压吸胀术侧肺而影响视野。

8. 术中血氧饱和度过低时

首先考虑使用对下侧非手术肺进行 5～10 分钟 H_2O 呼气末正压通气,并通知手术者,尽快结束手术。如仍不能提高血氧饱和度应考虑上侧手术肺使用高频通气;上侧手术肺给予间断性换气。各种方法均不能提高血氧饱和度时应立即停止电视胸腔镜,改单肺通气为双肺通气或连续呼吸道正压通气。关于食管癌的胸腔镜麻醉往后面详细论述。

四、体位

病人的体位是根据病变部位和手术类型决定的,正确的体位可以使肺组织因为重力下垂作用离开病灶,增加手术野的暴露,方便手术操作;常用的电视胸腔镜手术体位如下。

1. 正侧卧位

与传统开胸手术体位相同,优点是:一旦电视胸腔镜手术无法持续进行时可马上转换成后外侧切口常规开胸手术。不同点是:皮肤消毒之前,应降低手术床的两端,中间胸腰间区升高,使病人呈侧弯弓形,尽量让病人的肩、髋离开手术区,加大肋间隙,便于胸腔镜和手术器械的进入和操作,减少对肋骨和肋间神经干的挤压和撬损。正侧卧位适用于绝大多数胸腔电视胸腔镜,包括肺、纵隔、心包、食管和膈肌等部位的手术。

2. 平卧位

采取一般平卧的方式,但肩背部垫高,颈部固定以利于胸腔镜及手术器械的进入及摇床。两手可上举固定在头架上,也可以固定在身体的两侧。平卧位通常适用两侧同时开胸的手术,例如双侧肺转移结节、双侧气胸、双侧心包切除、双侧交感神经切除或内脏大小神经切除术等。

3. 平卧位患侧垫高

患侧垫高(见图8-2-5),使病人的冠状面与于术床呈45°。此体位适用于胸腺切除,前纵隔肿瘤和囊肿的切除与活检以及心包开窗引流术。

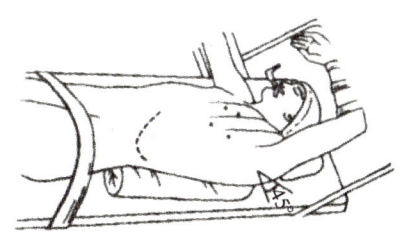

图8-2-5 平卧位患侧垫高

4. 俯卧位(图8-2-6)

需要特殊的手术床架,较少使用。适用于后纵隔肿瘤和囊肿的切除与活检,食管手术及胸椎手术等。

5. 俯侧卧位(图8-2-7)

病人取正侧卧位后,身体继续向前倾斜30°固定,也可通过摇动手术床来完成,适应证同俯卧位。

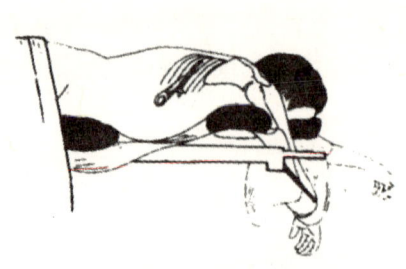
图 8-2-6 俯卧位

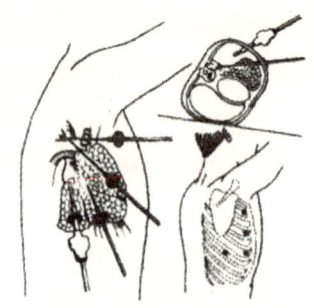
图 8-2-7 俯侧卧位

6. 半坐卧位

平卧位后再将手术床病人的后半身摇高 30°～45°，两上肢张开固定，使两肺上叶下垂。适用于前上纵隔病灶的切除与探查，手多汗的双侧交感神经切除。

五、手术切口

手术切口的设计应根据手术类型和病变部位而定。总的原则如下。

（1）切口应与切除的病灶在一条直线上，因为胸腔镜和长而直的手术器械。电视胸腔镜手术器械是不能弯曲的。

（2）胸腔镜和其他手术器械要从病灶的同侧进入胸膜腔，视觉和操作顺同一方向，呈三角形排列的 3 个切口或呈四边形排列的 4 个切口均应与病灶呈倒椎状体形。胸腔镜与器械是倒椎状体的边（图 8-2-8）。

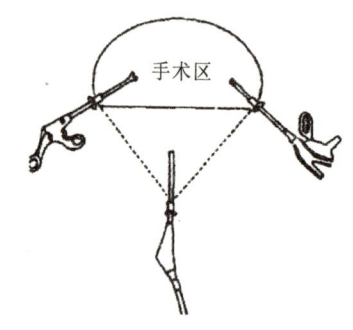

（3）第 1 切口应根据病人胸部 X 片膈肌位置确定，膈肌位置太高或不清楚时，应将切口向上移，防损伤膈肌和腹腔器官。

图 8-2-8 切口分布与手术野的关系

第 2 切口、第 3 切口的位置可参考胸腔镜探查结果确定。

（4）胸腔镜进口一般比手术器械进口离病灶更远，几个切口之间的距离不宜太近，以免器械间互相擦撞。

（5）在不影响电视胸腔镜操作的情况下，切口应尽量选在常规开胸切口线上，一旦电视胸腔镜失败，可以延长电视胸腔镜切口为常规开胸手术切口，减少对病人的损伤。

（6）进行电视胸腔镜复杂操作（如肺叶切除、食管切除和食管重建）和必须完整取出大标本时,在手术开始时即可在腋下,女病人在乳腺下做 4～6 cm 小开胸切口,以便于放入常规开胸手术器械进行解剖分离、结扎、缝合。如果术中不慎发生出血,通过之间的距离 4～6 cm 小切口也容易控制,对手术操作很有帮助。

(7) 后背部切口应离开肋骨角 2 cm 以上的距离。一方面,是因为防止损伤肋间神经干和肋间动脉;另一方面,过于靠近脊柱进入手术器械,椎体的突出部分影响操作。

六、操作技巧

(1) 分离粘连:严重的胸膜腔粘连虽然是电视胸腔镜禁忌证,但非严重的胸膜粘连仍可分离(图 8-2-9、图 8-2-10)。首先用手指紧贴胸膜分出一片粘连,使肺下陷,伸进胸腔镜,在直视下分离粘连,扩大分离范围。疏松的胸膜粘连可以用止血钳钳夹干纱布球推开,索条状的粘连带需用钩形电刀烧断。切口附近的粘连带用普通电刀加特制的、细长并可弯曲的电灼头完成粘连分离更方便有效。电烧粘连时要小心,不要伤及肺组织,以免肺脏漏气。在看不清视野的情况下,切忌进行盲目电烧,尤其是胸顶内侧靠近大血管的部位,以免损伤重要的神经、血管和脏器;不妨碍电视胸腔镜操作的粘连不需要全部分离,以免浪费手术时间增加损伤。

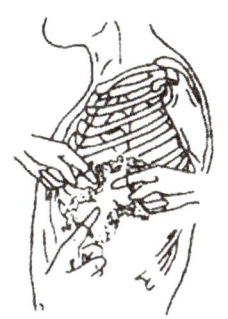
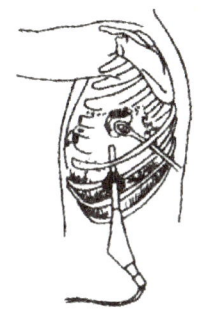

图 8-2-9　手指会师法分离胸膜粘连　　图 8-2-10　用卵圆钳钳夹纱布分离粘连

(2) 结扎,缝合:与传统的手术结扎方法类似,唯一不同的是两条线必须从同一切口拉出,不能缠绕扭结,线要够长,在体外先打一结后线的两端交左手,一个线端缠绕在左手环指上用左小指和中指夹紧,另一线端用左手拇指和食指捏住(也可术者左手捏一线端,第 1 助手捏一线端),术者右手用带凹的直角钳或推结器将线结推下,在结推至靠近结托处时用直角钳夹住一根结扎线拉紧。如此反复数次便可完成体外打结。内腔镜下的缝合有一定难度,用常规长持针器和长胸科止血钳配合,用4~0号聚丙烯线大针缝合较容易完成。

(3)活检:壁层胸膜、膈肌上的结节活检,可以用勺形胸膜活检钳直接咬取。纵隔内肿物应先用电烧轻轻烧灼开胸膜后小心分离出肿物,如能完整切除更好,不能完整切除者可先用长针进行穿刺抽吸,然后用胸膜活检钳咬取标本。肺组织活检应用 endo GIA,以减少术后漏气。

(4)取出标本:干净的良性病变标本可以直接取出。恶性肿瘤、感染病灶和性质不明的病变切除之后应当放标本袋中,然后从胸膜腔中取出,以防污染和肿瘤细胞种植。

(5)防器械性损伤。

(6)止血和分离:任何分离动作均需在清楚的视野下进行。胸腔镜移近病灶,调校焦距,找准分离层面,用干纱布球、血管钳、钩形电刀、剪刀等器械进行分离。遇到解剖层面不清楚时,应及时改变方向,原则是先易后难,先近后远。困难的操作留在最后处理。电视胸腔镜止血困难,分离时要步步为营,小心止血。术者应双手持钳操作,万一发生大出血,术者用左手压住出血点,右手选择不同的止血器械止血。电视胸腔镜下难以控制的血,应立即改为开胸手术。

第三节 食管癌胸腔镜围手术期的处理

一、胸腔镜手术对机体的影响

(一)胸腔镜手术及体位对呼吸系统的影响

患者在侧卧清醒状态下,下侧膈肌受腹腔脏器的压力较上侧大,向胸腔突出多,吸气时收缩更有力,使下侧肺通气较上侧肺为好。下侧肺血流因受重力影响也较大。故两肺通气血流比例基本正常。

全麻后虽能保持自主呼吸,但由于两肺功能残气量(FRC)减少,且下侧肺比上侧肺减少得更明显,两肺在肺压力/容量曲线上的起始位置发生了变化,下侧肺由有利于通气的陡段下移到了不利于通气的平坦段;上侧肺却由不利于通气的平坦段下移到了利于通气的陡段。这样,主要通气就由下侧肺转移到了上侧肺。而肺灌流却没有发生变化,因此造成了通气/血流比例失调。胸壁开通后如仍保持自主呼吸,此时上侧胸腔与大气相通,胸内压为大气压,肺的弹性回缩使上侧肺部分萎陷。下侧胸内压仍为负压,纵隔因其重量及上下胸腔的压力差而下移,且随呼吸的节律运动,下侧胸腔内压的周期变化而产生纵隔摆动。另一方面。吸气时由于下侧胸腔内压较上侧胸腔相对为低,所以空气可由上侧肺进入下侧肺。呼气时则相反,空气可由下侧肺进入上侧肺,产生无效通气即矛盾呼吸。纵隔摆动及矛盾呼吸随自主呼吸的加强而加重,随自主呼吸的减弱而减轻。

为防止纵隔摆动及矛盾呼吸,胸壁开通后常在肌肉松弛剂的配合下,采用控制性正压通气。此时,上侧肺开放于空气,胸壁对肺的限制消失。下侧肺上升的膈肌已不再是通气的有利条件,反成为通气阻力,在相同的呼吸气压力下,上侧肺的通气较下侧肺明显增加,而灌流相对不足,增加了无效腔;下侧肺则灌流较好而通气相对不足,还有可能引起部分肺不张,导致右向左分流增加。

胸腔镜手术还经常需要采用单肺通气技术。单肺通气对机体的最大危害是低氧血症。患者侧卧双肺通气时,上侧肺血流约占心排出量的40%,下侧肺占60%,右向左分流平均每侧占心排出量的5%。单肺通气时(即只对下侧肺通气,而使上侧肺萎陷),就不可避免地使不通气的上侧肺增加了由右向左的分流,假设血流不变,总分流量就应占45%。但是机体为了维持内环境的稳定而诱发出一种代偿性保护机制——低氧肺血管收缩反应(HPV)。所以,上侧肺血流在30分钟左右就大约减少为原来的一半,即变为心排出量的20%,此均为静脉血,加上原来通气侧肺存在的5%的分流,单肺通气时总的分流就是25%。由于单侧肺通气时下侧肺的血流占心排出量的75%,而且下侧肺已不再处于肺压力/容量曲线的较陡的上升部分。所以,用较高浓度的氧气使该肺进行最大限度的气体交换以达到气血流比例平衡就十分重要了。此外,下侧肺因单肺通气时吸入的是高浓度氧或纯氧,可能出现吸收性肺不张,再加上分泌物潴留及液体的渗出,都会损害它的气体交换能力。还有应用挥发性麻醉药如氟烷、高浓度的七氟醚、安氟醚、异氟醚等及氨茶碱、异丙肾上腺素等肺血管扩张药或硝酸甘油、硝普钠等均有抑制HPV,使HPV时间延长,上侧肺分流量增加,而降低动脉氧分压(PaO_2)的作用。

(二)胸腔镜对循环的影响

胸腔镜手术对循环的影响,胸壁开通后自主呼吸的情况下,上侧胸腔内压由负压转变为大气压,负压增加回心血量的作用减少。纵隔下移及摆动,可使腔静脉发生扭曲,以及胸腔镜手术时的操作或压迫心脏均影响回心血量及心排出量,而易致低血压。由此影响心肌供血,再加上呼吸紊乱引起的低氧血症和高碳酸血症,以及手术(接近心脏、大血管、神经)的操作刺激、压迫等因素皆可影响心功能,引起心律失常。另外,缺氧和二氧化碳蓄积可导致肺小血管痉挛,使肺动脉压力升高,右心负荷加重,严重者可造成右心衰竭。在胸壁开通控制呼吸时,由纵隔下移、摆动及矛盾呼吸时对循环的影响就得以纠正。

二、术前估计

对行胸腔镜手术的患者应做全面的术前估计。胸外科手术包括胸腔镜手术,术中及术后并发症多数与呼吸和循环系统相联系,故术前估计的重点应放在呼吸和循环系统上。吸烟、高龄、冠心病、过度肥胖、肺功能损害均为胸腔镜手术患者的危险因素。吸烟可增加呼吸道分泌物,抑制支气管黏膜上皮细胞的纤毛运动,使呼吸道分泌物不易排出。吸烟也可使碳氧血红蛋白(CO_2-Hb)含量增高,血液氧合能力下降。吸烟还可使血红蛋白—氧解离曲线左移,从而减少向组织的供氧能力。吸烟者术后易发生肺不张和低氧血症,严重吸烟者的术后肺部并发症的发生率较非吸烟者高2~3倍。术前停吸烟48小时可减低CO_2-Hb含量而改善氧供。术前停吸烟2周以上可以改善分泌物的清除能力。

高龄患者特别是年龄超过60岁者,心血管系统疾病和慢性肺部疾患的发病率明显升高,机体其他器官系统的功能也有不同程度的减退。年龄超过70岁者术后肺不张的危险性明显增加,超过80岁者近60%的患者需术后呼吸支持24小时以上。

心血管系统的危险性取决于冠心病的严重程度、左室功能、年龄及其他并发症如糖尿病、肾功能不全、心律失常等。运动实验有助于对患者心血管系统危险性的判断。运动实验阳性者应进一步行运动同位素心肌扫描或运动超声心动图检查,如发现心肌缺血性改变则术中发生心脏并发症的危险性增大,这些患者需做进一步的心导管检查。如有严重的冠心病存在,则可能需要先行冠心病的治疗如冠脉搭桥术。

肥胖患者的肺顺应性下降,功能残气量降低,闭合气量增加,术中易发生低氧血症。其血流迟滞、血内脂肪酸增加,易出现血栓栓塞。

肺功能及储备力的估计,应依据肺量仪的结果,即用力肺活量(FVC)、用力呼气一秒率(FEV1)、呼气高峰流率和最大通气量(MVV)。进行有效的咳嗽运动FVC至少应达到VT的3倍,FVC低于预计值的50%,术后可能需呼吸机支持。给予支气管扩张剂后呼气高峰流率增加超过15%,则术中可能需要支气管扩张剂。MVV有助于估计预后,如低于预计值的50%,则预后较差,极易合并肺不张和肺部感染。术前血气分析也有助于对肺功能的判断,若$PaCO_2 > 6.0$ kPa(45 mmHg),说明已存在肺的通气不足,也说明阻塞性肺部疾患较为严重。

三、术前准备

胸外科手术的患者术后易发生肺部并发症。手术侧肺可由于手术操作而致损伤,而非手术侧肺则易发生肺不张和水肿。术后胸部疼痛会限制分泌物的排出,引发肺不张和肺炎。胸腔镜手术优越性之一在于术后疼痛较开胸手术轻。术前准备的具体内容应包括通过戒烟、支气管扩张剂、抗生素治疗使分泌物减少。应指导患者进行有效的呼吸和用力咳嗽的方法,并在精神上给予安慰以减轻患者的紧张和焦虑。

心血管用药应持续到手术前。术前应常规给予镇静剂,如安定、咪唑安定等。为减少分泌物的产生还应给予适量干燥剂如东莨菪碱或阿托品。

四、术中监测

血压、心电图、脉搏、氧饱和度为胸外科手术的常规监测手段。呼气末二氧化碳分压对了解肺泡通气量具有一定帮助。静脉通道应按开胸手术准备。术中如行单肺通气则应建立动脉通道(arterial line),以便进行直接动脉测压和血气分析。其他监测如中心静脉压和肺动脉压等的监测,则根据患者的实际需要予以考虑。

五、麻醉的选择

由于现代胸腔镜手术的需要所决定,食管切除手术需在全麻下完成。控制呼吸可防止纵隔摆动和矛盾呼吸所引起的呼吸循环改变。良好的麻醉条件也有助于简化手术过程、减少手术时间。麻醉方法与普通胸外科相比并无相异之处。麻醉以硫喷妥钠、异丙酚、依托咪酯、潘可罗宁或氯胺酮等诱导,阿屈可林、万可罗宁或潘可罗宁肌松。插入适合于呼吸道管理的特殊导管(见前述)。麻醉维持可选用吸入麻醉剂如氟烷、氨氟醚、异氟醚或七氟醚,或选用静脉麻醉剂如普鲁卡因、异丙酚、芬太尼、安定或氯安酮等,也可采用静脉—吸入复合的方法。为控制患者的呼吸,有利于术中的呼吸管理,术中往往追加一定量的肌松剂。无论选用何种方法,对麻醉的基本要求是吸入氧浓度达90%以上,不影响血流动力学和氧合,有利于术中操作,术后早期拔除气管导管。

六、麻醉后处理

胸腔镜手术由于省去了普通胸科手术开关胸操作过程,手术时间一般比较短,若对此估计不足有可能使术后恢复延迟,应在恢复室内进行观察,待患者清醒后方可送回病房。

术后麻醉剂的残余作用和手术的影响使患者的功能残气量降低,部分肺泡通气不足或萎陷,可引起通气/血流比率失调。术后疼痛可使患者潮气量减小,呼吸频率加快,并抑制自发深吸气,加重肺泡通气不足。疼痛还可抑制患者的咳嗽反射,气管、支气管内的分泌物不易排出,严重者足以产生肺段或肺叶不张。由于以上原因可知胸外科手术后肺不张的预防是术后管理的关键。其措施包括手术结束拔管前吸除支气管内分泌物,将双肺吹张;术后鼓励早期活动、深吸气和咳嗽、吸入支气管扩张剂和充分止痛。

第四节 食管癌胸腔镜切除术

经胸腔镜食管切除术包括两种方法:一是完全游离食管。将胃提到颈部进行食管胃吻合;二是在胸内进行食管胃吻合。后者还处于动物实验阶段,临床应用较少,我们主要介绍前一种方法。

一、手术适应证和禁忌证

(1)手术适应证:胸腔镜食管切除术适用于早期食管癌、喉癌等颈部肿瘤侵犯颈段食管者。病人无开胸手术禁忌证或严重胸膜或肺疾病。

(2)手术禁忌证:基本同开胸手术禁忌证,其他还包括气管的病变或畸形等导致右肺不能完全隔离、肺功能不能耐受单肺通气、右侧胸腔有手术史、胸膜结核、肿瘤长度>5 cm,或者有明显外侵等。

二、胸腔镜食管切除的器械

经胸腔镜食管癌切除术包括三个步骤:第一步为经胸腔镜游离食管;第二步开腹游离胃或结肠;第三步为颈部吻合。后两步和开胸式手术无任何区别,我们重点介绍经胸腔镜游离食管。因为手术过程中随时都有可能改为开胸式手术,因此术前应按全麻和开胸手术进行检查和准备。除了常规腔镜外科器械外,还应准备以下器械:止血夹安放器、血管缝合器、食管牵开器、伞状肺牵开器、直视和斜视胸腔镜。在多数情况下应用直视胸腔镜进行操作,但在个别情况下如分离食管对侧(纵隔侧)壁时,需用斜视镜进行观察。有时还需通过透光检查来确定食管的位置,常用的办法为食管镜检查或应用导光探条。因此手术室中还要常规备有胃镜或食管探条。手术前常规置胃管,以便术中确定食管位置。手术采用双腔气管插管全麻,单侧(非手术侧)肺通气。

三、手术

麻醉成功后一般需在病人食管内预置食管镜,以便术中将食管轻顶出脊柱旁沟,利于操作。患者取左侧位,稍向前倾,以便暴露后纵隔。右上肢应最大限度地外展并固定,使右肩胛骨上移,便于安放套管。将手术床设成桥状,以最大限度地增大右胸各肋间。

消毒和铺无菌手术单与常规手术相同。

术者站于病人背后,助手站于病人前面,一般需2台电视监视器,便于术者和助手观察术野。套管的位置如图8-4-1所示,胸腔镜套管(第一个套管)的位置在腋中线第7肋间,第二个套管和第三个套管的位置分别置于第6肋间腋后线和腋前线,用于置入各种食管分离器械,第三个套管因需置入血管缝合器,应采用12 mm套管,其余均采用10 mm套管。第四个套管置于锁骨中线第5肋间,用于放置肺牵开器。如肺裂发育良好,一个肺牵开器不足以将肺拉开时,可在锁骨中线第3肋间增加第五个套管,用于放置第二个肺牵开器。与此同时,通知麻醉师,吸除右支气管内的气体,以协助右肺萎陷。经上述处理,肺仍不能萎陷,致使暴露不满意时,应向胸腔内缓慢充气,切记气体压力不超过5 mmHg、流量不超过800 mL,以防纵隔受压。

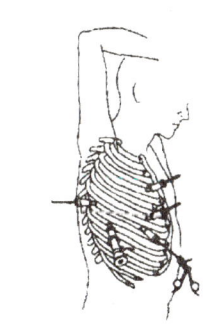

图8-4-1　胸腔镜置管位置

食管的游离。

若胸腔内有粘连影响肺牵开。应将其切断。经过一段时间后肺一般都能自动萎陷,不需要肺牵开器。

自腋后线套管置入无创钳,夹住纵隔胸膜向上提起,用剪刀将其剪开。对肿瘤病人则在食管两侧作平行的纵隔胸膜切开,用闭合的剪刀钝性分开食管侧壁,在分离过程中若遇淋巴结应予切除。

食管及其周围组织部分分离后,用食管钳夹住并向上提起食管。用食管钳比穿食管带提起食管有以下优点:① 可以沿食管长轴上下牵拉食管;② 可以随时改变钳夹的位置以方便操作。此时也可用食管拉钩拉住并提起食管。随后开始游离食管纵隔面。在食管游离过程中,如若出血,可用电凝或金属夹止血,如需吸引器吸除渗血,吸引时间要短暂,或腾空1个或2个套管,以防吸引过程中肺膨胀影响操作。

当分离食管达奇静脉弓下线时,用直视镜观察比较困难,此时应更换斜视镜,并准备切断奇静脉弓。先用剪刀剪开纵隔胸膜直到胸膜顶部,用剪刀钝性分离奇静脉弓上能看到刀的前端后,再向两侧游离至少2 cm长的奇静脉弓,然后安放血管缝合器,使奇静脉弓位于其上下颌之间,随后扳动扳机缝合并切断奇静脉弓。奇静脉弓切断以后,继续按前述方法向上游离食管至胸膜顶,然后倒转器械180°,术者调整位置,站在稍靠近病人头侧,继续游离食管下1/3。若经腹游离胃或结肠，为节省时间，没有必要完全游离食管下段全部，因食管下段周围组织较疏松，在开腹后可以钝性分离。

完成食管游离后，安放胸腔闭式引流管，将病人平卧，分别开腹或作颈部切口，游离胃（或结肠）和颈部食管，将食管切断并去除食管后，将胃或结肠（根据术者的经验而定）拉至颈部与食管进行吻合。

四、术中常见的困难

（1）肺萎陷不全常造成手术困难，是改为开胸式手术的常见原因。采取短时胸腔充气（压力 5 mmHg，流量 500～800 mL）会利于肺萎陷，但这种方法常导致血流动力学改变，需在严密监护下进行。

（2）食管游离过程中的渗血会影响手术视野，造成手术困难，常采取下列几种方法来减少出血，使手术顺利进行。随时吸除渗血并保持1个套管闲置，以防吸引时肺膨胀；在后纵隔食管床放置止血纱布压迫。根据我们的经验，只要手术中止血得当，没有必要采取上述措施。

（3）在游离食管过程中，有时很难找到解剖间隙，特别是肿瘤较大与气管或支气管粘连较紧时，有分破气管或支气管膜部的危险，此时应改为开胸手术。

五、术中、术后并发症及其处理

单纯胸部小切口手术并发症与常规开胸手术基本相同。只是需要强调电视胸腔镜辅助小切口手术治疗食管癌，因为操作相对困难，应该高度小心预防发生术后出血及其他并发症。

VITS辅助食管癌手术可以出现常规开胸手术治疗食管癌的所有并发症，如吻合口漏、乳糜胸、肺不张等。因为目前胸腔镜治疗食管癌这项技术尚在早期，选择病例比较严格，只是用来治疗较早期食管癌，并不是主要针对全身情况较差的患者，因此只要操作技术比较熟练，并发症发生率应该低于常规手术。从现有的资料看，微创手术治疗食管癌术后发生的心肺并发症明显少于常规开胸患者，其他并发症的情况目前还缺乏可靠的统计数据。

研究发现常规手术组与VITS辅助小切口手术组术前肺功能在统计学上无显著差异；常规手术组术后肺功能下降，较术前肺功能在统计学上有显著差异；辅助小切口手术组术后肺功能下降与术前肺功能则统计学上无显著差异；常规手术组与辅助小切口手术组术后肺功能下降在统计学上有显著差异。常规手术组患者术后一个月内活动能力明显下降，主要是因为大面积的胸壁肌肉破坏，形成限制性通气功能障碍。微创胸外科手术由于采用了尽量不破坏呼吸肌动力组织的入路,不会明显损害近期肺功能。

(一)术中常见的并发症

(1)胸导管损伤:若术中发现胸导管损伤,必须在其中下1/3交界处游离并夹闭。

(2)奇静脉出血:常发生于两种情况:一是肿瘤侵犯奇静脉,此时一定在直视下进行分离,必要时需将胸腔镜套管移至腋下。二是在钉合血管过程中,由于奇静脉游离不足,使奇静脉弓未完全包括在缝合器的两颌之间。

(3)气管、支气管损伤:是最严重的并发症,因此要求在游离食管过程中仔细认真。一旦发生此并发症,常需改为开胸手术。

(二)术后常见并发症

1. 吻合口瘘

食管胃胸内吻合口瘘是食管切除术后最严重的并发症之一,发生率和死亡率均较高。究其原因主要有以下几点。

(1)吻合口边缘对合不良。

(2)缝线结扎过紧、过松或滑脱。

(3)缝线距吻合口切缘太近,导致食管(或)胃黏膜回缩脱开。

(4)吻合区有张力,最终导致吻合口裂开及吻合口瘘形成。

(5)吻合区血液循环不良,局部组织水肿、缺血坏死及感染,影响吻合口的正常愈合过程,并发吻合口瘘。

(6)食管的供养血管呈节段性分布,在分离肿瘤的过程中如果食管近侧端游离得太长或剥离过多,就有可能影响食管近侧断端的血液循环和吻合口的愈合,发生吻合口瘘。

食管吻合口瘘的发生时间多在术后2～7天。术后4～6天发生吻合口瘘的几率最多。吻合口瘘发生的时间越早,造成的胸内感染越严重,病死率便越高。吻合口瘘一旦发生,临床症状多很重。早期吻合口瘘病例可出现急性张力性气胸或脓气胸、寒热及呼吸困难,甚至发生感染性休克及猝死。有的病人在开始进食后可能表现为突然胸痛。胸部X线检查可见术侧胸腔内积液或为液气胸。而且这种X线征象在短时间内可有明显改变或进展。有的病例在X线胸片上表现为吻合口周围有密度增高影、包裹性积液或出现气液面。胸腔穿刺可抽出有腐败气味的混浊液体,口服美蓝稀释溶液后进行胸穿,穿刺液中可发现有美蓝。口服碘油或稀钡后进行胸部X线检查,有时可看到造影剂从瘘口漏入胸膜腔。

食管吻合口瘘的治疗原则应该遵循早期诊断、早期治疗。要根据术式、吻合部位、吻合口瘘发生的时间、瘘口的大小及病人的全身情况而定。① 如吻合口瘘发生的时间早,病人的全身状况允许,可以考虑第二次剖胸修补吻合口瘘或切除原吻合口进行重新吻合;② 若吻合口瘘较大,胸腔感染严重,则应切除吻合口。将胸胃还纳腹腔进行胃造瘘维持营养,同时施行近端食管颈部外置和胸腔闭式引流加胸腔冲洗,并予以全身抗感染治疗和支持疗法。待病人的胸腔感染控制、全身情况稳定后,择期行结肠代食管术;③ 如果吻合口瘘发生后病人的全身情况很差,胸腔感染严重,则应进行胸腔闭式引流术和用抗生素溶液冲洗胸腔。同时进行胃肠减压、全身抗感染治疗及支持疗法,维持病人的营养;④ 如检查发现或估计吻合口瘘较大,在短期内难以愈合者,要及时行空肠造瘘术维持营养,并予以全身支持治疗和抗感染治疗,吻合口瘘有可能逐渐愈合。

2. 单纯性脓胸

食管 VITS 切除术后单纯性脓胸较为常见,多见于食管切除术后一周,发病原因多为术中胸腔污染,术后胸腔闭式引流管引流不畅及胸腔积液感染所致。一般为术侧脓胸,致病菌多为大肠杆菌、葡萄球菌、链球菌或肺类双球菌等混合感染。

病人常在术后 5～7 天出现症状,主要为发热和脉快。血常规化验白血球往往升高。胸部 X 线检查:表现为胸腔积液,有的病例表现为包裹性胸腔积液。胸腔穿刺出脓性胸液或胸液培养有致病菌。有的单纯性脓胸病人的临床症状较重,有胸痛、胸闷和气急等症状。严重者可发生感染性休克,但要与吻合口瘘进行鉴别诊断。

单纯性脓胸的治疗和一般开胸术后的治疗相同:

(1)及时进行胸腔闭式引流术,引出脓性胸液或脓液,使术侧胸腔保持负压状态,避免纵隔摆动,以利于患侧肺的舒张。

(2)选择有效的抗生素进行抗感染治疗。

(3)单纯性脓胸如引流不及时或引流不通畅,患侧肺不能舒张,脓腔不能缩小闭合,即转变为慢性脓胸,需要施行胸膜剥脱术。如病人全身情况差,不能耐受胸改手术者,要施行开放性皮瓣引流术。

3. 乳糜胸

乳糜胸在食管切除术后一旦发生,如仅仅采取保守治疗,病人的死亡率达 50% 以上。因此,如保守治疗无效,应进行积极的外科手术治疗,疗效满意。胸导管与食管的解剖关系密切。在主动脉弓平面及其上、下方游离食管时,容易损伤胸导管而引起乳糜胸。

乳糜胸多出现在术后 4~5 天病人开始进食时,早期乳糜胸的特征是大量血色胸液合并有少量脂肪滴。有胸导管瘘时,乳糜流速可达 2 mL/min 以上,每天乳糜液的丢失量达 2000~3000 mL。进食后胸液呈白色乳状。大量乳糜液在胸膜腔内可导致病人呼吸和循环功能发生严重紊乱,同时造成病人的代谢、营养和免疫系统功能的严重障碍。在临床上,病人表现为胸闷、气短、呼吸困难、心悸及脉率增快。严重者发生休克。胸部 X 线检查:可见胸腔内有大量积液、纵隔向健侧移位的征象。乳糜胸多发生在术侧,偶尔见于两侧胸腔。将胸腔穿刺抽出的胸液进行以下检查,可以明确诊断:① 胸液涂片后用苏丹Ⅰ染色并在显微镜下检查,可见脂肪滴;② 胸液加乙醚后震荡,转为澄清液。乳白状颜色旋即消失;③ 胸液内含有大量淋巴细胞;④ 胸液培养无细菌生长。

乳糜液的成分大致与血浆相似。因此,较严重的乳糜胸得不到及时治疗体内大量水分和营养物质随着乳糜液不断丢失,病人可在短期内因为全身消耗衰竭而死。对乳糜胸的处理大致有以下两种。

(1)非手术治疗:在乳糜胸的诊断确定之后,要进行及时、积极的术前准备和试验性保守治疗:① 禁食;② 胃肠道外高营养,配进食无脂饮食或含有中链甘油三酯的制品;③ 补充血浆,纠正水、电解质平衡紊乱;④ 胸腔穿刺抽出乳糜液或安装胸腔闭式引流管,促进患侧肺舒张,为胸导管自行愈合创造条件。

(2)手术治疗:如保守治疗无效,要及时剖胸结扎胸导管,不可拖延时间或抱有侥幸心理。食管癌病人术前全身条件较差,手术创伤大,术后需要禁食。而且胸导管的损伤部位多在其主干,侧支循环被破坏,自行愈合的机会很少。手术方法有:① 常规切口入胸,吸尽胸腔内积液。显露食管床,常能发现胸导管瘘口处有乳白色液体流出。找到瘘口后,在瘘口上、下两端进行双重结扎;② 如找不到胸导管瘘口,需要在膈肌上方 5 cm 左右,在主动脉和奇静脉之间解剖出胸导管,将胸导管连同周围的脂肪组织用粗丝线进行大块结扎;③ 有时、胸导管的解剖非常困难或解剖不清时,可在膈肌上 5 cm 左右施行低位胸导管大块组织盲目结扎而无须单独解剖出胸导管;④ 胸膜腔闭锁术:对某些特殊类型的乳糜胸(如网导管缺乏),术中先进行胸膜摩擦术,然后在胸膜腔内注入 50% 葡萄糖液或撒入滑石粉、四环素粉剂,使脏层与壁层胸膜粘连,消灭胸膜腔。

4. 麻醉并发症

由于食管癌胸腔镜手术需要双腔支气管插管、单肺通气，其麻醉并发症较普通手术相对偏高，且多数并发症系术中单肺通气所致。在气管插管时，若双腔管型号不适易造成支气管膜部撕裂等并发症。另外，长时间单肺通气可能产生复张性肺水肿。选用开放性胸壁套管和间断双肺通气，可避免这种并发症的发生。

5. 持续漏气

术后持续漏气多为术中套管损伤肺组织或手术操作后肺组织迟发坏死所致。轻微的漏气可不予处理，待其自行愈合。预防主要在手术时要谨慎，插入套管时不要用力过猛。

6. 肺不张和肺炎

手术后不能做有效咳嗽使分泌物潴留于小支气管内，可造成肺不张。支气管阻塞之远端肺组织在空气吸收之后也可形成肺不张。对肺不张应吸除阻塞的分泌物，维持氧气吸入，应用抗生素防止感染。术后肺炎的病原菌最常见的是革兰氏阴性杆菌，其次是革兰氏阳性球菌，原因有口腔吸入致病菌，呼吸器械污染，术中、术后误吸或呼吸道管理不当，临床表现有发热，不同程度的呼吸困难，听诊肺部有啰音。

7. 术后心率失常

由于手术创伤、麻醉及术中缺氧、酸中毒、电解质平衡紊乱、血压过低或过高，尤其是老年病人伴有冠心病者，均可造成术后心率失常，主要有窦性心动过速，心房纤颤，室上性心动过速和室性早搏等。针对窦性心动过速，处理原则主要是去除病因；针对心房纤颤应给予静脉注射西地兰；室上性心动过速的病人可给予西地兰或异搏定；偶发室早可不处理，而对多发多源的室早可静脉给予利多卡因 50～100 mg，若无效间隔 10 分钟可重复注射 50～100 mg，同时在补液中加入适量利多卡因。

8. 套管所致并发症

在胸腔镜手术中，套管所致并发症也比较常见。常见并发症有套管刺伤肺实质或胸内其他脏器，套管放在胸膜外，损伤肋间神经、动脉、静脉等。肋间神经、血管损伤是由于不正确的套管操作所致。神经损伤会引起术后严重疼痛和感觉迟钝。在胸腔镜手术中，最好不要选用直径较大的套管或器械，如 15 mm 套管或直径大于 15 mm 的器械等。

9. 术后疼痛

胸腔镜手术的主要优点就是痛苦小。患者多可用于手术后 24 小时内停用麻醉类止痛药物。但有学者认为,尽管 VATS 术后早期对镇痛药的需要有所减少,但是与保留肌肉的开胸手术比较,长期(超过 12 个月)疼痛并无变化。常规的开胸手术撑开肋骨可以引起肋间神经炎或神经瘤,而在肋间打眼插进套管,或者由于胸腔镜器械操作时对肋骨造成过度的杠杆作用,也能产生肋间神经炎和神经瘤。

第九章

食管癌的放疗

第一节 化疗药物的分类

一、根据细胞动力学的分类方法

细胞动力学研究对象是细胞群体生长、繁殖、分化、游走、死亡等各种运动变化的规律,既适用于正常细胞,也适用于肿瘤细胞。增殖中的细胞均需经过 G_1(或 G_0)、S、G_2 与 M 期。根据化疗药物对细胞增殖周期与其各时相的不同作用,可分为两类。

1. 细胞周期非特异性药物

此类药物可杀伤处于特种增殖状态的细胞,包括 G_0 期细胞在内。本类药物均在大分子水平上直接破坏 DNA 双链,影响 RNA 转录与蛋白质合成,它们的作用与 X 射线相似。其特点是对肿瘤细胞杀伤作用较强,但选择性差,杀伤力随剂量增加而增加。

2. 细胞周期特异性药物

本类药物只能杀伤处于增殖周期中各时相的细胞,在小分子水平上阻断 DNA 合成,影响 RNA 转录与蛋白质的合成。本类药物也可进一步分为 M、G_1、G_2、S 期特异性药物。其杀伤作用很难截然分开,有时在几个时相同时发挥作用。其特点是对癌细胞的作用较弱,需要一定时间才能发挥其杀伤作用,杀伤力在很大程度上取决于血药浓度。常见药物见表 9-1-1 和图 9-1-1。

表 9-1-1 抗肿瘤药物的细胞周期特异性和非特异性药物

主要的周期非特异性药物	主要的周期特异性药物
烷化剂	长春花生物碱类

续表 9-1-1

主要的周期非特异性药物	主要的周期特异性药物
亚硝脲类	羟基脲
蒽环类	阿糖胞苷
达卡巴嗪(安烯咪胺)	甲氨蝶呤
丝裂毒 D	硫嘌呤
放线菌素 D	硫鸟嘌呤
二溴卫矛醇	丙卡巴肼(甲基苄肼)
顺氯氨铂	替尼泊苷
碳 铂	鬼白乙叉苷

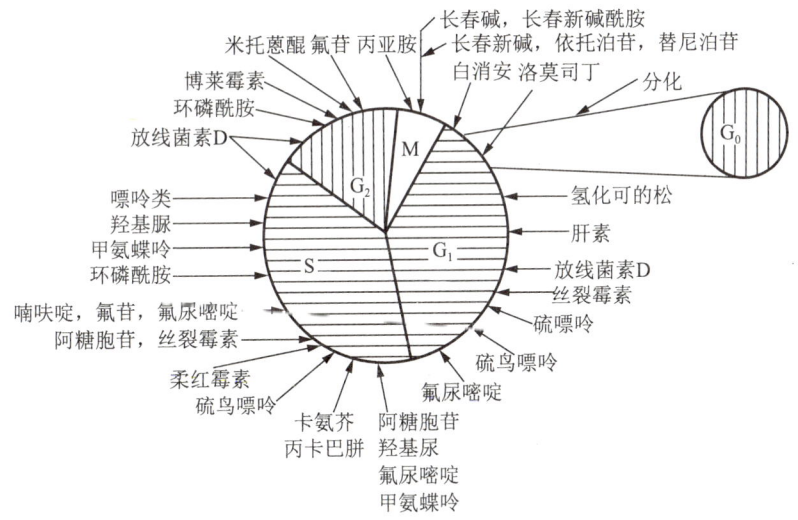

图 9-1-1 部分细胞毒药物的作用时相

二、传统的分类方法

根据药物的来源、化学结构与作用原理,将其分为六类。

1. 烷化剂

又称烃化剂,可以与多种有机物质的亲核基团结合,以烷基取代这些基团的氢原子。进一步又可分为 5 类,即氮芥类、乙烯亚胺类、亚硝脲类,甲烷磺酸酯类和环氧化合物类等。

2. 抗代谢药

这类药物与核酸代谢的必需物质叶酸、嘌呤和嘧啶等相似,能干扰细胞代谢过程,在核酸合成水平上加以阻断,产生抗肿瘤效应。又可分为3类,即叶酸拮抗物、嘌呤类似物和嘧啶类似物等。

3. 抗生素类抗肿瘤药物

来源于微生物的抗肿瘤药物,多数由放线菌产生,主要作用是抑制DNA和RNA的合成。又可分为醌类、亚硝脲类、糖肽类、色肽类和糖苷类等。

4. 抗肿瘤植物药

主要是生物碱类,包括长春碱类、鬼臼毒素、喜树碱类、紫杉醇、秋水仙碱、三尖杉脂碱、美登素等。该类药物毒性较大,尤其是对神经系统毒性。

5. 激素类

包括性激素、黄体激素与肾上腺皮质激素。前二者主要干扰体内激素状态,后一种则可通过干扰敏感的淋巴细胞的脂肪代谢,使淋巴细胞溶解、萎缩而发挥其治疗作用。激素治疗肿瘤缺点是疗效慢且短暂,不能治愈肿瘤,但副作用轻为其优点。

6. 杂类

不能归于或尚未归于上述各类所有药物,其成分复杂,缺乏共同特点。

三、按作用机制分类方法

从分子水平看,近年来多主张按其作用机械和作用点,抗肿瘤化疗药物可分为以下几类,即直接与DNA结合阻止其复制的药物、阻止核酸生物合成的药物、影响转录的药物、影响微管蛋白和有丝分裂的药物、影响核糖体功能阻止蛋白质合成的药物、影响细胞膜的药物、诱导细胞凋亡的药物和激素,见图9-1-2。

第二节 化疗的一般原则

一、化疗的适应证和禁忌证

(一)适应证

虽然化学治疗对食管癌具有一定的作用,但是临床上并非所有的患者在任何情况下都可以采用,而是有一定的适应证。常见的适应证有以下几个方面。

(1)不宜进行手术治疗和放疗的各期病人。

(2)对于肿瘤已经属于晚期且有广泛转移的患者,只要生活状态分级较好,心、肝、肾等器官以及骨髓功能基本正常,能进行流质以上的饮食,在进行支持治疗的同时,进行化疗并可以根据治疗效果再选用其他治疗方法。

（3）辅助手术或者放疗以增加其疗效和用于手术或者放疗后复发、转移的治疗。

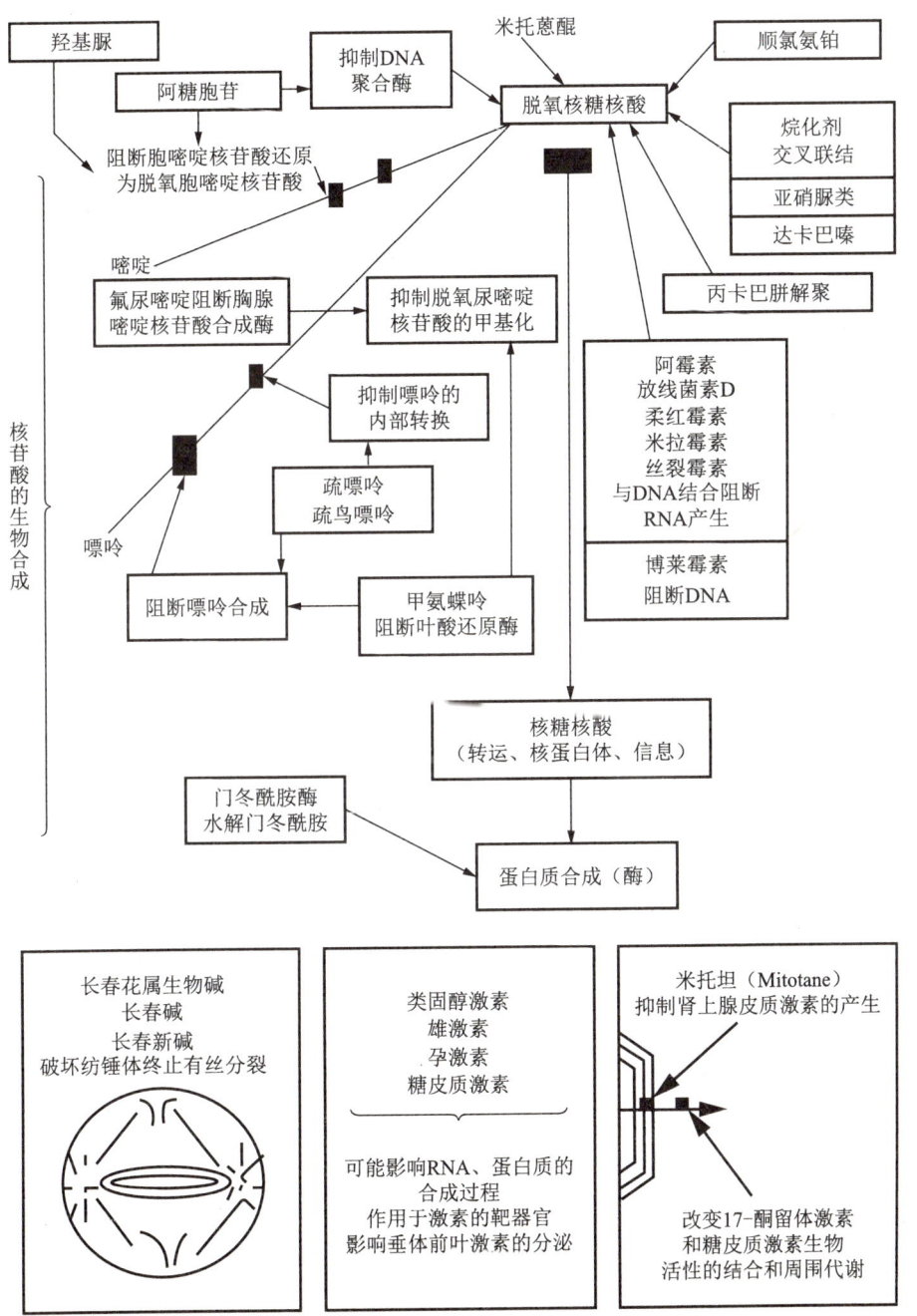

图 9-1-2　部分肿瘤药物在细胞水平上的作用机制

（二）禁忌证

临床上还应该全面掌握化疗的禁忌证，结合起来主要有以下几个方面。

（1）年老体衰或者恶液质患者。

（2）心、肝、肾等器官严重不全者。

（3）有感染和中度以上发热者。

（4）食管出血或者穿孔者。

（5）骨髓功能低下，白细胞低于 3000/ul，血小板低于 50000/ul，严重的贫血或有出血倾向者。

二、药物的选择和剂量

目前临床上用于治疗食管癌的化疗药物很多，国内外学者多采用联合化疗，而且各家的方法也略有不同。各种方案药物组成的选择原则应主要根据病理学类型、药物的作用机理和在细胞周期中的作用部位、单药疗效和主要的毒性以及病人的一般状况来决定。可配合应用一些增效剂、生物反应调节剂和减轻毒性反应的药物。只有选择适当的药物才能提高疗效。

（一）联合化疗理论基础

一般认为单一药物治疗肿瘤效果往往不理想，且缓解期短而易产生耐药，所以近几年来联合化疗理论研究和临床应用得到很大发展。联合化疗的理论基础如下。

（1）从药物的作用机制考虑，联合化疗可发挥联合抑制、互补抑制和序贯抑制等作用。

（2）周期特异性和非周期特异性化疗药物同用可更有效地杀灭肿瘤细胞。

（3）联合毒性不同或出现毒性迟早不一的药物，且联合化疗中每一药物剂量多较单用剂量低，此在提高疗效同时，可降低化疗副作用。

（4）烷化剂与阻止 DNA 修复的药物合用可阻断嘌呤互变。

（5）作用于代谢过程相继步骤的化疗药物合用，可明显增效。

（二）联合化疗原则

食管癌联合化疗时，药物选择一般要遵循以下的原则。

（1）每一种药物应该在单独使用时有效。

（2）所联合的药物应具有不全相同的药理作用和毒性。

（3）联合的药物同用不致减效或相互抵抗，并力争协同或增效。

（4）为了提高疗效，药物的用量应基本上达到病人的最大耐受量，特别是第一个疗程必须足量,这样既可以收到较好的治疗效果,又可以恢复初受药物副作用抑制的机体的功能。临床研究证明不同的化疗药物有不同的剂量/副作用关系,所以所选用的化疗药物的剂量必须根据病人的具体情况和在治疗中的反应及体重变化酌情加减及时修正,不是一成不变,更不是无原则的剂量越大越好,造成药物超量而加重毒性。

(5)重要的是,所设计的联合化疗方案应经严密的临床实验证明其使用价值。

三、疗程时间和疗程间隔时间

疗程时间:疗程时间主要取决于肿瘤增殖周期的长短。临床上有多种主张连续用药,以超过两个以上肿瘤细胞增殖周期或两个以上肿瘤倍增时间一个疗程为宜。这样在第一个周期没有被杀伤的肿瘤细胞可以在第二个周期,第三个周期内被杀伤。目前认为食管癌应以3周以上为一个治疗周期或者6~7周为一个疗程。

疗程间隔时间:疗程间隔时间的长短,应以药物副作用基本消失,机体功能基本得以恢复而被杀伤的肿瘤细胞尚未修复的时间为宜。基于此,食管癌的疗程间隔时间一般为5周左右,但是这不是固定不变的,如病情已经基本控制,血像尚未完全恢复时,间隔时间可以适当延长;如果病情发展,血像基本正常,间隔时间应该相应的缩短。

四、化疗中换药和停药指征

(一)换药指征

选中的化疗药物,在治疗过程中并非永远不变的。当发生下列情况时需要更换药物。

(1)治疗一个疗程后,病变有明显发展。

(2)治疗一个疗程后病变缩小或者稳定,但是治疗第二个疗程后病变又有发展。

(3)副反应严重,病人无法耐受。

(二)停药指征

在化疗过程中,应注意观察病人的情况及药物的毒副反应,如果出现下列情况,则应及时停药。

(1)病人出现完全吞咽梗阻、食管出血、穿孔。

(2)感染发烧在38℃以上。

(3)白细胞低于3000/ul,血小板低于50000/ul。

(4) 频繁的呕吐或者腹泻每天 5 次以上。
(5) 身体一般情况严重恶化。
(6) 出现主要脏器毒性反应。

第三节　食管癌化疗的应用

一、常用的食管癌化疗药物

用于食管癌化疗的药物很多,我们把常用的几种做一简要回顾。

（一）抗生素类

（1）博莱霉素（BLM）对早期以及分化好的食管鳞癌较好,术前用药后病检可以见到癌细胞变性以及坏死,癌巢消散,且有放射增敏的作用。

（2）平阳霉素（PYM）是中国医学科学院抗生素研究所从平阳链霉素培养液中分离出来的。作用和有效成分相当于 BLM,但主要成分为 A5,PYM 对食管鳞癌的选择性疗效可能是因其有促进鳞状上皮角化以及使异常角化的过程转向正常方向的作用。

（3）阿霉素（ADM）术前用药术后在切除标本上发现,癌细胞有明显退行性变,其范围占病变的 1/3,转移淋巴结也有退行性变。

（4）丝裂霉素（MMC）单片疗效较低,且有血小板减少。

（二）抗代谢药

（1）氟尿嘧啶（5-FU）:广泛用于治疗食管癌,而且有放射增敏的作用。

（2）氨甲蝶呤（MTX）:用于治疗食管癌有一定疗效,且有放射增敏的作用。

（三）烷化剂

（1）CTX:对食管癌的治疗有一定的疗效,个别病人可长期存活。

（2）噻替派（TSPA）:中国医学科学院肿瘤医院用此药治疗 19 例食管癌,其中 2 例接近完全缓解,5 例有效。

（四）植物碱

长春新碱（VCR）因为骨髓抑制轻微,一般选用它组成联合化疗。有报告用长春花碱酰安（VDS）治疗食管癌有效率 26%。

（五）杂类

顺铂（DDP）引入治疗食管癌以来,公认是一种疗效较好的药物,单用有效率在 20%～30%,含 DDP 的化疗,明显提高了疗效。

二、单药化疗

20世纪60～70年代,食管癌的化疗是以单一化疗药物为主,到目前为止经临床实践证明有一定疗效的药物主要有 BLM、PYM、PEP、MMC、ADM(EPI．THP)、5-FU（FT-207,UFT）、MTX、CCNU、DDP、VDS 和 VP-16 等,有效率20%左右,缓解期2～5个月,其疗效见表9-3-1。

表 9-3-1 食管癌单药治疗的疗效

药　物	治疗例数	有效率(CR＋PR)%	作　者	年　份
平阳霉素(PYM)	19	21	BLM 协作组	1979
PYM	28	50	Yan Sun	1984
培洛霉素(PEP)	10	20	平井等	1982
博莱霉素(BLM)	80	15	Kelsen 综述	1984
BLM	30	23	Yan Sun	1984
丝裂霉素 C(MMC)	27	15	Kelsen	1982
MMC	58	26	Haller	1984
阿霉素(ADM)	34	18	Kelsen 综述	1984
5-氟尿嘧啶(5-FU)	26	15	ECOG	1980
5-FU	25	20	Yan Sun	1984
5-FU	13	86	Lokich 等	1987
5-FU	23	15	Haller	1988
替加氟(FT207)	4	25	Yan Sun	1984
优福啶(UFT)	39	23	孙燕等	1987
TMTX	24	8.3	Alberts 等	1988
甲氨蝶呤(MTX)	26	12	ECOG	1980
MTX	41	48	Advani	1985
MTX	24	13	Haller	1998
消瘤芥(AT1258)	28	14	上海药物所	1974
环己亚硝脲(CCNU)	19	16	Moertel 等	1976
异环磷酰胺(IFOS)	28	7	Hanun 等	1988
IFOS	17	6	Ansell 等	1989
IFOS	23	9	Kok 等	1991
环磷酰胺(CTX)	11	36	Yan Sun	1984

续表 9-3-1

药 物	治疗例数	有效率（CR＋PR）%	作 者	年 份
氮芥（HN$_2$）	5	20	Yan Sun	1984
噻替哌（TSPA）	19	37	Yan Sun	1984
长春地辛（VDS）	23	17	Kelsen	1979
VDS	52	27	Bezwoda 等	1984
鬼臼乙叉甙（VP-16）	10	20	Radice 等	1979
VP-16	26	19	Harstrick 等	1992
丙酮双脒腙（MGBG）	23	17	Kelsen	1982
MGBG	9	22	Yan Sun	1984
顺铂（DDP）	73	22	Kelsen 综述	1984
卡铂（CBDCA）	11	9.9	Mannell 等	1989
CBDCA	30	7	Sternberg 等	1985
CBDCA	20	30	卡铂临床使用协作组	1990

三、联合化疗

对于食管癌的化学治疗，目前多采用多种药物的联合应用。这种联合方案的疗效高而且维持的时间较长（7～8个月）。DDP的引入联合化疗后疗效有一定的提高，有效率为30%～50%。PF方案（DDP＋5-Fu）为治疗食管癌的基本化疗方案。此外，应用较多的还有紫杉类加铂类、依立替康加顺铂的方案、非铂类为主的联合方案，等等，见表9-3-2。

表 9-3-2　食管癌联合化疗的疗效

化疗方案	类 型	例 数	有效例数	有效率/%
DDP＋BLM	鳞	137	33	24
DDP＋Ara-C	鳞	16	6	38
DDP＋Ara-C＋5-FU	腺	32	13	41
DDP＋BLM＋MTX	鳞	41	13	32
DDP＋BLM＋MTS＋Me-GAG	鳞	14	9	64
DDP＋BLM＋＋5-FU	鳞	38	23	61
DDP＋BLM＋VDS	鳞	140	72	51
DDP＋VDS	鳞	31	5	16

续表 9-3-2

化疗方案	类型	例数	有效例数	有效率/%
DDP+VDS+Me-GAG	鳞	39	16	41
DDP+VDB+Me-GAG	鳞	70	20	29
DDP+VLB+BLM	鳞,腺	51	15	29
DDP+VP-16	鳞,腺	92	44	48
DDP+MTX	鳞	147	112	76
DDP+MTX+VCR	鳞	28	19	68
DDP+VP-16±5-FUDR	鳞	81	41	51
DDP+VP-16+ADM	腺	26	13	50
DDP+MMC+IFO	鳞	43	19	44
DDP+5-FU	鳞	311	138	44
DDP+5-FU+ADM	鳞,腺	136	80	59
DDP+VP-16+5-FU+FA	腺,鳞,鳞+腺	107	57	53
DDP+PTX	鳞,腺	20	10	50
DDP+5-FU+PTX	鳞,腺	38	17	45
DDP+CPT-11	鳞,腺	17	9	53
DDP+5-FU+FA+INFa-2a	鳞,腺	61	31	51
5-FU+INF-a-2a	鳞,腺	57	15	26

对联合化疗现方案较多,且同一方案各家所用剂量又有所不同,现将几类有代表性的方案列出如下。

1. PF 方案 1

DDP 50mg/m^2,静脉滴注,第 4～5 天。

5-Fu 350mg/m^2,静脉滴注 1～5 天。

3 周为 1 周期,3 周期为 1 疗程。

2. PF 方案 2

DDP 100 mg/m^2,静脉滴注,第 5 天。

5-Fu 500 mg/m^2,静脉滴注 1～4 天。

3 周为 1 周期,3 周期为 1 疗程。

3. DDP-BLM 方案:Marcuello 等(1998)

DDP 35 mg/m^2,静脉滴注,第 1～3 天。

BLM 15 mg/m^2,静脉滴注,第 1～3 天。

第 21～28 天重复。

4. BLM-ADM：Kolaric（1980）

ADM 40 mg/m², 静脉滴注, 第 2～3 天。

BLM 15 mg/m², 静脉滴注, 第 1～4 天。

21 天重复。

5. DDP-VDS-BLM

DDP 120 mg/m², 静脉滴注, 第 1 天。

VDS 3 mg/m², 静脉滴注, 第 1 天, 第 8 天, 第 15 天, 第 22 天。

BLM 10 mg/m², 静脉滴注, 第 3～6 天。

28 天重复。

6. BLM-MTX-DDP

BLM 10 mg, 肌注, 第 1 天, 第 8 天, 第 15 天。

MTX 40 mg, 静脉滴注, 第 1 天, 第 14 天。

DDP 50 mg/m², 静脉滴注, 第 4 天。

每 21 天重复 1 次。

7. DDP-PYM-5-FU

DDP 30 mg/m², 静脉滴注, 第 4～6 天。

PYM 10 mg/m², 静脉滴注第 1 天, 第 8 天。

5-FU 350 mg/m², 静脉滴注 1～5 天。

3 周为 1 周期, 3 周期为 1 疗程

8. DDP-GEM

DDP 50 mg/m², 静脉滴注, 第 1 天、第 8 天。

GEM 800 mg/m², 静脉滴注第 1 天, 第 9 天或第 15 天。

3 周或 4 周为 1 周期, 3 周期为 1 疗程。

第四节 食管癌的新辅助治疗

食管癌的术前化疗也称新辅助治疗是相对于传统的食管癌术后辅助治疗而言的。其化疗目的在于使局限的原发肿瘤最大限度地缩小, 从而减小手术切除范围或照射野, 清除或抑制可能存在的微转移灶。

一、基础理论

多种模式即适当结合手术、化疗和放疗的治疗成为近年研究的热点。新辅助治疗就是多种模式治疗中的一种新的希望。理论上, 新辅助治疗有许多

好处。

（1）可根据病人手术前对药物的有效性作体内药敏试验,为术后继续化疗选择敏感的抗肿瘤药物提供依据。对于无效的病人,术后及时更换方案化疗,避免病人接受无效药物治疗及毒副反应。

（2）对可能切除的消化道肿瘤病例,早期化疗可预防原发肿瘤出现化疗的耐药性。

（3）新辅助治疗可控制术前存在的微小癌及亚临床灶,抑制由于手术作用引发的肿瘤增殖刺激,控制医源性转移。

（4）在损伤肿瘤病灶的血管供应及淋巴管之前,化疗药物容易使肿瘤局部达到有效浓度,起到高剂量杀伤作用,抑制肿瘤,增加根治切除的机会。

（5）手术之前降低食管癌的肿瘤分期也是新辅助治疗的一个重要目的。通过减少肿瘤对食管壁的浸润深度（T 分级）和减少区域淋巴结的癌转移数量（N 分级）来降低食管癌的肿瘤 TNM 分期,从而有利于提高肿瘤的完全切除率,减少术后肿瘤的局部复发率,以期提高远期生存率。由于肿瘤的缩小和分期的降低,手术切除也可能略趋保守。许多文献都报道新辅助治疗能够使食管癌患者的肿瘤分期降低,甚至达到完全病理缓解。

二、食管癌的新辅助治疗适应证

对食管癌的新辅助治疗适应证的问题,各家报道有所不同,但是总的倾向于侵犯消化道深度为 T_1、T_2 者,应尽早手术切除,一般不作新辅助治疗。相反,证实肿瘤广泛转移或扩散,如腹膜播散、肝多发性转移、后腹膜腹主动脉旁淋巴结转移枚数较多等也不考虑术前辅助治疗,因为这类病人即使作术前辅助治疗也基本上没有手术机会,这类病人应当列为不能手术的晚期肿瘤,进行放化疗及其他疗法处理。局部晚期消化道 T_3（肿瘤侵透食管壁）、T_4（肿瘤侵及食管周围组织或器官）、N_1（局部淋巴结有癌转移）、M_{1a}（胸上段食管癌出现颈部淋巴结癌转移或胸下段食管癌出现腹腔淋巴结癌转移）的食管癌患者(被称为局部晚期的食管癌),其单一手术治疗的 5 年生存率很低,大多小于 20%,应当首先进行新辅助治疗,然后再进行手术。对新辅助治疗不敏感的肿瘤患者,不论是否手术,其远期生存率都很低。因而对这类患者最好给予姑息性减症治疗而不宜再进行食管癌切除手术。

三、食管癌的新辅助治疗（术前化疗）方法

术前化疗多以 PDD 和/或氟尿嘧啶 5-FU 为主,通常在化疗结束后 3～4 周内手术切除。最近,英国 MRC 的研究报告 802 例初治食管癌随机应

用或不用 PF 方案新辅助化疗。PDD80 mg/m^2d。d1 联合 5-Fu 1000 mg/m^2d，第 1 天～第 4 天，3 周后重复，化疗 2 个周期后进行手术。结果：采用新辅助化疗组的总的生存情况优于单纯手术组，2 年生存率分别为 43%、34%。还有学者主张以紫杉醇为主的方案术前化疗，认为该方案疗效高，可以耐受。如 Polee 等新近报告，应用 TP 方案，紫杉醇 180（mg/m^2,3 h），dl；PDD 60 mg/m^2，dl，每 2 周重复作为新辅助化疗。日本文献报道采用 3 个周期化疗 DDP50（mg/m^2/d）+5-Fu 250 mg/m^2/d，连续用 5 天，同时给予放疗 12 次 30 Gy。韩国文献报道是 2 个周期的化疗 DDP 第 1 天 60 mg/m^2，5-Fu 第 2～6 天 1000 mg/m^2/d），同时给予放疗（4 周，40 次，共 48 Gy），然后手术。我国文献报道 2 个周期的 PDD 和 5-Fu 联台化疗加放疗（17 天，12 次，共 36 Gy），新辅助治疗结束后 3 周手术。

四、对术后并发症和手术病死率的影响

迄今为止，关于食管癌新辅助治疗是否增加手术后并发症的发生率和手术病死率的文献报道是相互矛盾的。有研究报道显示，术后并发症在新辅助治疗后手术组的发生率是 22.9%（14/61），而单一手术组的发生率是 26.5%（25/94）。2 组并发症分类比较：肺部并发症分别为 4.9% 和 6.3%；心律失常分别为 6.5% 和 8.5%；狭窄发生率分别为 6.5% 和 7.4%。对新辅助治疗完全病理缓解者术后并发症的发生率为 26%。与单一手术组相比较也无明显增加。因此，认为食管癌的新辅助治疗对手术后并发症的发生率和病死率无明显的影响。但也有文献报道显示，新辅助治疗在增加食管痛患者术后 5 年生存率的同时，也增加了手术住院死亡率。新辅助治疗组与单一手术组相比较，住院死亡率分别是 7.5% 和 1.4%。关于此问题，尚需进行大规模的前瞻性随机临床试验才能解决。

关于食管癌新辅助治疗能否提高远期生存率的文献报道也是相互矛盾的。一些文献报告食管癌的新辅助治疗组与单一手术组相比较没有明显提高远期生存率，甚至认为能够进行手术切除的食管癌患者不应给予新辅助治疗。相反的文献报道则认为术前的新辅助治疗是有益的。一组随机对照试验的 Meta 分析结果显示，术前新辅助治疗组与单一手术组相比较，改善了远期生存率和减少了局部肿瘤复发率。有研究显示，新辅助治疗组的 5 年生存率是 38%（其中病理完全缓解者的 5 年生存率达到 85%），而单一手术组的 5 年生存率仅 17%（$P<0.01$）。另一研究表明 41 例 T4 级（肿瘤侵及食管周围组织和器官）食管癌患者，新辅助治疗后手术组患者的中位生存期为 13.8

个月,而仅给予放化疗而没有手术患者的中位生存期为 8.8 个月,2 组相比较差别有统计学意义（P＜0.01）。食管癌患者对新辅助治疗的组织学反应是影响 5 年生存率的一个重要因素。即远期生存率与新辅助治疗后肿瘤病理缓解程度有密切关系,完全或部分病理缓解的患者可以延长远期生存率。一项对 804 例食管癌患者的研究显示,大约有 25% 的食管癌患者经过术前新辅助治疗后肿瘤可以得到完全病理缓解,术后 3 年生存率可以达到 62.4%,而没有病理缓解者,3 年生存率仅有 16.3%（P＜0.01）。国内的一项相关研究显示:食管癌术前的新辅助治疗组与单一手术组相比较,根治性切除率分别为 85.4% 和 65.3%（P＝0.018 1）;淋巴结的癌转移率分别为 21.7% 和 45.7%（P＝0.003 6）;肿瘤局部复发率分别为 34.8% 和 58.7%（P＝0.0236）;部分和完全病理缓解患者的 5 年生存率达到 56.5%,同时并没有增加术后并发症的发生率。

五、存在的问题和展望

食管癌的新辅助治疗已经历十余年的时间,但就目前报告的文献来看,新辅助治疗的研究主要处于临床 Ⅱ 期、Ⅲ 期阶段。虽然新辅助治疗对提高进展期食管癌的疗效的作用有不少文献报告,但由于研究处于初级阶段,这些文献均存在不同程度的缺陷,如试验设计不严谨,绝大多数研究不是随机研究,多数研究没有设对照组,样本量远远达不到统计学的要求,终点指标不明确,因此各结果出入较大,仍有许多悬而未决的问题。如:化疗药物的毒副反应可能影响术前将机体的状况调整到最佳状况,甚至有些病人由于骨髓抑制不得不延期手术;术前化疗可能会增加术后并发症的发生率,并使其不易处理;如肿瘤对治疗反应不佳,则可能会延迟规范治疗的时间,失去最佳手术时机,并可能导致肿瘤的远位转移;术前治疗使得术后病理分期不够精确,需要完全依赖临床分期;一部分患者可能会接受过度治疗等。

今后的研究方向应集中在运用和严格遵循循证医学的方法进行基础研究以及探索更有效、不良反应更小的治疗模式;关于食管癌新辅助治疗的更多分子生物学水平的基础研究还有待进行。对新辅助治疗有完全或部分病理缓解的患者,进一步进行手术治疗对提高远期生存率是有益的,这一点已经得到共识。但如何在手术前准确鉴定患者在新辅助治疗后肿瘤病理变化,目前尚没有一个简便而可靠的检查方法。因而需要寻找更好地在术前鉴别肿瘤对新辅助治疗病理反应的方法显得非常迫切。

第五节 术后化疗和姑息性化疗

对于预防和治疗全身转移而言,化疗是唯一确实有效的方法,因此术后化疗的着眼点在于通过预防性的全身给药控制局部病灶切除后其他部位可能存在的微转移。有学者认为术后辅助化疗可以改善食管鳞癌患者的无病生存期,但对总生存期改善不明显。2004 年,Leonard 等报告多中心临床试验,认为辅助化疗可以改善食管鳞癌患者术后无疾病生存期,但不能延长总的生存期。但是,美国肿瘤东部协助组(ECOG)曾经组织Ⅱ期多中心临床试验,以评价术后 Taxol、DDP 治疗对下段食管腺癌、食管与胃交界处腺癌及贲门癌根治术后生存率的影响;结果辅助化疗组 2 年生存率为 60%,较对照组提高了 20%。因此,需要大规模的随机对照临床试验来进一步验证食管癌术后辅助化疗效果,特别是紫杉类药物的价值。

确诊时已发生局部侵犯或远处转移的患者,姑息性化疗是主要的治疗手段。通常认为,可以明显地改善生活质量,适当延长生存时间。近年来许多原始文献和评述性资料都认为,有效率在 50% 以上的含顺铂联合方案有 DDP+BLM+VDS、DDP+5-FU、DDP+MTX、DDP+5-FU+BLM、DDP+5-FU+MTX、DDP+5-FU+VDS、DDP+5-FU+VP-16 以及 DDP+VCR+PYM 等。其中研究例数较多、应用较广的为前两种,即 DDP+BLM+VDS、DDP+5-FU 和最后一种 DDP+VCR+PYM 方案。由于博莱霉素(BLM)的潜在肺毒性,已经较少推荐使用而基本上被 5-FU 所取代。5-FU 则具有典型的时间依赖性,持续静滴效果更好,同时与 DDP 具有协同作用。近年来,应用紫杉类药物单药或组成联合方案治疗各种类型的食管、贲门癌取得了良好的疗效和安全性。同时其他不同作用机制的新药,例如 CPT-11、吉西他滨等也用来治疗晚期食管癌。

参 考 文 献

1. 李高峰,黄云超,等.实用胸部肿瘤外科诊断与治疗.昆明:云南科技出版社,2005.
2. 邵令方,等.新编食管外科学.石家庄:河北科技出版社,2002.
3. 孙燕,周际昌.临床肿瘤内科手册.4版.北京:人民卫生出版社,2003.
4. 李高峰.异长春花碱与顺铂联合治疗晚期非小细胞肺癌近期疗效观察.肿瘤研究与临床,2003,15(2).
5. 方乐向,邓国忠,伍显庭.化疗与放疗联合治疗中晚期食管癌40例.中国药业,2001,10(1):53-54.
6. 李高峰.盐酸格拉司琼预防化疗呕吐的临床研究.四川肿瘤防治,2001,14(2):109.
7. Balaji NS, Peters JH.Minimally invasive surgery for esophageal motility disorders. Surg Clin North Am, 2002, 82(4):763-782.
8. Rschel JD. Conservative management(packing) of hemorrhage complicating mediastinoscopy. Ann Thorac Cardiovasc Surg, 2000, 6(1):9-12.
9. AI-Kasspooles MF, Hill HC, Nava HR, et al. High-Grade Dysplasia Within Barrett's Esophagus: Controversies Regarding Clinical Opinions and Approaches. Ann Surg Oncd, 2002, 9(3):222-227.
10. Wu LF, Wang BZ, Feng JL, et al.Preoperative TN staging of esophageal cancer: Comparison of miniprobeultrasonography, spiral CT and MRI. World J Gastroenterol, 2003, 9(2):219-224.
11. Karwasra RK, Garg P, Godara R, Yadav V. Colonic metastasis from squamous cell carcinoma of esophagus. Indian J Gastroenterol, 2002, 21(5):207.
12. Bousamra M 2nd, Haasler GB, Parviz M. A decade of experience with transthoracic and transhiatal esophagectomy. Am J Surg, 2002, 183(2):162-167.
13. Casson AG, Porter GA, Veugelers PJ.Evolution and critical appraisal of anastomotic technique following resection of esophageal adenocarcinoma.

Dis Esophagus, 2002, 15（4）: 296-302.

14. DiMarco AF, Onders RP, Kowalski KE, Miller ME, Ferek S, Mortimer J T. Phrenic nerve pacing in a te-traplegic patient via intramuscular diaphragm electrodes. Am J Respir Crit Care Med, 2002, 166（12Pt 1）: 1 604-1 606.

15. ILson DH.Epirubicin cisplatin, and fluorouracil in gastric and esophageal cancer: a step ahead? J Clin On-col, 2002, 20（8）: 1 962-1 964.

16. Kim SH, Lee KS, Shim YM, et al. Esophageal, resection: indication, techniques, and radiologic assessment. Radiographics, 2001, 21（5）: 1 119-1 137.

17. Casson AG, Porter GA, Veugelers PJ. Evolution and critical appraisal of anastomotic technique following resection of esophageal adenocarcinoma. Dis Esophagus, 2002, 15（4）: 296-302.

18. Krueger T, Altermatt HJ, Mettler D, et al.Experimental photodynamic therapy for malignant pleural mesothelioma with pegylated mTHPC. Lasers Surg Med, 2003, 32（1）: 61-68.

19. Spechler SJ, Barrett's esophagus and esophageal adenocarcinoma: pathogenesis, diagnosis, and therapy. Med Clin North Am, 2002, 86（6）: 1423-1445.

20. Wolfsen HC, Woodward TA, Raimondo M.Photodynamic therapy for dysplastic Barrett esophagus and early esophageal adenocarcinoma. Mayo Clin Proc, 2002, 77（11）: 1176-1181.

21. Qureshi H, Ahmed W. Use of esophageal self expandable metal stents—the local experience. J Pak Med Assoc, 2002, 52（6）: 257-258.

22. Mathur PN, Edell E, Sutedja T, Vergnon JM. Treatment of Early Stage Non-small Cell Lung Cancer. Chest, 2003, 123（1）: 176S-180S.